Bekken*bodem*Fit
Voorkómen en verminderen van bekken(bodem)klachten

Begeleiding door de fysiotherapeut

AF078378

Bekken*bodem*Fit

Voorkómen en verminderen van bekken(bodem)klachten

Begeleiding door de fysiotherapeut

Helga D. Hentzepeter-van Ravensberg

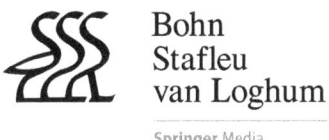
Bohn
Stafleu
van Loghum
Springer Media

Houten 2011

© 2011 Bohn Stafleu van Loghum, onderdeel van Springer Media
Alle rechten voorbehouden. Niets uit deze uitgave mag worden verveelvoudigd, opgeslagen in een geautomatiseerd gegevensbestand, of openbaar gemaakt, in enige vorm of op enige wijze, hetzij elektronisch, mechanisch, door fotokopieën of opnamen, hetzij op enige andere manier, zonder voorafgaande schriftelijke toestemming van de uitgever.
Voor zover het maken van kopieën uit deze uitgave is toegestaan op grond van artikel 16b Auteurswet j° het Besluit van 20 juni 1974, Stb. 351, zoals gewijzigd bij het Besluit van 23 augustus 1985, Stb. 471 en artikel 17 Auteurswet, dient men de daarvoor wettelijk verschuldigde vergoedingen te voldoen aan de Stichting Reprorecht (Postbus 3051, 2130 KB Hoofddorp). Voor het overnemen van (een) gedeelte(n) uit deze uitgave in bloemlezingen, readers en andere compilatiewerken (artikel 16 Auteurswet) dient men zich tot de uitgever te wenden.

Samensteller(s) en uitgever zijn zich volledig bewust van hun taak een betrouwbare uitgave te verzorgen. Niettemin kunnen zij geen aansprakelijkheid aanvaarden voor drukfouten en andere onjuistheden die eventueel in deze uitgave voorkomen.

ISBN 978 90 313 7494 6
NUR 894

Ontwerp omslag: Nanja Toebak, 's-Hertogenbosch
Ontwerp binnenwerk: Studio Bassa, Culemborg
Automatische opmaak: Pre Press Media Groep, Zeist
Tekeningen: Studio Imago

Bohn Stafleu van Loghum
Het Spoor 2
Postbus 246
3990 GA Houten

www.bsl.nl

Inhoud

	Voorwoord	11
	De bekkenbodemspieren, een vergeten spiergroep	11
	Over de auteur	13
	Verantwoording	14

DEEL 1 BEKKENBODEMFIT: INLEIDING — 17

1	**Historie**	19
1.1	Van heilgymnastiek/fysiotherapie tot bekkenfysiotherapie	19
	Ontstaan van heilgymnastiek en fysiotherapie	19
	Ontstaan van bekkenfysiotherapie	20
1.2	Begeleiding tijdens en na de zwangerschap	23
	Ontstaan van NVFB-ZwangerFit®	23
2	**Opzet BekkenbodemFit**	25
2.1	Doel BekkenbodemFit	25
	Doelgroep	25
	Doelstelling	26
2.2	Kenmerken BekkenbodemFit	27
	Oefeningen voor iedereen	28
	Belastbaarheid	29
	Preventie of vermindering bekken(bodem)disfuncties	29
	Muziek	29
	Kennisoverdracht	29
2.3	Public relations (pr) BekkenbodemFit	30
	Product	30
	Plaats	30
	Persoon	30
	Proces	31
	Promotie	31
	Prijs	31
3	**Voorwaarden BekkenbodemFit**	33
3.1	BekkenbodemFit-docent	33
	Competenties BekkenbodemFit-docent	33
3.2	BekkenbodemFit-randvoorwaarden	34
	Algemene eisen	34
	Veiligheidseisen	34
	Hygiëne-eisen	34
3.3	Hulpmiddelen	35
	Oefenmateriaal	35

4	**Intake**	37
4.1	Intakevragen	37
	Intake	38
4.2	Folder BekkenbodemFit	40
	Wat is BekkenbodemFit?	40
	Inhoud BekkenbodemFit	40
	Actieve lessen BekkenbodemFit	40
	Theorie BekkenbodemFit	40
	BekkenbodemFit op maat	44
	Fit zijn én blijven!	44
	Intake	44
	BekkenbodemFit-docent	44
	Onderbouwing BekkenbodemFit	44
	BekkenbodemFit tijdens en na de zwangerschap	44
	Informatie	45

DEEL 2 BEKKENBODEMFIT: THEORIE 47

1	**Bekken**	49
1.1	Praktijk	50
	Vraagstelling	50
1.2	Het bekken	51
	Schaambeen	52
	SI-gewricht	52
	Ligamenten	52
	Spieren	53
1.3	Functie – disfunctie	53
	Stabiliteit	53
	Veranderde passieve stabiliteit	54
	Veranderde actieve stabiliteit	54
	Kenmerken lagerug- en bekkenpijn	55
1.4	Meetinstrumenten lage rug en bekken	56
	Vragenlijsten	57
	Tests	58
1.5	Risicofactoren lagerug- en bekkenpijn	59
1.6	Voorkomen en verminderen	59
1.7	Trainen	61
	Oefenen en advies	61
	NVFB-ZwangerFit®	63
	Bekkenfysiotherapie	63
1.8	Uitwerking praktijk	64
2	**Bekkenbodem**	69
2.1	Praktijk	70
	Vraagstelling	71
2.2	De bekkenbodem	71
	Spieren en innervatie	72
2.3	Functie en disfunctie	73
	Functie bekkenbodem	73
	Terminologie bekkenbodemdisfunctie	73
	Disfunctie bekkenbodem	74
2.4	Meetinstrumenten bekkenbodem	75
	Vragenlijsten	75
	Tests	76

2.5	Risicofactoren bekkenbodemdisfunctie	77
	Algemene risicofactoren	78
	Risicofactoren zwangerschap en baren	78
2.6	Voorkomen en verminderen	79
	Preventie risicofactoren	79
	Gedrag en gewoonten	80
	Zwangerschap en bevallen	82
2.7	Trainen	84
	Oefenen	84
	Bekkenfysiotherapie	85
	NVFB-ZwangerFit®	85
2.8	Uitwerking praktijk	86
3	**Buikdrukregulatie**	**91**
3.1	Praktijk	92
	Vraagstelling	92
3.2	Functie en disfunctie	93
	Fase 1: inademen (inspiratie)	93
	Fase 2: uitademen (expiratie)	93
	Lage en hoge ademhaling	93
3.3	Relatie bekkenbodem en buikdruk	94
	Buikdrukregulatie	94
	Geremde ademhaling	96
3.4	Voorkomen en verminderen	96
	Preventie risicofactoren	96
	Gedrag en gewoonten	97
3.5	Trainen	100
	Oefenen	100
	Bekkenfysiotherapie	100
3.6	Uitwerking praktijk	101
4	**Ademhaling en ontspanning**	**105**
4.1	Praktijk	105
	Vraagstelling	106
4.2	Functie en disfunctie	106
	Balans belasting-belastbaarheid	106
4.3	Relatie bekkenbodem, ademhaling en ontspanning	107
	Ontspannen ademhaling	107
	Verstoorde ademhaling	107
4.4	Voorkomen en verminderen	108
	Preventie risicofactoren	108
4.5	Trainen	111
	Basismethoden om te ontspannen	111
	Ademhalings- en ontspanningsoefeningen	113
	Bekkenfysiotherapie	115
4.6	Uitwerking praktijk	116
	DEEL 3 BEKKENBODEMFIT: ACTIEF	119
1	**Trainen**	**121**
1.1	BekkenbodemFit: los of geïntegreerd?	121
	BekkenbodemFit-oefenprogramma	121
	BekkenbodemFit geïntegreerd	121

1.2	Criteria oefenprogramma	121
	Criteria voor de cursist	122
	Criteria voor de therapeut	122
1.3	Contra-indicaties – relatieve contra-indicaties	123
1.4	Oefenen en muziek	123
	Oefenen met muziek	124
	Oefenen op muziek	124
	Oefenen ín muziek	124

2 Warming-up 127

2.1	Belang warming-up	127
2.2	Start warming-up: instellen houding	128
2.3	Warming-up: trainen conditie/fitheid	129
	Doel conditie-/fitheidstraining	129
	Aerobics	129
	Tellen	132
2.4	Eind warming-up: mobiliseren en rekken	132
	Mobiliserende bewegingen	133
	Rekoefeningen	133

3 Kracht en coördinatie 135

3.1	Krachttraining	135
	Doel	136
	Criteria	136
	Uitvoering	137
	Richtlijnen cardiotraining	137
3.2	Coördinatie- en stabilisatieoefeningen	138
	Doel	138
	Criteria	138
3.3	Bekkenbodemoefeningen	139
	Overactiviteit	139
	Onderactiviteit	139
	Coördinatiestoornis	140
	Relaxatie	140

4 Coolingdown, ademhaling en ontspanning 141

4.1	Coolingdown	141
	Doel	142
	Waarmee rekening moet worden gehouden	142
	Uitvoering	142
	Mobiliseren	142
	Lenigheidsoefeningen	149
4.2	Ontspanningsoefeningen	157
4.3	Ademhalingsoefeningen	158

5 Oefenen: bekken 159

5.1	Kennis bekken	159
5.2	Stabilisatie- en coördinatieoefeningen	160
	Opbouw stabilisatie- en coördinatieoefeningen	161
	Oefenmateriaal: geen	164
	Oefenmateriaal: mat, in kruiphouding	166
	Oefenmateriaal: mat, ruglig met gebogen knieën	167
	Oefenmateriaal: mat, in buiklig	169
	Oefenmateriaal: stok	171

5.3	Stabiliseren en spierversterken	172
	Oefenmateriaal: Dyna Band	172
	Oefenmateriaal: Dyna Band, in tweetallen	180
5.4	Spierkracht verbeteren	182
	Oefenmateriaal: mat	182
	Oefenmateriaal: twee dumbells (in elke hand één)	182
	Fitnessapparatuur	185
	Oefeningen met fitnessapparatuur	186
	Krachtoefeningen	191
6	**Oefenen: bekkenbodem**	**201**
6.1	Bewust worden bekkenbodem	201
	Verbaal: uitleg	201
	Visueel: beeldmateriaal	202
	Tastzin: voelen, oefenen	202
6.2	Verbeteren algehele conditie en fitheid	203
	Aerobics voor de bekkenbodem	203
6.3	Bekkenbodemoefeningen	203
	Uitgangshouding	204
	Oefenen bekkenbodemspierfuncties	204
	Oefenen bekkenbodem en ademhaling	206
6.4	Oefenen bekkenbodem, stabilisatie, ademhaling	208
	Oefenmateriaal: Bobath-bal	208
7	**Oefenen: buikdrukregulatie**	**213**
7.1	Kennis relatie bekkenbodem en buikdrukregulatie	213
7.2	Verbeteren algehele conditie en fitheid	214
	Veneuze pompoefeningen	214
	Uitvoering	214
7.3	Buikdrukregulatie	217
	Opvangen buikdruk: ademhalingstechniek	217
	Opvangen buikdruk: tiltechniek	219
	Gebruik maken van buikdruk: perstechniek	220
8	**Oefenen: ademhaling en ontspanning**	**223**
8.1	Kennis belang ademhaling en ontspanning	223
8.2	Ontspanningsoefeningen	224
	Ontspannen volgens methode Jacobson (progressieve relaxatie)	224
	Ontspannen volgens methode Laura Mitchell (reciproke inhibitie, simple relaxation)	224
	Ontspannen volgens methode Schultz (autogene training)	225
8.3	Ademhalings- en ontspanningsoefeningen	227
	Ontspanning door inspanning	227
	Ontspanning door aandacht	227
	Ontspanning door aanspannen en ontspannen	228
	Ontspanning door concentratie	229
	Ontspanning door visualiseren	230
	Ontspanning met behulp van de ademhaling	232
8.4	Informatie	234
	Register	**237**

Voorwoord

De bekkenbodemspieren, een vergeten spiergroep

Voor u ligt een prachtig boek waarin de bekkenbodemspieren expliciet als zeer belangrijke spiergroep beschreven worden. Belangrijk, niet alleen voor het behoud van continentie, orgaanondersteuning en seksualiteit, maar tevens voor motorische controle van de wervelkolom en het bekken, waaronder het leveren van stabiliteit voor het houdings- en bewegingsapparaat. Juist voor deze laatst genoemde belangrijke taak wordt in de hedendaagse wetenschappelijke literatuur steeds meer evidentie aangevoerd. Kortom, de bekkenbodem is een zeer belangrijke spiergroep en zou tijdens trainingen en/of behandelingen door fysio- en/of manueel therapeuten zeker aandacht moeten krijgen. Maar gebeurt dit ook?
Bij ontmoetingen met collega-fysiotherapeuten wordt veelal de stelling ingenomen dat voor enigerlei problematiek met de bekkenbodemfunctie doorverwezen wordt naar de bekkenfysiotherapeut. Dit vanwege onzekerheid die onder andere wordt ingegeven door onbekendheid met handelen en het ontbreken van nadere kennis op dit gebied. Er zijn immers collega-fysiotherapeuten specifiek opgeleid om op dit terrein te handelen. Een terechte stellinginname, maar het roept wel een vraag op: als er geen problemen spelen op bekkenbodemgebied welke aandacht krijgt deze spiergroep dan wel? Is de kans niet groot dat de bekkenbodemspieren genegeerd worden ondanks de belangrijke sleutelrol die zij vervullen ten aanzien van stabiliteit in de lumbale en bekkenregio, de buikdrukregulatie en de ademhaling? Naar mijn mening kan men eigenlijk spreken over de bekkenbodemspieren als een vergeten spiergroep voor veel fysiotherapeuten.
In dit boek wordt terecht een sterk pleidooi gehouden voor het incorporeren van het gebruiken van bekkenbodemspieren in trainingen van zowel patiënten met bijvoorbeeld rug-, bekken-, heup- of knieklachten als in trainingen van gezonde individuen ter preventie van klachten van het houdings- en bewegingsapparaat en bekkenbodemdisfuncties. Er bestaat immers al evidentie dat rugklachten hoog gecorreleerd zijn met de aanwezigheid van bekkenbodemdisfuncties. De verwachting is dat een bewust goed gebruik van de bekkenbodem veel klachten kan voorkomen of het ontstaan daarvan kan vertragen. De vraag is alleen hoe?
De auteur, Helga Hentzepeter-van Ravensberg, heeft vanuit haar expertise als bekkenfysiotherapeut, docent aan de Masteropleiding Bekkenfysiotherapie en als auteur van het boek *ZwangerFit* al haar kwaliteiten gebundeld in het schrijven van het huidige boek. Naast een theoretisch gedeelte worden ook praktijkoefeningen en voorbeelden

gegeven. Dit maakt het boek uniek. Voor diegene die meer kennis wil opdoen over de rol van de bekkenbodemspieren in alle bovengenoemde taken en daarnaast ook praktische aanwijzingen en voorbeelden wil krijgen is dit *het* boek om te lezen en in praktijk te brengen.
De bekkenbodemspieren, een vergeten spiergroep? Nu niet meer!

Dr. Annelies Pool-Goudzwaard
afdeling Neuroscience, Faculteit der Gezondheidwetenschappen en Medicijnen, ErasmusMC, Rotterdam
voorzitter van de Nederlandse Vereniging voor Manuele Therapie (NVMT)

Over de auteur

Helga Hentzepeter-van Ravensberg is geregistreerd bekkenfysiotherapeut, MSPT. Zij is werkzaam in haar praktijk voor bekkenfysiotherapie in Zaltbommel en als jaarcoördinator op de SOMT Masteropleiding Bekkenfysiotherapie in Amersfoort. Ze maakt zich als bekkenfysiotherapeut sterk voor het uitdragen van kennis aan fysiotherapeuten en sportbegeleiders over de preventie en het verminderen van risicofactoren voor het mogelijk ontwikkelen van bekken(bodem)disfuncties. Namens de Nederlandse Vereniging voor Fysiotherapie bij Bekkenproblematiek en pre- en postpartum gezondheidszorg (NVFB) was ze medeverantwoordelijk voor de ontwikkeling van het product NVFB-ZwangerFit®.

Bij Bohn Stafleu van Loghum verschenen eerder van deze auteur:
- *ZwangerFit. Begeleiding van de actieve vrouw tijdens en na haar zwangerschap. Naslagwerk voor fysiotherapeuten volgens NVFB-ZwangerFit®* (Houten, 2008);
- *Plassen en poepen. (Voorlees)boekje en kwartetspel voor kinderen met plas- en poepproblemen* (Houten, 2009).

Verantwoording

BekkenbodemFit biedt de fysiotherapeut/sportbegeleider onderbouwde uitleg en oefeningen voor de lage rug en het bekken, met daarbij specifieke aandacht voor de bekkenbodem, buikdrukregulatie, ademhaling en ontspanning.

Uit wetenschappelijk onderzoek blijkt steeds duidelijker dat er een relatie is tussen enerzijds lagerug- en bekkenpijn en anderzijds bekkenbodemdisfuncties (zoals urineverlies of verzakkingsklachten). Deze klachten hebben tevens vaak een relatie met een niet-adequate spieraanspanning tijdens buikdrukverhogende momenten, zoals bij tillen of hoesten. Bij vrouwen heeft de kans op het ontstaan van bekkenbodemdisfuncties een bepaalde relatie met zwangerschap en baren. Echter, er zijn ook andere risicofactoren die hierbij (zowel bij vrouw als man!) een rol kunnen spelen. Pas wanneer bekkenbodemdisfuncties de algemene dagelijkse levensverrichtingen (ADL) te veel nadelig beïnvloeden, wordt de huisarts of specialist geconsulteerd. Geregeld volgt verwijzing naar een geregistreerd bekkenfysiotherapeut. Deze zal, naast specifiek aanvullende behandeltechnieken, altijd aandacht besteden aan gerichte adviezen en leefregels, die onder andere betrekking hebben op buikdrukbeheersing, til- en perstechnieken en bewustwording van bekkenbodemgedrag in relatie tot ademhaling en (ont)spanning.

Echter, het is toch spijtig dat deze adviezen en leefregels pas gegeven worden als men al klachten heeft ontwikkeld! Wat zou het toch een winst kunnen zijn wanneer men al veel eerder op de hoogte is van deze adviezen. Dan kunnen veel klachten wellicht voorkomen of verminderd worden door al preventief te letten op bekkenbodemgedrag, ademhaling en buikdrukregulatie. Want als tóch al onder (fysio)therapeutische begeleiding geoefend wordt in een praktijk, sportschool of fitnesscentrum, is het net zo makkelijk voor de therapeut/docent om de uitleg en oefenadviezen uit te breiden naar preventie van bekken(bodem)disfuncties. Kleine moeite, groots effect!

Een utopie? Ik denk van niet. Als we kijken naar bijvoorbeeld andere preventieve veranderingen binnen de gezondheidszorg, dan blijkt dat als iets voldoende wordt onderbouwd en mensen er de meerwaarde van inzien, zij bereid zijn hun gewoonten te veranderen. Denk aan veranderingen op het gebied van hygiëne, voeding, roken of babyslaapgewoonten. Het bekkenbodemgebied is een lichaamsregio waar we het niet vaak over hebben en waar verkeerde ideeën over kunnen bestaan. Dit terwijl veel mensen last hebben van lagerugpijn en bekkenpijn of bekkenbodemdisfuncties (zoals ongewenst urineverlies, obstipatie, verzakkingsklachten of pijn bij vrijen), zowel na bevallingen als na operaties in het bekkenbodemgebied. En niet alleen vrouwen, ook mannen en kinderen kunnen bekkenbodemklachten ontwikkelen. Hoog tijd dus om ook deze spierregio en haar functies onder de aandacht te brengen en méé te trainen met de rest van ons lichaam.

Op de professional masteropleiding Bekkenfysiotherapie wordt deze visie al aangereikt aan de studenten. Sinds 2007 valt deze opleiding onder de SOMT (Stichting Masteropleidingen Musculoskeletale Therapie) in Amersfoort, net als de professional masteropleidingen Manuele Therapie en Sportfysiotherapie. De verwachting is dat collega's in de bekkenfysiotherapie, manuele therapie en sportfysiotherapie meer van de raakvlakken van elkaars werkgebieden te weten komen, wat enerzijds bekkenpijnpatiënten ten goede kan komen en anderzijds onbegrepen lagerugklachten in relatie kan brengen met verborgen bekkenbodemdisfuncties.

In Bekkenbodem Fit worden onderbouwde kennis en praktische oefeningen aangereikt op het functionele gebied van lage rug, bekken en bekkenbodem, om preventief klachten in deze regio te kunnen verminderen en zo mogelijk te voorkomen. Dit door bij het behandelen of oefenen van de lagerug- en bekkenregio, tevens aandacht te besteden aan de bekkenbodem, buikdrukregulatie en ademhaling en ontspanning. Zodat zowel de lagerug- en bekkenregio als de bekkenbodem fit worden!

Helga Hentzepeter
Zaltbommel, 2010

Deel 1

Bekken*bodem*Fit: inleiding

1 Historie

Al vele eeuwen is er aandacht voor het voorkomen en behandelen van rugklachten: de mens blijft ongeacht het tijdsbeeld een moeizame relatie met zijn lage rug en bekken houden. Of anders gezegd: ook al verschilt de fysieke belasting per eeuw, per beroepsgroep of per individu, de balans tussen de persoonlijke belasting en belastbaarheid schuift blijkbaar mee op. Het idee dat de industriële revolutie zou zorgen voor minder lichamelijke klachten, vanwege minder zware werkzaamheden, gaat niet geheel op: de mens verlegt zijn grenzen en belast zijn lichaam in andere tijden op een andere manier.

Na ruim een eeuw professionele aandacht voor lage rug en bekken vanuit de heilgymnastiek/fysiotherapie, met als specialisatie hierin de manuele therapie, komt er de laatste decennia steeds meer aandacht voor de relatie tussen bekkenbodem, lage rug en bekken. Bekkenbodemdisfuncties blijken een relatie te kunnen hebben met (onbegrepen) lagerugpijn en bekkenpijn, en visa versa. Kennis van lage rug en bekken behoort tot de competenties van de algemeen fysiotherapeut en is verdiept binnen de competenties van de manueel therapeut. Specifieke kennis van bekkenbodem(dis)functies en hun relatie met lage rug en bekken behoren tot de competenties van de geregistreerd bekkenfysiotherapeut. Als eerste kennismaking wordt dan ook kort ingegaan op de historie van de specialisatie bekkenfysiotherapie binnen de fysiotherapie.

1.1 Van heilgymnastiek/fysiotherapie tot bekkenfysiotherapie

Ontstaan van heilgymnastiek en fysiotherapie

De huidige fysiotherapie is ontstaan vanuit de 'vereniging van heilgymnastmasseurs', die op haar beurt voortkwam uit een vereniging voor gespecialiseerde gymnastiekleraren. Op initiatief van J.H. Reijs en E. Minkman leidde dit in 1889 tot de oprichting van het 'Genootschap ter beoefening van de Heilgymnastiek'. Dit genootschap werd pas ruim vijftig jaar later, in 1942, wettelijk erkend. Vanaf 1900 werden, naast heilgymnastiek en massage, steeds vaker nieuwe fysische applicaties (elektrotherapie, thermotherapie, hydrotherapie) als behandelvormen toegepast. Hiervoor werden vanaf 1947 door het genootschap aparte examens afgenomen. In 1965 werd deze 'fysiotherapie in engere zin' een vast onderdeel van de opleiding tot het nieuwe beroep 'fysiotherapeut' (*Wet op de paramedische beroepen en het fysiotherapeutenbesluit*, 1963).

De naam 'Genootschap ter beoefening van de Heilgymnastiek' werd dan ook gewijzigd in 'Nederlands Genootschap voor Fysiotherapie'. Bij het honderdjarig bestaan in 1989 werd het predicaat 'koninklijk' toegekend: Koninklijk Nederlands Genootschap voor Fysiotherapie (KNGF).

KONINKLIJK NEDERLANDS GENOOTSCHAP VOOR FYSIOTHERAPIE (KNGF)

Het KNGF behartigt als beroepsvereniging de belangen van aangesloten fysiotherapeuten, ongeacht hun specialisatie. De leden verplichten zich tot bij- en nascholing, het behalen van accreditatiepunten, deelname aan de klachtenregeling, vallen onder het verenigingstuchtrecht en voldoen aan de werkeis en het werken conform de KNGF-richtlijnen. Binnen het KNGF bestaan tien verenigingen die zich richten op een specifiek beroepsterrein binnen de fysiotherapie.

Er zijn zes specialistenverenigingen, met elk een eigen verbijzondering:

NVMT	Nederlandse Vereniging voor Manuele Therapie
NVFB	Nederlandse Vereniging voor Fysiotherapie bij Bekkenproblematiek en pre- en postpartum gezondheidszorg
NVFK	Nederlandse Vereniging voor Fysiotherapie in de Kinder- en jeugdgezondheidsdienst
NVFS	Nederlandse Vereniging voor Fysiotherapie in de Sportgezondheidszorg
NVFG	Nederlandse Vereniging voor Fysiotherapie in de Geriatrie
NVFP	Nederlandse Vereniging voor Fysiotherapie volgens de Psychosomatiek

Er zijn vier niet-verbijzonderde verenigingen, gericht op een specifiek beroepsterrein:

NVOF	Nederlandse Vereniging voor Orofaciale Fysiotherapie
VHVL	Vereniging voor Hart-, Vaat- en Longfysiotherapie
NVFL	Nederlandse Vereniging voor Fysiotherapie binnen de Lymfologie
NVBF	Nederlandse Vereniging voor Bedrijfs- en arbeidsfysiotherapeuten

Sinds 2006 is er door de *Wet directe toegankelijkheid fysiotherapie* (DTF) geen verwijzing meer nodig van de huisarts of specialist om rechtstreeks naar de fysiotherapeut te gaan. Cliënten gaan zelf naar een fysiotherapeut wanneer zij vermoeden dat de klacht inderdaad bij de fysiotherapeut thuishoren, waarna de fysiotherapeut door zorgvuldige DTF-screening nagaat of dit inderdaad het geval is. In alle andere gevallen blijft de procedure dat de cliënt eerst naar de huisarts of specialist gaat om te laten bepalen of fysiotherapie geïndiceerd is. In dat geval komt de cliënt mét een verwijzing bij de fysiotherapeut.

Ontstaan van bekkenfysiotherapie

Bekkenfysiotherapie is sinds 2003 een erkende specialisatie binnen de algemene fysiotherapie. De geregistreerd bekkenfysiotherapeut richt zich op het voorkomen en behandelen van klachten gerelateerd aan lagerug-, bekken- en bekkenbodemproblematiek bij zowel mannen, vrouwen als kinderen. De bekkenfysiotherapeut is een algemeen fysiotherapeut, die diagnostisch en therapeutisch breed is opgeleid op post-hbo-niveau op het gebied van bekkenbodemfuncties en -disfuncties, lagerug- en bekkenpijn, en pre- en postpartum gezondheidszorg (waaronder NVFB-ZwangerFit®). Tevens zijn bekkenfysiotherapeuten geschoold op het gebied van het urogenitaal systeem, het gastro-intestinaal systeem en op het gebied van seksuele problematiek gerelateerd aan functiestoornissen van de bekkenbodem. Voor het behandelen van kinderen met bekkenbodemdisfuncties wordt de aanvullende scholing 'kinderbekkenfysiotherapie' voor zowel de geregistreerd bekkenfysiotherapeut als kinderfysiotherapeut aangeraden.

Fysiotherapie
Een fysiotherapeut is een paramedisch deskundige op het gebied van klachten aan het steun- en bewegingsapparaat (gewrichten, kapsels, banden, spieren). De fysiotherapeut is deskundig geschoold en is bekwaam in intake, onderzoek en behandeling van patiënten met klachten aan het houdings- en bewegingsapparaat, met diverse vormen van oefentherapie, massagetechnieken, lichte gewrichtsmanipulaties en fysische therapie (elektrotherapie, thermotherapie, hydrotherapie). De geregistreerd fysiotherapeut heeft de vierjarige hbo-(master)-opleiding Fysiotherapie succesvol afgerond en is BIG-geregistreerd.

De meest voorkomende indicaties voor algemene fysiotherapie zijn:
- aandoeningen aan de wervelkolom, zoals aan nek en rug;
- orthopedische aandoeningen, zoals aan schouder, elleboog, pols, hand, heup, knie, enkel, voet;
- neurologische aandoeningen, zoals spierziekten, hersenletsel, zenuwletsel;
- chronische aandoeningen of klachten, zoals reuma, artrose, fibromyalgie;
- bij hartaandoeningen, zoals na een hartinfarct;
- bij longaandoeningen, zoals COPD, astma;
- na sportblessures;
- aandoeningen als gevolg van een trauma, zoals whiplash;
- klachten aan het houdings- en bewegingsapparaat ten gevolge van stressfactoren of overbelasting.

Binnen het KNGF zijn er specialistenverenigingen (verbijzonderingen[1]) in de volgende gebieden:
- manuele therapie (NVMT);
- bekkenproblematiek en pre- en postpartum gezondheidszorg (NVFB);
- kinder- en jeugdgezondheidsdienst (NVFK);
- sportgezondheidszorg (NVFS);
- geriatrie (NVFG);
- psychosomatiek (NVFP).

NEDERLANDSE VERENIGING VAN FYSIOTHERAPIE BIJ BEKKENPROBLEMATIEK EN PRE- EN POSTPARTUM GEZONDHEIDSZORG (NVFB)

De in 1965 door heilgymnasten/fysiotherapeuten opgerichte Werkgroep voor Pré- en Postnatale Educatie ging in 1981 over in de Nederlandse Vereniging voor Fysiotherapie in de Pre- en postpartum gezondheidszorg (NVFP). Door erkenning van zwangerschapsgymnastiek als verbijzondering voor fysiotherapeuten door het KNGF in dat jaar, werd de NVFP een verbijzonderde lidvereniging van de KNGF.
Rond 1990 ontstonden er tevens groepen fysiotherapeuten die minder met de pre- en postpartum gezondheidszorg (PPG), maar veel meer met bekkenbodemproblematiek in bredere zin te maken hadden en dit bij zowel mannen, vrouwen als kinderen. Om te voorkomen dat er een tweede stroming naast de NVFP zou ontstaan, werd door het bestuur van de NVFP vergaderd met collega's uit de bekkenbodemgroep over de rol van fysiotherapie bij urologie, gynaecologie en obstetrie (FUGO). Dit leidde tot samenwerking en afstemming van gezamenlijke doelen, waarna besloten werd dat zowel de pre- en postpartum gezondheidszorg als de bekkenbodemproblematiek

---

1 Verbijzondering binnen de fysiotherapie betekent: bekwaamheid of benaderingsmethode die speciaal, genormeerd, herkenbaar en overdraagbaar is, die specifiek is ontwikkeld voor een bepaalde patiëntengroep, die zich door medische en/of maatschappelijke indicaties onderscheidt en die als zodanig officieel is erkend door het KNGF (www.fysionet.nl).

binnen één verbijzondering zouden blijven. In 1994 werd de naam NVFP veranderd in NVFB: Nederlandse Vereniging van Fysiotherapie bij Bekkenproblematiek en pre- en postpartum gezondheidszorg.

Vanaf 1999 werd hard gewerkt aan het functieprofiel en het beroepscompetentieprofiel (BCP) van de toekomstige bekkenfysiotherapeut volgens de nieuwe competentiegerichte opzet. Eind 2003 werd bekkenfysiotherapie officieel erkend als verbijzondering binnen de fysiotherapie. Hierop volgde de opening van een eigen register bekkenfysiotherapie in het Centraal Kwaliteitsregister (CKR) van het KNGF en het toekennen van een eigen zittingentarief in 2004. Vanaf 2008 werd de NVFB een beroepsvereniging voor alleen geregistreerde bekkenfysiotherapeuten uit het CKR. Algemeen fysiotherapeuten geïnteresseerd in bekken(bodem)problematiek en/of NVFB-ZwangerFit®-docenten kunnen als buitengewoon lid van de NVFB op de hoogte blijven van ontwikkelingen in de bekkenfysiotherapie via het NVFB-Bulletin en de NVFB-congressen.

Bekkenfysiotherapie

Een bekkenfysiotherapeut is een fysiotherapeut die zich op post-hbo-niveau verder heeft gespecialiseerd in het gebied van buik, bekken en lage rug. Klachten van het bekken of de lage rug kunnen weer klachten veroorzaken van de bekkenbodemspieren en omgekeerd. Omdat ook de lage buikorganen (blaas, darmen, baarmoeder of prostaat) een relatie hebben met de bekkenbodemspieren, kunnen bij het niet goed functioneren hiervan klachten ontstaan op het gebied van plassen, ontlasting of bij het vrijen. Dit kan ook te maken hebben met zwangerschap, bevalling of een operatie die heeft plaatsgevonden. Klachten in dit gebied kunnen voorkomen bij zowel vrouwen, mannen als kinderen. De bekkenfysiotherapeutische behandeling verbetert vrijwel altijd de functie van de bekkenbodemspieren en de stabilisatie van het bekken en de lage rug. 'Geregistreerd bekkenfysiotherapeut' is een beschermde titel.

De geregistreerd bekkenfysiotherapeut is bevoegd en geschoold om inwendig diagnostisch onderzoek te doen en te behandelen. Inwendig handelen kan een grote meerwaarde voor de behandeling hebben en de behandeltijd verkorten. Met het inwendig vaginaal of anaal onderzoek worden onder andere de spierkracht en spierspanning van de bekkenbodemspieren beoordeeld, contractie versus relaxatie en persgedrag, maar ook aspecten als timing en coördinatie. Naast visuele waarneming en palpatie, heeft de geregistreerd bekkenfysiotherapeut de mogelijkheid een inwendig onderzoek of behandeling aan te vullen met gebruik van apparatuur (myofeedback, functionele elektrostimulatie, ballontraining). Aangezien 39% van de vrouwelijke en 7% van de mannelijke Nederlandse bevolking ooit slachtoffer is geweest van seksueel geweld (Bakker, 2006), is het op juiste wijze kunnen signaleren en interpreteren van lichaamstaal en het afnemen van een specifieke seksuele anamnese van groot belang. De geregistreerd bekkenfysiotherapeut is dan ook breed opgeleid om bewuste of onbewuste signalen van de cliënt op te pikken, en samen met de cliënt te bepalen of inwendig handelen een juiste vervolgkeuze kan zijn of (nog) niet. Het ontwikkelen van een professionele attitude en emotionele stabiliteit is een speerpunt van de opleiding. Sinds 2009 leidt de opleiding bekkenfysiotherapie tevens op tot 'professional master of specialized physical therapy' (MSPT). Dit naar de wens van het KNGF om gespecialiseerde fysiotherapeuten op te leiden tot masterniveau. De professional master kan uitkomsten van wetenschappelijk onderzoek zelfstandig implementeren in de dagelijkse (bekken)fysiotherapiepraktijk. Voor al eerder afgestudeerde bekkenfysiotherapeuten bestond al vanaf 2007 de verkorte masteropleiding.

De meest voorkomende indicaties voor bekkenfysiotherapie zijn:
- ongewild verlies van druppels urine tijdens inspanning (stressincontinentie);
- veelvuldig optredende, plotselinge hevige aandrang met vaak urineverlies (urge-incontinentie);
- ongewild verlies van ontlasting (fecale incontinentie);
- niet te onderdrukken aandrang om te plassen en/of te ontlasten, veel te vaak plassen of steeds terugkerende urineweginfecties (blaasontsteking);
- het bij herhaling moeizaam kwijt kunnen van ontlasting (obstipatie);
- klachten als gevolg van verzakkingen van blaas, baarmoeder of darmen;
- pijnklachten in de onderbuik, rond de anus of de geslachtsdelen;
- seksuele problematiek gerelateerd aan functiestoornissen van de bekkenbodem;
- prostaatontsteking (chronische prostatitis);
- voor en na operaties in de onderbuik of het bekkenbodemgebied (zowel gynaecologisch, urologisch als colorectaal);
- bekkenpijn en lagerugklachten in de periode rond zwangerschap en bevalling;
- bekkenpijn en lagerugklachten door andere oorzaken dan zwangerschap of bevalling.

Bij gezonde zwangeren is de begeleiding met name gericht op preventie van bekkenpijn en bekkenbodemdisfuncties, al dan niet via de methode NVFB-ZwangerFit®.

1.2
Begeleiding tijdens en na de zwangerschap

De zwangerschapsgym werd in ons land na de Tweede Wereldoorlog geïntroduceerd door dr. Kloosterman (gynaecoloog) en Bep Reesink (heilgymnast). Hiermee was de eerste samenwerking tussen de medische stand en heilgymnastiek/fysiotherapie bij pre- en postpartumbegeleiding een feit. Vanaf dat moment gingen steeds meer fysiotherapeuten zich bezighouden met het geven van zwangerschapsbegeleiding en ontstonden diverse cursussen pre- en postpartum gezondheidszorg zoals bij de YVLO-cursus en -congresorganisatie (voorheen cursus Tineke Fransman-van Santen), de Hogeschool van Amsterdam en het Nederlands Paramedisch Instituut (NPI), voorheen Stichting Wetenschap en Scholing Fysiotherapie (SWSF).

Ontstaan van NVFB-ZwangerFit®

Om eveneens de zwangerschapsbegeleiding aan te passen aan de nieuwste inzichten op het gebied van bekkenbodemdisfuncties en bekkenpijn (kennisdomein nieuwe beroep bekkenfysiotherapeut), werd in 1999 door de NVFB het product NVFB-ZwangerFit® ontwikkeld. Hierin werd de jarenlange fysiotherapeutische ervaring in het verzorgen van zwangerschapsbegeleiding ('zwangerschapsgym') gebundeld met de laatste inzichten over peripartumbekkenpijn en de kennis over bekkenbodem(dis)-functies. Dit werd gecombineerd met basiselementen uit de aerobics- en fitnesswereld, zodat NVFB-ZwangerFit® een eigentijdse cursus werd voor de actieve vrouw in vrijwel haar gehele zwangerschapsperiode (vanaf 16 weken zwangerschap tot aan de bevalling) en de periode daarna (van 4-6 weken postpartum tot, als dat gewenst is, 9 maanden na de bevalling).

NVFB-ZWANGERFIT®

Deze vernieuwde vorm van peripartumbegeleiding is bedoeld voor algemeen fysiotherapeuten, die na een NVFB-geaccrediteerde cursus gevolgd te hebben, bevoegd NVFB-ZwangerFit®-docent zijn. Tevens behoort NVFB-ZwangerFit® tot de competenties van de geregistreerd bekkenfysiotherapeut.

NVFB-ZwangerFit® staat voor deskundige (bekken)fysiotherapeutische begeleiding bij het actief trainen voor het behoud of herstel van conditie, fitheid, mobiliteit en vitaliteit tijdens en na de zwangerschap. ZwangerFit heeft een duidelijk preventief karakter ten aanzien van het voorkomen of verminderen van bekken- of bekkenbodemklachten, zoals bekkenpijn of urineverlies. Er wordt geoefend op basis van individuele belastbaarheid en niet alleen op zwangerschapsduur. De NVFB-ZwangerFit®-docent is deskundig in het signaleren van klachten op het gebied van het houdings- en bewegingsapparaat gedurende de gehele peripartumperiode. ZwangerFit is gebaseerd op wetenschappelijk onderzoek, waaruit blijkt dat preventief werken aan een zo goed mogelijke conditie, spierkracht en stabilisatie van positieve invloed kan zijn op het herstel of voorkomen van bekken- of bekkenbodemklachten (zoals bekkenpijn of urineverlies) tijdens de zwangerschap en/of na de bevalling.

NVFB-ZwangerFit®
NVFB-ZwangerFit® is het nieuwe product voor de fysiotherapeut die werkzaam is in de PPG (pre- en postpartum gezondheidszorg). ZwangerFit is in 1999 ontwikkeld in opdracht van de Nederlandse Vereniging van Fysiotherapie bij Bekkenproblematiek en pre- en postpartum gezondheidszorg (NVFB). NVFB-ZwangerFit® beoogt geen totaal nieuwe manier van peripartumeducatie te zijn, maar is in hoofdlijn een combinatie van de al bestaande en ruim beproefde lessen zwangerschapsgymnastiek en nagym, vernieuwde inzichten en methoden uit de bekkenfysiotherapie zoals kennis van bekkenbodem(dis)functies en peripartumbekkenproblematiek, en toepassingen uit de aerobics- en fitnesswereld, waaronder het gebruik van muziek. Hierdoor is NVFB-ZwangerFit® een eigentijdse cursus geworden voor de actieve vrouw in vrijwel haar gehele zwangerschapsperiode en de periode daarna, die naast sportief bewegen tevens deskundige aandacht wil besteden aan preventie van bekken(bodem)problematiek.

Kenmerken NVFB-ZwangerFit®
- deelname prepartum: vanaf de 16de zwangerschapsweek tot aan de bevalling
- deelname postpartum: vanaf 4-6 weken na de bevalling tot desnoods 9 maanden daarna
- scheiding actieve lessen en theorielessen (in de verhouding 3:1)
- opbouw actieve lessen in drie karakteristieke blokken (met principes trainingsleer en aerobics)
- variatiemogelijkheden (pre- en postpartum door elkaar): oefenen op basis van belastbaarheid
- combinatie van zwangerschapscursus, specifieke kennis van bekkenproblematiek en bekkenbodemdisfuncties peripartum, met toepassingen uit de aerobics- en fitnesswereld
- muziekgebruik
- intake zowel voor deelname prepartum als (opnieuw) voor deelname postpartum

2 Opzet Bekken*bodem*Fit

BekkenbodemFit biedt oefeningen op het gebied van lage rug, bekken én bekkenbodem, bezien vanuit de bekkenfysiotherapie. Tot de doelgroep van BekkenbodemFit behoort iedereen (m/v) die onder fysiotherapeutische begeleiding actief wil bewegen, waarbij speciale aandacht wordt besteed aan het zo mogelijk voorkomen of verminderen van problematiek op het gebied van lage rug, bekken en bekkenbodem.

De BekkenbodemFit-oefeningen kunnen op diverse manieren worden gebruikt:
- oefenprogramma BekkenbodemFit-lessen: compleet beweegprogramma;
- toepassen BekkenbodemFit-oefeningen in (fysio)therapeutische oefeningen;
- integreren van BekkenbodemFit in bestaande bewegingsprogramma's (fitness, aerobics, pilates, BBB).

Vóór deelname aan het Oefenprogramma BekkenbodemFit is het nuttig een (schriftelijke) intake plaats te laten vinden. Dit om de mogelijke klachten en risicofactoren van lagerug-, bekken- en bekkenbodemdisfuncties zo goed mogelijk in te kunnen schatten. Naast de actieve lessen zal enige theoretische uitleg aan de cursist (m/v) plaatsvinden over de relatie tussen lage rug, bekken en bekkenbodem. Dit kan zowel tijdens de actieve lessen zijn als los daarvan, met een apart theorieblok of met stencils of folders. Dit is afhankelijk van de opzet van het bewegingsprogramma en de invulling door de docent/fysiotherapeut.

BekkenbodemFit beoogt geen totaal nieuwe vorm van actieve begeleiding te zijn, maar wil bekkenfysiotherapeutische kennis toevoegen aan bestaande oefentherapie binnen zowel de fysiotherapie als cursussen fitness, aerobics, pilates, BBB en dergelijke. Dit ter preventie van mogelijke bekken(bodem)problematiek. BekkenbodemFit biedt een aantal specifieke kenmerken die bijdragen aan de eigenheid en merkbekendheid.

2.1 Doel Bekken*bodem*Fit

Doelgroep

Tot de doelgroep van BekkenbodemFit behoren cliënten (m/v) die al bewegingsactief zijn en onder deskundige (fysio)therapeutische begeleiding verder willen trainen óf die verminderd actief zijn en willen (her)starten met sportief bewegen. Nadruk ligt op het voorkomen of verminderen van lagerugpijn en bekkenpijn en/of bekkenbodemproblematiek. De BekkenbodemFit-oefeningen kunnen geïntegreerd worden binnen bestaande bewegingsprogramma's of als losstaand oefenprogramma worden gegeven. BekkenbodemFit-oefeningen zijn niet leeftijd- of seksegebonden! Alleen voor vrouwen tijdens en na de zwangerschap is NVFB-ZwangerFit® de meest geschikte keuze van actief (fysiotherapeutisch) begeleid bewegen.

Uit wetenschappelijk onderzoek blijkt dat er diverse risicofactoren zijn voor het mogelijk verkrijgen of in stand houden van bekken- en/of bodemklachten, zoals stressincontinentie en verzakkingsklachten. Met BekkenbodemFit wordt juist de nadruk gelegd op het voorkomen of verminderen van deze klachten, door het bewust worden van correcte bekkenstabilisatie, oefeningen voor de coördinatie en spierversterking van het bekken en de lage rug, tiltechnieken, houdingsadviezen, toiletadvies, bekkenbodembewustzijn, ontspannings- en ademhalingsoefeningen. Zie deel 2, hoofdstuk 1 en 2.

Mogelijke risicofactoren voor lagerugpijn, bekkenpijn en/of bekkenbodemproblematiek kunnen zijn:
- een aandoening in het gebied van lage rug, heup of bekken (orthopedisch, neurologisch);
- trauma in het gebied van lage rug, heup of bekken, zoals na een ongeval of zware bevalling;
- na een operatie in het gebied van lage rug, heup of bekken, zoals een hernia of 'total hip';
- na een operatie in het bekkenbodemgebied (urologisch, gynaecologisch, colorectaal), zoals wegens urineverlies, verzakkingen, rectumproblematiek, prostaatklachten;
- bekkenbodemproblematiek, zoals stressurine-incontinentie of lichte verzakkingsklachten;
- familiaire geschiedenis van bekkenbodemproblematiek (met name voor vrouwen: als stressincontinentie of verzakkingsklachten voorkomen in de eerste graad familie);
- zware werkzaamheden of belasting voor lage rug, bekken of bekkenbodem (zoals veel of zwaar tillen, lang staan, eenzijdig bewegen);
- zwanger of pas bevallen zijn (doorverwijzen naar de cursus NVFB-ZwangerFit®)

Zie deel 2, hoofdstuk 1 en 2.

BekkenbodemFit is vooral preventief bedoeld voor iedereen die nog geen klachten heeft, maar deze wil voorkomen! Daarnaast kan de keuze voor BekkenbodemFit gericht zijn op iemand die wellicht net te weinig gerichte klachten heeft om individueel bij een (bekken)fysiotherapeut te oefenen, maar wel baat kan hebben bij anderszins deskundig begeleide oefeningen voor lage rug, bekken en bekkenbodem. Ook kan bijvoorbeeld de stap om individueel in een sportschool fitness te oefenen (nog) te groot zijn. Ideaal zou zijn als iedere fysiotherapeut de BekkenbodemFit-oefeningen zou integreren in de bestaande oefentherapieoefeningen!

Doelstelling

Doelstelling van BekkenbodemFit is helpen voorkomen of verminderen van lagerugpijn, bekkenpijn en bekkenbodemdisfuncties, door middel van gerichte oefeningen op het gebied van lage rug en bekken, bekkenbodem, buikdrukregulatie, ademhaling en ontspanning. Hiervoor wordt gebruikgemaakt van kennis en kunde vanuit zowel de algemene fysiotherapie als vanuit de bekkenfysiotherapie. Het zwaartepunt ligt op kennisoverdracht op het gebied van lage rug en bekkenstabiliteit en bekkenbodemfuncties, en het kunnen signaleren van en verantwoord adviseren over bekkenpijnklachten en/of bekkenbodemdisfuncties. De BekkenbodemFit-docent kan daarbij zo nodig preventief adviseren en het ontstaan van mogelijke klachten tijdig signaleren en de daarbij passende maatregelen nemen (specifieker oefenen, doorverwijzen naar huisarts of bekkenfysiotherapeut).

Op deze wijze kan BekkenbodemFit een meerwaarde bieden, zowel voor de adviserend of uitvoerend fysiotherapeut, de verwijzend huisarts of specialist, als voor de cursist die ter aanvulling of nazorg verder traint bij een sportschool of fysiotherapiepraktijk waar BekkenbodemFit wordt aangeboden. Tevens kan actieve begeleiding volgens BekkenbodemFit bijdragen aan eerder weer mobiel, werkzaam en zelfredzaam zijn of dit langer blijven. De doelstellingen van BekkenbodemFit zijn te verdelen in algemene doelstellingen voor de BekkenbodemFit-lessen en de individuele doelstellingen van de cursist. De BekkenbodemFit-docent beschikt over kennis op het gebied van beide doelstellingen en verwerkt deze in de actieve lessen en theoretische uitleg.

ALGEMENE DOELSTELLINGEN

- voorkomen of verminderen van lagerug- en bekkenpijn
- voorkomen of verminderen van bekkenbodemklachten
- aandacht voor buikdrukregulatie en ademhaling
- aandacht voor ontspanning en ademhaling
- behoud en/of herstel van de algemene fitheid (conditie)
- vergroten lichaamsbesef en verbeteren lichaamshouding en circulatie
- (langer) mobiel en werkzaam kunnen blijven, of dit weer eerder zijn
- (langer) zelfredzaam kunnen blijven, of dit weer eerder zijn
- kennis van belastingsmodel (belasting-belastbaarheid)
- (hierdoor vermindering van ziektekosten)

DOELSTELLINGEN CURSIST

- behoud en/of herstel van de algemene fitheid (conditie)
- snellere revalidatie na behandeling (therapie, operatie) aan lage rug, bekken en/of bekkenbodem
- langer mobiel, werkzaam en zelfredzaam blijven bij lagerug-, bekken- en/of bekkenbodemproblematiek, of dit weer eerder gaan worden
- preventie van klachten aangaande het houdings- en bewegingsapparaat en de circulatie
- aanleren van een goede opvang bij buikdrukverhoging door tiltechniek en perstechniek
- bewustwording van en vertrouwen krijgen in het functioneren van het eigen lichaam
- informatieoverdracht over (dis)functioneren rond lage rug, bekken- en bekkenbodemgebied
- verminderen en/of voorkomen van bekkenpijnklachten en/of bekkenbodemdisfuncties
- positief gevoel en zelfvertrouwen ontwikkelen, overwinnen bewegingsangst
- aangaan contact met medecursisten om ervaringen uit te wisselen, elkaar te kunnen steunen en een beroep op elkaar mogelijk te maken bij mogelijke klachten

2.2
Kenmerken Bekken*bodem*Fit

BekkenbodemFit is een combinatie van rugscholing, oefentherapie, specifieke kennis van lagerug- en bekkenproblematiek en bekkenbodemdisfuncties, met gebruikmaking van muziek en toepassingen uit de aerobics- en fitnesswereld. BekkenbodemFit kan in principe binnen elk bewegingsprogramma worden geïntegreerd en is voor iedereen toegankelijk, ongeacht leeftijd, sekse, aandoening of belastbaarheid. Uitzondering zijn zwangere of pas bevallen vrouwen: voor hen is speciaal het bewegingsconcept NVFB-ZwangerFit® ontwikkeld (vanaf 16de zwangerschapsweek tot aan de bevalling en vanaf 4-6 weken na de bevalling tot, als dat gewenst is, 9 maanden daarna).

BekkenbodemFit heeft enkele specifieke kenmerken:
- fysiotherapeutisch oefenen voor iedereen (m/v) die actief wil bewegen, ongeacht leeftijd of sekse:
  - oefenprogramma BekkenbodemFit: beweegprogramma met drie karakteristieke oefenblokken;
  - integratie BekkenbodemFit-oefeningen in bestaande beweegprogramma's;
  - uitzondering: zwangere of pas bevallen vrouwen gaan naar NVFB-ZwangerFit®;
- oefenen op basis van belastbaarheid van lage rug, bekken en bekkenbodem;
- aandacht voor het voorkomen of verminderen van lagerug- en bekkenpijn;
- aandacht voor het voorkomen of verminderen van bekkenbodemproblematiek:
  - stressurine-incontinentie, lichte verzakkingsklacht;
- muziekgebruik;
- kennisoverdracht preventie risicofactoren bekken(bodem)disfuncties.

Oefeningen voor iedereen

BekkenbodemFit-oefeningen kunnen bij iedereen worden toegepast: man of vrouw, oud of jong. Een hardnekkig misverstand is dat bekkenbodemoefeningen alleen voor vrouwen zijn of alleen tijdens of kort na de zwangerschap nodig zijn. Dit is beslist niet zo! Je eigen bekkenbodemspieren weten te vinden én weten hoe te gebruiken, is voor zowel mannen als vrouwen belangrijk. Bekkenbodemspieren hebben immers een relatie met plassen, ontlasten, bevallen en seksualiteit. In al deze deelgebieden kan een klacht optreden gerelateerd aan bekkenbodemdisfuncties, zowel bij mannen als vrouwen en ongeacht de leeftijd.

OEFENPROGRAMMA BEKKENBODEMFIT (LOSSTAAND)

Het Oefenprogramma BekkenbodemFit kan als losstaand beweegprogramma gebruikt worden, met een specifieke opbouw:
- warming-up, fitheid- of conditietraining, korte coolingdown;
- trainen van kracht, stabilisatie en coördinatie en specifieke bekkenbodemoefeningen;
- coolingdown, ademhalings- en ontspanningsoefeningen.

Zie deel 3, hoofdstuk 1 t/m 4.

BEKKENBODEMFIT-OEFENINGEN GEÏNTEGREERD

BekkenbodemFit-oefeningen kunnen prima geïntegreerd worden binnen de fysiotherapeutische oefentherapie. De oefeningen kunnen dan gerangschikt worden naar hun doel op het gebied van:
- bekken;
- bekkenbodem;
- buikdrukregulatie;
- ademhaling en ontspanning.

Zie deel 3, hoofdstuk 5 t/m 8.

BekkenbodemFit-oefeningen kunnen uiteraard ook geïntegreerd worden binnen zowel bestaande bewegingsprogramma's in de fysiotherapie (rugscholing, oefentherapie), als binnen bewegingsprogramma's in sportscholen of fitnesscentra (fitness, aerobics, pilates, buik-billen-benenoefeningen en dergelijke).

Belastbaarheid

Bekken*bodem*Fit-oefeningen worden gegeven op basis van belastbaarheid van lage rug, bekken en bekkenbodem. Bij de ene cursist kan dat anders zijn dan bij de ander. De fysiotherapeut/docent weet hoe met deze verschillen in belastbaarheid om te gaan en kan de oefeningen desgewenst aanpassen aan het niveau en de mogelijke klacht van de cursist.

Preventie of vermindering bekken(bodem)disfuncties

Bekken*bodem*Fit kan meehelpen lagerug- en bekkenklachten en/of bekkenbodemproblematiek (zoals urineverlies of lichte verzakkingsklachten van blaas, baarmoeder of darmen) zo mogelijk te voorkomen of te verminderen. Dit omdat steeds meer bekend wordt dat het verkrijgen of in stand houden van bekkenbodemdisfuncties een relatie heeft met bepaalde risicofactoren. Wanneer nu echter deze risicofactoren bekend zijn, kan hierop actie worden ondernomen met gerichte bekken(bodem)-oefeningen om de kans op het verkrijgen of verergeren van de klacht te verminderen.
Zie deel 2.

Muziek

Binnen bestaande bewegingsprogramma's in sportscholen of fitnesscentra wordt vrijwel altijd geoefend op muziek. Bij het Oefenprogramma Bekken*bodem*Fit kan bijvoorbeeld bij de inleiding, coolingdown of ontspanningsoefeningen niet-ritmische of zeer rustige muziek als een zacht accent worden gebruikt. Door te variëren in het ritme en de muziekkeuze kan een onderscheid gemaakt worden tussen de soorten oefeningen. Een spierversterkende oefening vraagt om een ander ritme dan een warming-up of een fitheidsbevorderende oefening. Met behulp van muziek kan de Bekken*bodem*Fit-docent duidelijk aangeven wanneer een oefenmoment aanbreekt en het eventuele onderlinge gepraat helpen verstommen. De invulling van het muziekgebruik is uiteraard afhankelijk van de voorkeur en ervaring van de docent. Muziek kan tevens sfeerverhogend werken, waardoor cursisten zich sneller op hun gemak voelen.
Zie deel 3, hoofdstuk 1.

Kennisoverdracht

Naast actief oefenen hoort tevens theoretische uitleg en advies gegeven te worden ter voorkoming of vermindering van lagerug- of bekkenpijn en bekkenbodemdisfuncties. Immers, als mensen beter bekend zijn met de risicofactoren voor het ontstaan van bekken(bodem)problematiek kunnen ze hun leefwijze hierop in bepaalde mate aanpassen. Onderwerpen zijn: stabilisatie lage rug en bekken, bekkenbodem(dis)-functies, ademhaling en buikdruk, til- en perstechnieken. Gedeeltelijk kan deze uitleg al tijdens het oefenen worden gegeven, bijvoorbeeld via mee te geven stencils of folders. Ook kan gekozen worden voor aparte theorielessen.
Zie deel 2.

2.3
Public relations (pr) Bekken*bodem*Fit

Om als fysiotherapeut de toegevoegde waarde van Bekken*bodem*Fit in de bewegingscursussen te promoten en op te starten en het BekkenbodemFit-product te 'verkopen', is enige kennis van de marketing nodig. Waarschijnlijk zijn er in de regio al aanbieders van rugscholing (fysiotherapie, Cesar, Mensendieck, thuiszorg, sportschool) en fitness, aerobics, pilates of BBB-lessen. Dus is het zaak duidelijk te maken waarin BekkenbodemFit zich onderscheidt van andere cursussen. Daarnaast is het belangrijk om de doelgroep te bepalen: voor wie kan Bekken*bodem*Fit in deze regio een belangrijke aanvulling zijn? Tevens moet je jezelf als docent zien te promoten: wie ben ik en wat heb ik aan deskundigheid in huis? Ook de inhoud van de cursus is belangrijk: welke meerwaarde heeft BekkenbodemFit? Verder is ook de prijs van de cursus een belangrijk aspect: niet te duur, maar wel reëel voor wat je te bieden hebt. In de marketing worden al deze punten de zes P's genoemd en ze worden hierna nader toegelicht.

Product

Bekken*bodem*Fit is een aanvullend product dat zich onderscheidt van andere 'producten rugscholing' door:
- gerichte oefeningen voor lage rug, bekken en bekkenbodem, niet alleen bij klachten, maar juist ook preventief ten aanzien van risicofactoren die bij de intake naar voren zijn gekomen;
- gerichte bekkenbodemoefeningen ter voorkoming en vermindering van bekkenbodemdisfuncties als stressurine-incontinentie en (lichte) verzakkingsklachten;
- aanvulling actieve lessen met onderbouwde theoretische uitleg en advies;
- toepassingen uit de aerobics- en fitnesswereld met gebruik van muziek.

Plaats

Met plaats wordt de doelgroep bedoeld waaraan het product Bekken*bodem*Fit wordt 'verkocht'. Deze doelgroep bestaat in eerste instantie uit iedereen (m/v) die klachten op het gebied van lage rug, bekken en/of bekkenbodem wil voorkomen of verminderen. Het is daarnaast belangrijk dat de verwijzers, vooral huisartsen en specialisten, eveneens op de hoogte zijn van het product Bekken*bodem*Fit. Zij kunnen hun patiënten attenderen op het product Bekken*bodem*Fit in hun regio.

Persoon

Ook de Bekken*bodem*Fit-docent moet zichzelf als fysiotherapeut/docent 'verkopen': hoe is de relatie met ex-patiënten, eventuele oud-cursisten of verwijzers (huisartsen, specialisten)? Wanneer je als fysiotherapeut, fysiotherapiepraktijk of sportschool al een goede naam hebt opgebouwd, is dat in je voordeel. De naamsbekendheid van de fysiotherapiepraktijk of sportschool waar je je lessen gaat geven, kan ook een rol spelen.

Proces

Bij proces gaat het om de inhoud van het product BekkenbodemFit. Met welke argumenten kunnen mogelijke 'klanten' overtuigd worden van dit nieuwe product? Deze argumenten kunnen, afhankelijk van de doelgroep (de 'plaats'), een ander gewicht krijgen. Een mogelijke cursist wordt waarschijnlijk door andere argumenten overtuigd dan een arts. Pas het verhaal hier dus op aan!

Doelstelling van BekkenbodemFit is door fitheidstraining en deskundige voorlichting te komen tot een zo goed mogelijke vorm van preventie van eventuele lagerug-, bekken- en bekkenbodemklachten. Dit kan meehelpen in het mogelijk voorkomen van bekkenbodemdisfuncties zoals stressincontinentie en lichte verzakkingsklachten en draagt bij aan een betere stabilisatie en coördinatie van het gebied rond lage rug en bekken. De BekkenbodemFit-docent kan daarmee tevens bijdragen aan tijdige signalering van mogelijke bekken(bodem)disfuncties en de cursist doorverwijzen naar huisarts of geregistreerd bekkenfysiotherapeut.

Promotie

Met promotie wordt de public relations (pr) bedoeld om een product onder de aandacht te brengen. Dit is onder te verdelen in betaalde promotie (reclame, folder, brochures) en onbetaalde promotie (mond-tot-mondreclame van eerdere cursisten, fysiotherapeuten, artsen, specialisten, zorgverzekeraar, thuiszorgorganisatie, bericht in de lokale krant). Voorbeelden van promotie zijn:
- duidelijke brochures of folders voor de aanstaande cursist;
- informatie over de cursus BekkenbodemFit leggen op plaatsen waar veel mensen uit de doelgroep komen, zoals bij de huisarts, praktijken fysiotherapie, sportscholen en fitnesscentra;
- een promotiestukje of advertentie in het plaatselijke huis-aan-huisblad;
- niets is zo belangrijk als mond-tot-mondreclame; zorg dat je een goede naam opbouwt en behoudt!

Prijs

Uiteraard zijn de kosten voor de cursus BekkenbodemFit van belang. Voor de cursist is dit een belangrijk punt, maar ook huisartsen willen weten of de cursus geschikt is voor mensen met een kleinere beurs. De prijs hangt af van verschillende sociaal-culturele factoren: wordt BekkenbodemFit gegeven in een fysiotherapiepraktijk of sportschool? Aan het losstaande Oefenprogramma BekkenbodemFit zal wellicht een ander prijskaartje hangen dan wanneer geïntegreerde BekkenbodemFit-oefeningen worden toegepast binnen bestaande bewegingsprogramma's, zoals fitness, aerobics, pilates of BBB.

3 Voorwaarden BekkenbodemFit

Voorwaarden voor het opzetten, integreren en uitvoeren van het Oefenprogramma BekkenbodemFit zijn onder te verdelen in voorwaarden waaraan de fysiotherapeut/docent moet voldoen en voorwaarden waaraan de oefenruimte moet voldoen. Daarnaast zijn er randvoorwaarden zoals hulpmiddelen om de lessen optimaal te kunnen geven.

3.1 BekkenbodemFit-docent

De fysiotherapeut of BekkenbodemFit-docent heeft specifieke kennis en kunde voor het werken met cliënten (m/v) met mogelijke problematiek aan lage rug, bekken en/of bekkenbodem. Daarnaast heeft de docent zich verdiept in de inspanningsfysiologie, het gebruik van muziek, aerobics- en fitnesselementen en groepsdynamica. De docent weet ook welke hulpmiddelen bruikbaar zijn tijdens de actieve lessen. De ruimte waarin de BekkenbodemFit-lessen gegeven worden, voldoet behalve aan de door het KNGF gestelde eisen voor groepslessen aan aanvullende voorwaarden.

Competenties BekkenbodemFit-docent

De BekkenbodemFit-docent moet over kennis en vaardigheden beschikken op de volgende terreinen:
- anatomie, fysiologie en pathologie;
- uro-gynaecologie voor zover nodig in het kader van het fysiotherapeutisch handelen;
- psychologie, psychofysiologie en psychopathologie gerelateerd aan fysiotherapeutisch handelen;
- andragogie en didactiek, voor het opzetten en uitvoeren van leerprogramma's in de vorm van cursussen en het fysiotherapeutisch werken met groepen;
- het functioneren en disfunctioneren van lage rug en bekken;
- het functioneren en disfunctioneren van de bekkenbodemspieren;
- inspanningsfysiologie, bewegen op muziek;
- aerobics- en fitnesselementen en het gebruik van hulpmiddelen hierbij;
- specifieke attitude voor deze categorie cursisten.

De BekkenbodemFit-docent beschikt over aanvullende kennis om de juiste inschatting te maken bij mogelijke klachten die de cursist in de lessen aangeeft. De docent ziet de cursisten vrijwel wekelijks, in tegenstelling tot de arts of specialist, en is hierdoor laagdrempelig. Hierdoor kan een vertrouwensband met de cursist worden opgebouwd, waardoor klachten rond lage rug, bekken of bekkenbodem gemakkelijker bespreekbaar zijn. Ook ziet de BekkenbodemFit-docent hoe de cursisten bewegen en hoe snel ze herstellen na inspanning. De docent kan op grond van zijn kennis en op basis van informatie van de cursist (direct of indirect) deze laatste adviseren desnoods contact op te nemen met de (bekken)fysiotherapeut (DTF) of huisarts.

3.2
BekkenbodemFit-randvoorwaarden

De voorwaarden voor inrichtingseisen voor groepslessen, zoals het Oefenprogramma BekkenbodemFit, zijn in overeenstemming met de KNGF-eisen voor de fitnessruimten.

Algemene eisen

- De oefenruimte is goed bereikbaar, zowel met de fiets als de auto en eventueel met de bus.
- Voor de fiets en auto is er voldoende parkeergelegenheid, met verlichting, die bovendien een gevoel van veiligheid geeft.
- De ruimte is volgens normale standaarden verwarmd en voldoende geventileerd, zonder dat het tocht.
- De oefenruimte is goed, maar niet hinderlijk verlicht.
- De ruimte biedt plaats aan acht tot tien bewegende personen, met voldoende ruimte om ook liggend te oefenen. Voor acht personen wordt een oppervlakte van 100 m² gerekend.
- Er is een wachtruimte die geen deel uitmaakt van de oefenruimte.
- Er is een toilet in de directe nabijheid van de oefenruimte.
- Een extra (omkleed)ruimte is prettig, maar niet verplicht.

Veiligheidseisen

- De ruimte voldoet aan algemeen geldende bouw- en brandveiligheidseisen.
- Er zijn ramen en een nooduitgang.
- De ruimte beschikt over goedgekeurde elektriciteits- en energievoorziening.
- De zaal is schoon en stofvrij en de vloer moet nat reinigbaar zijn.
- De benodigde inventaris is van zodanige kwaliteit en constructie dat deze bij normaal gebruik geen gevaar voor personen oplevert.
- Alle apparatuur die voor de actieve lessen BekkenbodemFit wordt gebruikt (fitnessmateriaal), voldoet aan de wettelijke veiligheidseisen en is geschikt voor professioneel gebruik.
- De oefenruimte beschikt op zijn minst over een evacuatieplan bij calamiteiten, een telefoon met de nummers van de beveiliging en medische hulpdiensten en een EHBO-koffer.

Hygiëne-eisen

- Er is een toilet in de buurt met een gelegenheid om de handen te wassen.
- Er zijn een zeepautomaat, papieren handdoekjes en een pedaalemmertje.
- Alle ruimten waarvan zowel de cursisten als de BekkenbodemFit-docent gebruik maken, worden wekelijks op verantwoorde wijze gereinigd.
- Daarnaast worden de inventaris en materialen maandelijks op verantwoorde wijze gereinigd.

3.3
Hulpmiddelen

De volgende lijst is een opsomming van mogelijke hulpmiddelen. Daadwerkelijk gebruik hiervan is afhankelijk van de te geven les, de voorkeur van de BekkenbodemFit-docent of de meerwaarde voor de cursisten op dat moment. Het is zeker geen opsomming die leidt tot verplichte aanschaf van al deze hulpmiddelen. Een aantal van deze hulpmiddelen zal in de BekkenbodemFit-lessen echter wel noodzakelijk zijn en de docent zorgt voor de aanwezigheid ervan. Wat in ieder geval nodig lijkt te zijn, is een selectie van oefenmateriaal, didactisch materiaal, oefenmatten en muziek. De volgende opsomming is een indicatie.

Oefenmateriaal

- Dyna Bands of grote elastieken in verschillende sterkten en lengten
- gewichtjes, dumbells en/of halters van 0,5 tot 5 kg
- ballen
- grote ballen (± 80 cm doorsnede) om op te oefenen (skippy, Bobath)
- stokken
- stepbankje, steps
- trampoline
- springtouwen
- hoelahoep
- fitnessapparatuur
- kussens
- sisselkussens
- oefenbankje
- oefentol

Oefenmatten

- dikke en dunne oefenmatten
- kussens gevarieerd

Didactisch materiaal

- wandplaat of fantoomskelet, wervelkolom en bekken (m/v)
- wandplaat of fantoombekkenbodem en de buikorganen (m/v)
- foldermateriaal
- eventueel: beamer met laptop voor een PowerPoint-presentatie

Foldermateriaal

- folder BekkenbodemFit
- intakeformulier BekkenbodemFit
- evaluatieformulier BekkenbodemFit
- NVFB-folder toiletgedrag
- NVFB-folder lagerug- en bekkenpijn
- NVFB-folder bekkenbodemproblematiek
- NVFB-folder bekkenfysiotherapie
- KNGF-folder fysiotherapie

Muziek

- cd-speler
- diverse cd's voor aerobics, waarop de BPM's goed moeten staan aangegeven en de beat duidelijk aanwezig en herkenbaar is

Fitnessapparatuur

- fietsen, hometrainer
- squat-rek
- legpress
- lower back
- legcurl
- pully
- loopband
- oefenbankje
- cabels (roeimachine, front lat pull down)
- chestpress
- dorsal machine
- legextension
- abshaper

Extra

- hartslagmeter
- bloeddrukmeter
- meetapparatuur bodymass index
- draagzak, draagdoek, babybag
- saturatiemeter
- weegschaal
- grote spiegel ten behoeve van houdingsoefeningen

4 Intake

Voordat een cursist aan het losstaand beweegprogramma BekkenbodemFit zal meedoen, wordt een specifieke (schriftelijke) intake afgenomen. Hiermee worden de algemene fitheid, de algemene gesteldheid en de algemene medische geschiedenis nagegaan. Tevens is het belangrijk een indruk te krijgen van eventuele specifieke klachten op het gebied van bekken en lage rug of bekkenbodem. Als er specifieke aandachtspunten zijn vastgesteld, is het de eerste taak van de BekkenbodemFit-docent om te beoordelen of de cursist met deze klacht wel of niet in de BekkenbodemFit-lessen thuishoort. Als de klacht het actief bewegen belemmert, kan het raadzaam zijn ruggespraak te houden met de behandelend fysiotherapeut of arts. Soms kan dat tot de conclusie leiden dat het verstandiger is niet mee te doen met de BekkenbodemFit-lessen en dat individueel begeleid oefenen bij een (bekken)fysiotherapeut een betere keuze is.

Wanneer de BekkenbodemFit-oefeningen worden geïntegreerd in bestaande actieve lessen oefentherapie, fitness- of aerobicsoefeningen, kan een aparte (schriftelijke) intake om eventuele bekken(bodem)disfuncties te achterhalen eveneens toegevoegde waarde hebben. Immers, bij alle oefeningen is het belangrijk de buikdruk te reguleren, te letten op ademhaling en niet mee te persen en bekkenbodemspieren bij krachttraining bewust aan te spannen.

Intake-informatie is privacygevoelig. Zonder toestemming van de cursist mag deze informatie niet aan derden worden versterkt. Geef duidelijk aan dat de intake persoonlijk is en vertrouwelijk wordt behandeld. Je merkt als docent in de lessen wat de cursist wel kwijt wil in de groep en wat niet.

Behalve het intakeformulier neemt de docent eventueel ook de gegevens van ingevulde scorelijsten, zoals de Tampa of Quebec of het gebruik van de Borg RPE-schaal mee in de algemene intake. Voor een eerste indruk van een mogelijke bekkenbodemdisfunctie kan de Prafab-scorelijst voor urine-incontinentie gebruikt worden, maar dit is zeker niet noodzakelijk! Let op: dit is voor veel vrouwen erg gênant.
Zie deel 2, hoofdstuk 1 en 2.

4.1 Intakevragen

Iedere BekkenbodemFit-docent bepaalt zelf hoe de intake eruitziet en hoe deze wordt afgenomen.
Hiervoor bestaan de volgende variatiemogelijkheden:
- De intake bestaat uit een inschrijfformulier dat de nieuwe cursist kan afhalen of dat wordt toegezonden (per post, e-mail). Na invulling kan de cursist het formulier opsturen of afgeven aan de docent vóór de start van de les (afspreken tijdstip van afgifte).

- De docent neemt een individuele intake af vóór de start van de eerste les, aan de hand van het intakeformulier.
- De docent laat nieuwe instroomcursisten eenmaal per maand apart, bijvoorbeeld voor aanvang van de eerste les van de maand, met elkaar kennismaken. Tevens kan de docent dan een eerste uitleg van BekkenbodemFit-oefeningen geven. De intakeformulieren worden ter plekke ingevuld of zijn al eerder ingevuld bij de docent afgegeven.
- Andere mogelijkheden kunnen ook een goede optie zijn.

De hierna vermelde vragen hoeven wellicht niet allemaal gesteld te worden. Deze opsomming geeft wel een goede indruk van aspecten die een relatie kunnen hebben met bekken(bodem)problematiek.

Intake

ADMINISTRATIEF

- geslacht: m/v
  (geslacht speelt een rol bij het ontstaan van bekkenbodemklachten)
- achternaam of eigen naam (geboortenaam), voornaam of roepnaam, initialen
- adres, postcode en woonplaats
- telefoonnummer of mobiel nummer
- eventueel e-mailadres
- voor noodgevallen: naam en telefoonnummer van de huisarts
- eventueel naam van de behandelend fysiotherapeut of arts
- geboortedatum van de cursist
  (leeftijd speelt een rol bij het ontstaan van bekkenbodemklachten)
- samenwonend, getrouwd, thuiswonend, alleenstaand of anders
  (belangrijk voor de thuissituatie en belasting)

VRAGEN ALGEMEEN WELZIJN

- Gebruikt de cursist medicijnen en waarvoor?
  (sommige medicatie beïnvloedt het resultaat van fysieke belasting, met name bètablokkers door hun effect op de hartfrequentie)
- Rookt de cursist?
  (verminderde conditie, invloed doorbloeding)
- Heeft de cursist wel eens een operatie ondergaan die van belang kan zijn?
  (bijvoorbeeld orthopedische operaties (zoals enkel, knie of bekken en lage rug), operaties die gevolgen kunnen hebben voor fysieke inspanning (hart- en longchirurgie) of operaties in het bekkenbodemgebied (urologisch, gynaecologisch, colorectaal)
- Wat is de dagtaak van de cursist?
  (zwaar lichamelijk of zwaar huishoudelijk werk)

VRAGEN OVER LAGE RUG EN BEKKEN (M/V)

- Zijn er klachten op het gebied van lage rug, heupen of bekken?
- Hebben deze klachten te maken met een ongeval (trauma)?
- Hebben deze klachten te maken met een zwangerschap of bevalling?
- Hoelang zijn deze klachten er al?
- Heeft er voor deze klachten ooit een therapie plaatsgevonden? (waar, bij wie, resultaat?)
- Zijn deze klachten bewegingsafhankelijk? (staan, lopen, liggen, langdurige activiteiten)

- Wat is de locatie van de klacht? (lage rug, bekken, sacro-iliacale (SI) gewrichten, symfyse, os pubis, bekkenbodem)

VRAGEN OVER BEKKENBODEM (M/V)

- Is er sprake geweest van een operatie in het bekkenbodemgebied of van de lage buikorganen (urologisch, gynaecologisch, colorectaal)?
- Erfelijke componenten: komen er familiair bekkenbodemklachten voor (vrouwen: met name in de eerste lijn, zoals moeder, zussen)?
  (erfelijke factoren zijn beschreven en vragen extra aandacht)
- Rug- of bekkenklachten.
  (relatie tussen rug- en bekkenklachten en de effectiviteit van de oefeningen)
- Bekkenbodemklachten, zoals een verzakkingsgevoel of bekkenbodempijn.
  (een disfunctie van de bekkenbodemspieren verdient extra begeleiding)
- Onvrijwillig urineverlies (met name bij hoesten, niezen, persen, tillen).
  (bekkenbodemtraining werkt preventief ten aanzien van het optreden van licht urineverlies en ter vermindering ervan)
- Moeite met goed uitplassen, pijn bij plassen, veelvuldig plassen.
  (dit zegt iets over een mogelijke disfunctie van de bekkenbodemspieren)
- Klachten van een verzakkingsgevoel (zwaar, moe gevoel onderlichaam, zeurend gevoel lage rug en bekkenbodem, 'balgevoel').
- Klachten bij de ontlasting, zoals obstipatie, gevoel niet goed 'leeg' te zijn na ontlasting, pijn, aambeien.
- Moeite met het ophouden van windjes of ontlasting.
- Spataderen in de onderste extremiteiten of bekkenbodemgebied.
  (dit zegt iets over de doorbloeding en drukopbouw in het bekken)

VRAGEN OVER ZWANGERSCHAP EN BEVALLING (V)

- Heeft de cursist een zwangerschap en bevalling doorgemaakt?
  (Het verloop van de bevalling en eventuele ingrepen kunnen oorzaak zijn van het ontstaan van klachten als urine-incontinentie en bekkenpijn)
- Hoeveel zwangerschappen?
  (het optreden van bekkenpijnklachten en het voorkomen van urine-incontinentie nemen toe met de pariteit)
- Wat is nu de leeftijd van de (nog thuiswonende) kinderen?
  (in verband met leefregels en adviezen, tiltechnieken e.d. en de vergrote kans op bekkenpijn of bekkenbodemklachten als de zwangerschappen dicht op elkaar lagen)
- Welke eventuele ingrepen heeft de cursist tijdens haar baring gehad? Zoals manuele expressie (meeduwen op de buik van de barende vrouw tijdens persen), inknippen perineum (episiotomie) of inscheuren (ruptuur; welke graad?), kunstverlossing (vacuüm, tangverlossing, keizersnede).
  (het functioneren van de bekkenbodem kan na een episiotomie of ruptuur verstoord zijn)
- Hoe was het herstel postpartum of welke klachten heeft de cursist nog langere tijd gehad? Denk aan zowel lichamelijke (bekken en bekkenbodem) als psychische klachten (postnatale depressie).
  (actief oefenen heeft een positief effect op psychische klachten)

VRAGEN OVER ACTIEF BEWEGEN

- Is de cursist momenteel nog actief bezig met huishouden, sporten, hobby's, bewegen en zo ja, hoe vaak en hoelang, of zijn er activiteiten verminderd en waarom?
- Hoe zou de cursist de eigen fitheid (conditie) inschatten?

– Hoe zit het met de bereidheid en motivatie, welke doelstellingen heeft de cursist voor ogen en is dat haalbaar, welke verwachtingen zijn er ten aanzien van de cursus BekkenbodemFit?

MOGELIJKE NEVENPATHOLOGIE

- diabetes, te veel in gewicht toegenomen, veelvuldig dorst hebben
- te hoge of te lage bloeddruk
- moeheid, ijzertekort
- hartklachten zoals hartkloppingen, onregelmatige hartslag en pijn op de borst
- inspanningsklachten, zoals snel kortademig tijdens lichte inspanning
- klachten die gerelateerd zijn aan longproblemen, zoals COPD (astma, bronchitis e.d.)
- schildklierafwijkingen

4.2 Folder BekkenbodemFit

Wat is BekkenbodemFit?

BekkenbodemFit is een eigentijdse, actieve cursus voor iedereen (m/v) die wil sporten, met aandacht voor het voorkomen of verminderen van lagerugklachten en bekken-(bodem)klachten. Of als aanvulling na een fysiotherapiebehandeling, zoals na bekkenfysiotherapie of sportfysiotherapie.

Inhoud BekkenbodemFit

De cursus bestaat uit actieve beweeglessen. De nadruk ligt vooral op het verminderen of voorkomen van klachten van het bekken en de lage rug en mogelijke bekkenbodemklachten (urineverlies, lichte verzakkingsklachten).

Actieve lessen BekkenbodemFit

In de wekelijkse actieve lessen wordt gebruikgemaakt van aerobics- en fitnesselementen op muziek. Er wordt getraind op conditie, fitheid en spierversterking met speciale aandacht voor de stabiliserende spieren rond bekken en lage rug en de bekkenbodemspieren. Daarnaast zijn er elke les ademhalings- en ontspanningsoefeningen.

Theorie BekkenbodemFit

Tijdens de actieve lessen wordt uitleg gegeven over de risicofactoren voor het mogelijk ontstaan van lagerug- of bekken(bodem)klachten. Belangrijk is bijvoorbeeld een correcte tiltechniek. Want hoe voorkom je lagerug- of bekkenpijn bij tillen? En hoe voorkom je urineverlies of verzakkingsklachten bij tillen? Of hoe moet je niezen met zo min mogelijk kans op urineverlies? In BekkenbodemFit wordt dit allemaal behandeld en aangeleerd. Want voorkomen is beter dan genezen!

Intakeformulier Bekken*bodem*Fit

Datum: Pasfoto:

Initialen: Adres:

Roepnaam: Postcode:

Achternaam: Woonplaats:

Telefoon: Mobiel nr.:

Geb. datum: E-mail:

Beroep: Huisarts:

Wilt u onderstaande vragen alstublieft invullen, zodat we u zo goed mogelijk kunnen begeleiden?

Algemeen welzijn

1. Bent u sportief?
   ☐ ik sport vaak   ☐ ik sport af en toe   ☐ ik sport al lang niet meer

   Welke sport(en) deed / doet u?

2. Heeft u zwaar werk (gedaan)?
   ☐ zwaar beroep (gehad)   ☐ veel tillen thuis   ☐ anders:

3. Gebruikt u momenteel medicijnen?
   ☐ nee ☐ ja

   namelijk:

4. Heeft u momenteel klachten van:
   ☐ fors overgewicht   ☐ diabetes   ☐ hoge / lage bloeddruk
   ☐ erge moeheid   ☐ hartklachten   ☐ kortademigheid
   ☐ COPD (astma, bronchitis)   ☐ schildklierafwijking   ☐ anders, nl.:

5. Voor vrouwen: Bent u momenteel zwanger of pas bevallen?

   ☐ nee   ☐ ja, zwanger: weken   ☐ ja, pas bevallen: maanden

6. Rookt u?
   ☐ ik rook veel (≥10 /dag)   ☐ ik rook weinig (1-10 p/dag)   ☐ ik rook niet

7. Heeft u wel eens operaties ondergaan?
   ☐ rug (hernia)   ☐ heup / bekken   ☐ liesbreuk
   ☐ keizersnede   ☐ blaas / baarmoeder / darmen

   ☐ anders:

   eventueel soort operatie(s):

Lage rug en bekken

8. Zijn onderstaande lage rug- en bekkenklachten momenteel op u van toepassing?
   ☐ rugpijn / bekkenpijn   ☐ pijn lage rug, stuit, billen
   ☐ pijn schaambeen, liezen   ☐ uitstraling benen

   Overige bijzonderheden:

9. Deze klachten zijn ontstaan:
   ☐ na een (auto)ongeluk   ☐ na een bevalling
   ☐ na een val op rug / stuitje   ☐ in mijn zwangerschap

10. Heeft u voor genoemde klachten wel eens therapie gehad?
    ☐ nee   ☐ ja: ☐ fysiotherapie   ☐ bekkenfysiotherapie
    ☐ manuele therapie   ☐ Cesar   ☐ Mensendieck

    ☐ anders:

Bekkenbodem

11. Zijn onderstaande bekkenbodemklachten momenteel op u van toepassing?
    ☐ buikpijn / bekkenpijn   ☐ last van bekkenbodempijn   ☐ urineverlies
    ☐ verzakkingsgevoel   ☐ obstipatie   ☐ verlies windjes / ontlasting

    Overige bijzonderheden:

12. Deze klachten zijn ontstaan:
    ☐ na een bevalling   ☐ na een operatie, nl.

    ☐ na mijn zwangerschap   ☐ langzaam verergerd, sinds:

13. Heeft u voor genoemde klachten wel eens therapie gehad?
    ☐ nee   ☐ ja: ☐ fysiotherapie   ☐ bekkenfysiotherapie

    ☐ anders:

Voor vrouwen

14. Komen er in uw familie (moeder, zussen, tantes) gynaecologische klachten voor?
    ☐ nee   ☐ ja: ☐ baarmoeder / blaas   ☐ OK   ☐ verzakking   ☐ urineverlies

15. Heeft u zelf kinderen? ☐ nee   ☐ ja, hoeveel:

    leeftijd(en):

16. Waren er bijzonderheden bij de bevalling(en)?
    ☐ lang geperst (≥1 uur)   ☐ fors meedrukken op de buik bij persen
    ☐ kunstverlossing (vacuüm, tang)   ☐ keizersnede
    ☐ knip gehad   ☐ beetje ingescheurd   ☐ forse inscheuring gehad

17. Heeft u daarna last gehad of gehouden van:
    ☐ urineverlies   ☐ (pijnlijke) obstipatie   ☐ moeite ophouden windjes / ontlasting
    ☐ lage rug- of bekkenpijn   ☐ pijn bij vrijen   ☐ verzakkingsgevoel
    ☐ psychisch niet wel voelen

    ☐ anders:

Bekken*bodem*Fit:

18. Hoe bent u bij Bekken*bodem*Fit uitgekomen?
    ☐ advies huisarts   ☐ advies specialist   ☐ advies fysiotherapie
    ☐ folder / advertentie   ☐ vrienden / familie

    ☐ anders:

19. Waarom heeft u gekozen voor Bekken*bodem*Fit en wat verwacht u ervan?
    ☐ verbeteren uithoudingsvermogen   ☐ meer bewegen
    ☐ trainen onder fysiotherapeutische begeleiding   ☐ ontspanning
    ☐ ter voorkoming van klachten (preventie)   ☐ klachtenvermindering
    ☐ ik had al bekken- en/of bekkenbodemklachten

    ☐ anders:

    Toelichting:

20. Heeft u overleg gehad over deelname aan Bekken*bodem*Fit?
    ☐ nee   ☐ ja: ☐ huisarts / specialist   ☐ fysiotherapeut   ☐ anders:

    Eventuele reactie:

21. Zijn er verdere bijzonderheden over uw fysieke toestand of privéomstandigheden te melden die voor de Bekken*bodem*Fit-docent van belang kunnen zijn om te weten?

Vriendelijk dank voor uw medewerking!

Uiteraard worden uw gegevens vertrouwelijk behandeld.

Figuur 4.1
Intakeformulier (voorbeeld).

BekkenbodemFit op maat

Iedereen kan meedoen, je hoeft niet erg sportief te zijn! Bij BekkenbodemFit wordt geoefend op basis van individuele belastbaarheid. De docent houdt daarbij rekening met de eventueel medische voorgeschiedenis, leeftijd en sekse.

Fit zijn én blijven!

Onder deskundige begeleiding wordt bij BekkenbodemFit actief getraind aan het behoud of herstel van conditie, fitheid, mobiliteit en vitaliteit. BekkenbodemFit heeft een preventief karakter ten aanzien van bekken- of bekkenbodemklachten, namelijk zoveel mogelijk voorkomen of verminderen van bekken(bodem)klachten zoals lagerug- en bekkenpijn of urineverlies.

Intake

Vóór iedere deelname aan BekkenbodemFit wordt een specifieke intake afgenomen om te bepalen of deelname aan de cursus geschikt is. Bij serieuze bekken(bodem)-klachten kan de BekkenbodemFit-docent adviseren om eerst met de huisarts te overleggen, of om naar een geregistreerd (bekken)fysiotherapeut te gaan voor persoonlijke begeleiding.

BekkenbodemFit-docent

Een BekkenbodemFit-docent is een (fysio)therapeut die werkt volgens het principe van BekkenbodemFit. De BekkenbodemFit-docent is deskundig in het signaleren van klachten op het gebied van het houdings- en bewegingsapparaat en is in staat bekken(bodem)klachten te signaleren. De BekkenbodemFit-docent heeft kennis van de risicofactoren voor bekken(bodem)klachten en kan zo nodig overleggen met de huisarts of (bekken)fysiotherapeut. Dit kan helpen om klachten tijdig te herkennen of te voorkomen.

Onderbouwing BekkenbodemFit

BekkenbodemFit is gebaseerd op wetenschappelijk onderzoek, waaruit blijkt dat preventief werken aan een zo goed mogelijke conditie, spierkracht en stabilisatie van positieve invloed kan zijn op het voorkomen of verminderen van bekken- of bekkenbodemklachten (zoals bekkenpijn of urineverlies).

BekkenbodemFit tijdens en na de zwangerschap

Voor vrouwen tijdens hun zwangerschap of na de bevalling is speciaal de cursus NVFB-ZwangerFit® ontwikkeld door de beroepsvereniging voor bekkenfysiotherapeuten (NVFB). Er kan al met ZwangerFit gestart worden vanaf de 16de week van de zwangerschap en doorgegaan worden tot aan de bevalling! Voordeel van zo vroeg starten is dat conditie, fitheid en spierkracht nog vrij goed op niveau zijn. Door gericht te trainen is het makkelijker om dit zo lang mogelijk zo te houden in de rest van de zwangerschap. Dit kan van positieve invloed zijn op de bevalling én de hersteltijd daarna. Vanaf 4-6 weken na de bevalling kan weer gestart worden met speciale hersteloefeningen bij ZwangerFit en daarna eventueel doorgegaan met BekkenbodemFit.

Informatie

- www.bekkenbodemonline.nl: Een antwoord op al uw vragen over bekkenbodemklachten.
- www.kngf.nl: Vereniging voor fysiotherapeuten: onder Register vindt u een (bekken)fysiotherapeut in uw regio.
- www.nvfb.nl: Vereniging van geregistreerd bekkenfysiotherapeuten: alles over bekkenfysiotherapie en NVFB-ZwangerFit®.
- www.yvlo.nl: Adresgegevens van NVFB-ZwangerFit®-docenten in Nederland.

REFERENTIES

Bakker F, Vanwesenbeeck I. Seksuele gezondheid in Nederland. Utrecht: Rutgers Nisso Groep, 2006.
Hentzepeter-van Ravensberg HD, Brand B van den. ZwangerFit. NVFB. Functieprofiel bekkenfysiotherapeut, december 2001.
Hentzepeter-van Ravensberg HD. ZwangerFit begeleiding van de actieve vrouw tijdens en na haar zwangerschap. Naslagwerk voor fysiotherapeuten volgens NVFB-ZwangerFit®. Houten: Bohn Stafleu van Loghum, 2008.
KNGF. Beroepsprofiel van de fysiotherapeut. Amersfoort: Koninklijk Genootschap voor Fysiotherapie, oktober 2005.
KNGF. Inrichtingseis voor de fysiotherapiepraktijk.
KNGF Richtlijn stress urine-incontinentie. Nederlands Tijdschrift voor Fysiotherapie. 1998;108(4).
Kori SH, Miller RP, Todd DD. Kinesiofobia: a new view of chronic pain behaviour. Pain Management. 1990;Jan:35-43.
MacLennan AH, Tayler AW, Wilson DH, Wilson D. The prevalence of pelvic floor disorders and their relationship to gender, age, parity and mode. BJOG. 2000 Dec;107(12):1460-70.
Mens JMA. Bekkeninstabiliteit, diagnose en therapie. Editie voor professionals. Houten: Bohn Stafleu van Loghum, 2007.
NVFB. Functieprofiel bekkenfysiotherapeut, 2008.
NVMT. Geschiedenis van de MT. Website, 2009.
Pool-Goudzwaard AL, Vleeming A, Stoekart R, Snijders CJ, Mens J. Insufficient lumbopelvic stability: a clinical, anatomical and biomechanical approach to a-specific low back pain. Man Ther. 1998 Feb;3(1):12-20.
Schuitemaker J Czn. De ledezetters van Jisp. Stad Amsterdam, 25 mei 1928.
Terlouw ThJA. de opkomst van het heilgymnastisch beroep in Nederland in de 19de eeuw; over zeldzame amfibieën in een kikkerland. Amsterdam; Thesis VU, 1991.
Vereniging voor hygiëne en infectiepreventie in de gezondheidszorg. Folder, november 1999.
Versprille-Fischer ES. Begeleiding van patiënten met bekkenbodem-disfunctie. Maarssen: Elsevier Gezondheidszorg, 2001.
Vlaeyen JWS, Kole-Snijderd AMJ, Boeren RGB, Eek H van. Fear of movement / reinjury in chronic low back pain and its relation to behavioral performance. Pain. 1995;62:363-72.

Deel 2

Bekken*bodem*Fit: theorie

1 Bekken

De bekendste vorm van lagerug- en bekkenpijn is die bij vrouwen tijdens de zwangerschap (prepartum) en na de bevalling (postpartum) op. In verband met internationale consensus ten aanzien van een eenduidige naamstelling, praten we tegenwoordig over 'pelvic girdle pain' (PGP) of 'pregnancy-related pelvic girdle pain' (PPGP). Voor dit laatste bestaat de Nederlandse term: zwangerschapsgerelateerde lagerug- en bekkenpijn (ZLBP). Hiermee worden pijnklachten van het bekken bedoeld en dus valt ook bekkenbodempijn onder deze benaming. Eerdere, onvolledige benamingen voor deze klachten waren: bekkeninstabiliteit, peripartum pelvic pain (PPPP), peripartum bekkenpijnsyndroom of symfysiolyse. Vroeger sprak men ook wel van zwangerschapshernia of zwangerschapsischias (Bastiaenen, 2004).

Afhankelijk van de definitie van bekkenpijn, kan gesteld worden dat bekkenpijn bij 45-89% van de vrouwen tijdens de zwangerschap voorkomet (afhankelijk van de zwangerschapsduur en de gebruikte definitie van bekkenpijn). In de eerste periode na de bevalling (12 weken) komt bekkenpijn bij 67% van de kraamvrouwen voor, dalend tot 37% één jaar postpartum. Tevens is er verschil in de mate van bekkenpijn bij zwangere vrouwen mt en zonder bekkenpijn in de voorgeschiedenis: dit is respectievelijk 66 en 39% in de 14de week en 88 en 67% in de 30ste week. Slechts 13% meldt zich met een actieve hulpvraag (Bastiaanssen, 2005; Bastiaenen, 2009; Van de Pol, 2007; Mens, 1996; Wu, 2004).

Bekkenpijn kan echter ook vóór een eerste zwangerschap of lang daarna voorkomen, of bij vrouwen die geen zwangerschap of vaginale baring hebben meegemaakt. Liesklachten bij sporters, slijmbeursontsteking in de heupen (bursitis trochanteria), het piriformissyndroom en bekkenbodemdisfuncties kunnen eveneens een relatie hebben met een veranderde stabilisatie van het bekken en de lage rug en dit kan zich zowel bij mannen als vrouwen voordoen (Mens, 2007).

1.1
Praktijk

De klachten in deze casus kunnen ook voorkomen bij anderen, ongeacht leeftijd of sekse.

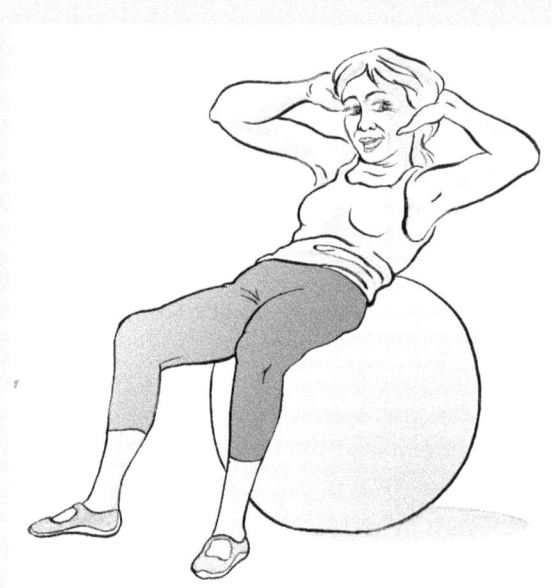

Susan de Groot (32 jaar), verpleegkundige en moeder van twee kinderen (peuter van 3 jaar en baby van 4 maanden), komt in de sportschool om weer snel in vorm te komen na haar tweede bevalling. Na haar zwangerschap heeft Susan nog wat last gehouden van lagerug- en bekkenpijn tijdens of na haar werk en na sporten.[a] Daarnaast heeft ze wat licht urineverlies bij springen en hoesten.[b] Zelf denkt ze dat dit te maken heeft met haar zware bevalling: na lang persen volgde de vacuümverlossing van baby Josje (9 pond). Ook haar moeder schijnt hiervan altijd last te hebben gehouden na haar eigen bevallingen.

a Zwangerschapsgerelateerde lagerug- en bekkenpijn (ZLBP) of pregnancy-related pelvic girdle pain (PPGP): kenmerkende lagerug- en bekkenpijn gedurende de zwangerschap (prepartum) en/of de herstelperiode daarna (postpartum) (Bastiaenen, 2009).
b Stressurine-incontinentie (SUI): onvrijwillig urineverlies bij fysieke inspanning (buikdruk-verhoging) zoals bij hoesten, niezen, en soms ook bij tillen, springen (Abrams, 2003).

Vraagstelling

- Welke risicofactoren voor lagerug- en bekkenpijn heeft Susan?
- Hoe kan Susan lagerug- en bekkenpijn helpen voorkomen of verminderen?
- Is er een relatie tussen de lagerug- en bekkenpijn van Susan en haar urineverlies?
- Hoe kan Susan urineverlies helpen voorkomen of verminderen?
- Waar moet op gelet worden bij het trainen van Susan?

1.2
Het bekken

Het bekken bestaat uit drie botstukken die samen een ring vormen. De linker- en rechterbekkenhelft of het heupbeen (ossa ilium) worden aan de achterzijde verbonden door het driehoekige heiligbeen (os sacrum). Het sacrum is het verlengde van de lumbale wervelkolom (LWK) en eindigt in het stuitje (os coccygis). Het sacrum vormt met de beide bekkenhelften aan de achterzijde van het bekken twee gewrichten: de SI-gewrichten (sacro-iliacale gewrichten). Het derde bekkengewricht is de schaamvoeg (symphysis pubica), waar beide schaambeenderen (ossa pubica) aan de voorkant van het bekken bij elkaar komen. Dit alles samen heet de bekkengordel.

De bekkengordel vormt de basis van de romp en vormt de verbinding tussen de onderste extremiteiten en de wervelkolom. De bekkengordel als geheel brengt krachten over van de wervelkolom op de onderste extremiteiten en omgekeerd. Alle krachtlijnen samen vormen een gesloten ring, gelokaliseerd in de bekkeningang.

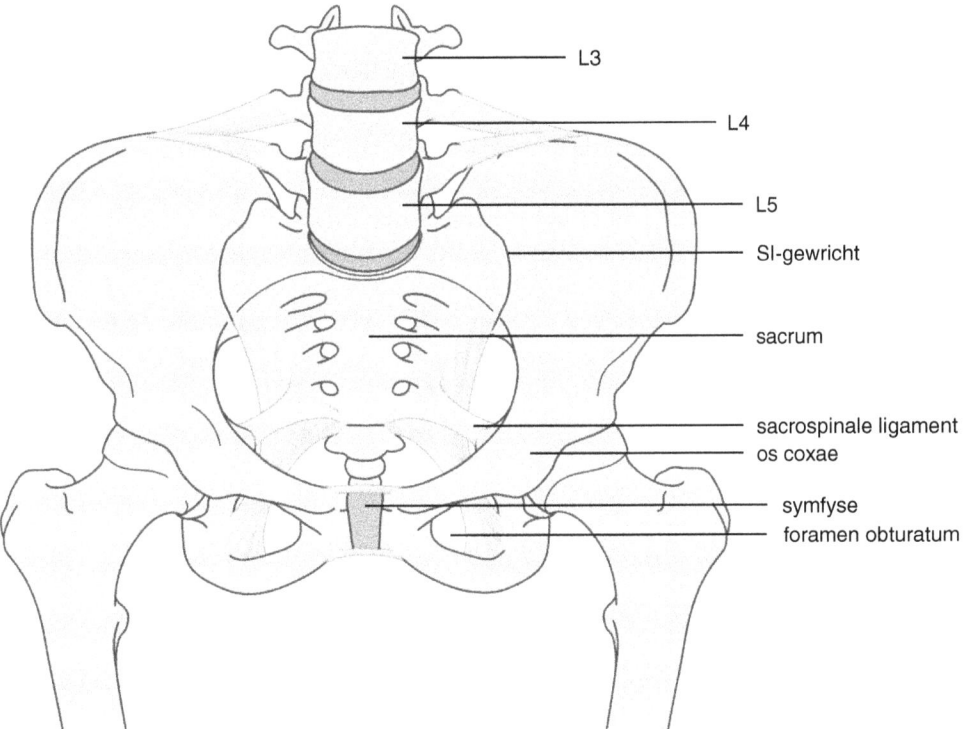

Figuur 1.1
Het bekken
(Mens, 2007).

De bekkengordels van mannen en vrouwen verschillen van vorm:
- een vrouwelijk bekken is minder hoog dan een mannelijk bekken;
- een vrouwelijk bekken is veel breder en staat naar boven meer 'open' dan een mannelijk bekken; de driehoek die het bekken vormt, heeft bij vrouwen een bredere basis;
- in verhouding is de bekkeningang bij vrouwen groter dan bij mannen;
- de gewrichtsvlakken van de SI-gewrichten bevatten in een vrouwelijk bekken minder richels en groeven (zijn 'soepeler') dan in een mannelijk bekken.

Schaambeen

De schaamvoeg (symphysis pubica) aan de voorzijde van de bekkengordel is de plaats waar de twee gewrichtsvlakken van beide ossa pubis samenkomen. Deze zijn bekleed met een dun laagje kraakbeen. Hiertussen ligt een kraakbeenzone, de discus interpubicus. Om het bot en het kraakbeen ligt bindweefsel waarvan de vezels in alle richtingen lopen. Hierdoor kunnen alle voorkomende afschuifkrachten en trekkrachten worden weerstaan; de discus zelf kan drukkrachten trotseren. De symfyse is praktisch onbeweeglijk. Aan het eind van de zwangerschap en bij de partus zorgt opname van water in de weke delen voor wat meer beweeglijkheid en kunnen de beide ossa pubis ten opzichte van elkaar iets verschuiven, wat een functie heeft bij het vaginaal baren. De bouw van de symphysis pubica verschilt ook per geslacht. Bij mannen is de discus hoger en bevat meer vezels (sterker) dan bij vrouwen.

SI-gewricht

De twee SI-gewrichten aan de achterzijde van de bekkengordel zijn platte gewrichten met een onregelmatig oppervlak. Na de puberteit treedt verruwing op van het kraakbeen waarbij de groeven meer uitgesproken worden. De bij elkaar passende groeven en richels zijn per sekse en individu verschillend aangelegd. Er bestaat ook vrijwel altijd een links-rechtsasymmetrie. Om het SI-gewricht bevindt zich een kapsel, dat zowel aan de achterzijde als aan de voorzijde versterkt wordt door ligamenten. Het SI-gewricht is een kwetsbare schakel in de krachtenoverbrenging door het bekken. Voor een effectieve krachtoverdracht is het van belang dat de gewrichtsvlakken tegen elkaar worden gedrukt: het sluitingsmechanisme. Dit mechanisme bestaat enerzijds uit vormsluiting en anderzijds uit krachtsluiting. Vormsluiting ontstaat door de vorm van de SI-gewrichtsvlakken, namelijk de in elkaar passende richels en groeven, waardoor het gewricht niet kan afglijden. De wigvorm van het sacrum draagt ook bij aan de sluiting. Krachtsluiting wordt geleverd door de spanning in ligamenten, rompspieren en de zwaartekracht (Mens, 1996; Pool-Goudzwaard, 2004; O'Sullivan, 2007; Vleeming, 2008).

Figuur 1.2 Vorm- en krachtsluiting (Mens, 2007).

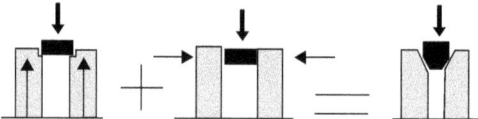

Ligamenten

De bekkengewrichten worden bij elkaar gehouden door banden van stevig weefsel, de ligamenten. Na een bekkentrauma of zware vaginale baring kunnen de bekkengewrichten mogelijk meer speling behouden. Dit beïnvloedt het houdings- en bewegingsapparaat, met de mogelijkheid tot vergrote asymmetrie. Door deze houdingsverandering en mogelijke toename van beweeglijkheid van de gewrichten verandert de stabiliteit van het bekken. Belangrijke structuren aan de dorsale zijde tussen het sacrum en ilium zijn:
- lig. iliolumbale;
- lig. sacro-iliacale;
- lig. sacrospinale;
- lig. sacrotuberale;
- lig. interossi;
- fascia thoracolumbalis.

Spieren

Voor de stabiliteit van bekken en lage rug zijn diverse spiergroepen van belang:
- primaire stabilisatoren:
  - dwarse buikspieren (m. transversus abdominis);
  - lage rugspieren (mm. multifidi);
- secundaire stabilisatoren:
  - bekkenbodemspieren;
  - schuine buikspieren (mm. obliquus externus en internus).

1.3
Functie – disfunctie

Stabiliteit

De dwarse buikspieren (m. transversus abdominis) zijn primair de belangrijkste spieren om het SI-gewricht te stabiliseren. Hierin worden ze ondersteund door de lage rugspieren (mm. multifidi). Tevens is een lichte basisspanning van de bekkenbodemspieren (secundiar) aanwezig. Tijdens aanspanning van de stabilisatoren worden de twee bekkenhelften stevig tegen elkaar gedrukt ('in elkaar geklikt').

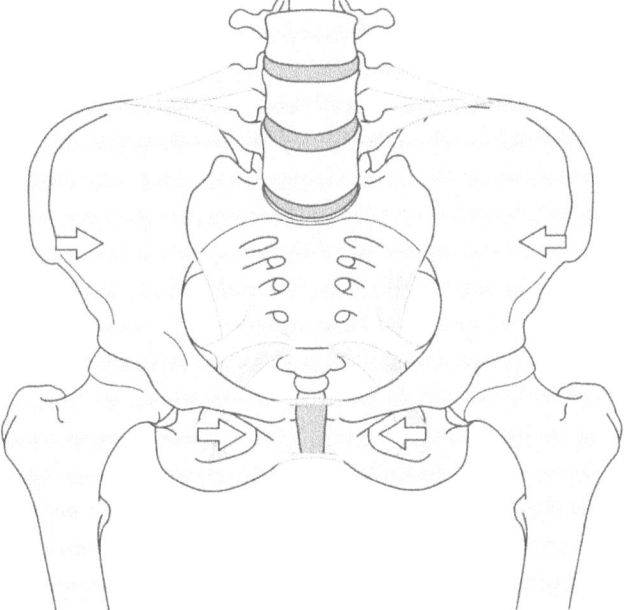

Figuur 1.3
Tegendrukkende krachten op het bekken bij contractie van (primair) de m. transversus abdominus (bovenste pijlen) en (secundair) de bekkenbodemspieren (onderste pijlen) (Mens, 2007).

Een langdurige verandering van houdings- en bewegingspatroon (pijn, verstoorde krachtoverdracht) of lichaamszwaartepunt (zwangerschap) kan zorgen voor een ander spier- en gewrichtsgevoel. Dit kan tot onnatuurlijke beweging leiden, waardoor sommige spieren meer gespannen kunnen worden (overactief) en andere juist verslappen (onderactief). Vrijwel altijd verandert tevens de coördinatie van samenwerkende spieren (discoördinatief).

Waarschijnlijke oorzaken hiervan zijn:
- veranderde passieve of actieve stabiliteit van het bekken;
- doorgemaakt bekkentrauma;
- coördinatiestoornis rond bekken en lage rug.

Veranderde passieve stabiliteit

Na een ongeval kunnen de bekkenligamenten beschadigd zijn geraakt door forse oprekking of zelfs scheuring. Wanneer de ligamenten rond de symfyse en de voorzijde van de SI-gewrichten zodanig zwaar beschadigd zijn, spreken we van een openboekletsel (het bekken klapt wat 'open' door afname van de passieve stabiliteit). Ook kan er na een ernstig ongeval een verschuiving in het SI-gewricht voorkomen. Dit kan bijvoorbeeld ontstaan na een motorongeluk, na een val op lage rug en bekken of op het stuitje (Mens, 2001; Vleeming, 2008).

BEVALLING

Gedurende de uitdrijvingsfase (persfase) van de vaginale baring worden de ligamenten van het bekken licht gerekt. Dit is een fysiologisch gebeuren, aangezien het bekken hierdoor ruimte creëert om de baby te laten passeren. In de zwangerschap wordt dit al voorbereid door de passieve stabiliteit van de bekkenligamenten hormonaal wat te verzwakken ('verweking banden'). Na de bevalling herstelt dit weer ('ontzwangering'), maar kan dan iets minder stevig blijven dan het was vóór de eerste zwangerschap. Bekkenligamenten kunnen extra gerekt of (licht) beschadigd raken tijdens een zware bevalling, zoals bij complicaties tijdens de uitdrijving: forse fundusexpressie, kunstverlossing (tang-, vacuümverlossing), langdurige uitdrijving of bij een hoog geboortegewicht van het kind (= 8 pond) (Mens, 1996; Vleeming, 2008).

Veranderde actieve stabiliteit

Een veranderde spierbalans rond het bekken en de lage rug kan leiden tot onvoldoende krachtsluiting of onvoldoende vormsluiting van de SI-gewrichten.

De spierdisfunctie kan zich uiten in:
- onderactiviteit (oude term: hypotonie);
- overactiviteit (oude term: hypertonie);
- discoördinatie.

ONDERACTIVITEIT

Zwakke buik- en rugspieren leiden niet automatisch tot verminderde bekkenstabiliteit! Van invloed is ook het uithoudingsvermogen van de stabiliserende spieren op het voorkomen van bekkenpijnklachten. Het lijkt dan ook van belang om de spieren rond bekken en lage rug fit en actief te houden of weer te krijgen om zo mogelijke afname van de bekkenstabiliteit bij beginnende lagerug- en bekkenpijn te voorkomen of te verminderen. De nadruk ligt hierbij op het trainen van de primaire stabilisatoren: de dwarse buikspieren (m. transversus abdominis) en de lage rugspieren (mm. multifidi) en daarna op de schuine buikspieren (mm. obliquus externus en internus). De bekkenbodemspieren trainen we liever niet primair als stabilisator van de bekkengordel, daar dit invloed kan hebben op bekkenbodemfunctieveranderingen bij plassen, ontlasten en seksualiteit.

OVERACTIVITEIT

Behalve van onderactiviteit van de spieren van bekken en lage rug, kan er ook sprake zijn van een overactiviteit van de spieren. Als compensatiemechanisme bij een veranderde bekkenstabiliteit hebben vaak de bilspieren (mm. glutei) de neiging tot overactiviteit (wat kan leiden tot uitstraling en afklemmingsverschijnselen naar de benen; het piriformissyndroom). Ook de bekkenbodemspieren worden geregeld gebruikt ter compensatie, wat kan leiden tot functiestoornissen van de bekkenbodem met bijbehorende overactiviteitsklachten zoals incontinentie voor urine, obstipatieklachten, veelvuldige aandrang of urineweginfecties, pijn bij seksuele activiteit en stuitpijn. Om die reden moet bij stabilisatietraining vaker de nadruk gelegd worden op spierfunctieverbetering van de primaire stabilisatoren en op meer ontspanning van de bilspieren en bekkenbodemspieren.

DISCOÖRDINATIE

Bij elke beweging spant de m. transversus abdominis normaal gesproken iets eerder aan dan andere spieren (voorspanning; 'feed forward'). Bij pijnklachten in de lage rug of bekken kan dit aanspanningsmoment veranderen, wat tot een coördinatiestoornis kan leiden. Ook als de pijnklacht verdwenen is, kan dit inefficiënte bewegingspatroon blijven bestaan. Bij angst voor pijn of bewegingsangst speelt ditzelfde mechanisme eveneens een rol.

Wanneer de coördinatie rond bekken en lage rug is verstoord, zijn de aanspannings- en ontspanningspatronen van de verschillende spieren ten opzichte van elkaar verstoord. Hierbij raakt eveneens de ademhaling verstoord (oppervlakkig, snel, soms met vastzetten van de adem – persen – waardoor buikdrukverhoging optreedt). Meestal wordt bij verminderde bekkenstabiliteit pijnontwijkend gedrag ontwikkeld door spieren krachtiger aan te spannen (vooral de bilspieren, buikspieren en bekkenbodemspieren) en iets te persen. Hierdoor ontstaat een inefficiënt bewegingspatroon dat in eerste instantie goed lijkt te werken, maar uiteindelijk kan leiden tot energieverlies, gespannen ademhaling (verhoogd en oppervlakkig), veranderd looppatroon, bekkenbodemdisfuncties en slechts matige bekkenstabiliteit.

Kenmerken lagerug- en bekkenpijn

Bekkenpijn wordt gekenmerkt door een pijnlijk, beurs of moe gevoel rondom het schaambeen of in de lage rug, namelijk rond het SI-gewricht of in het verloop van het lig. sacroiliacalis dorsalis longum. Soms is er uitstralende pijn naar de billen, de benen of de liezen. Bekkenpijn doet zich meestal voor na een inspanning ('napijn'). Wanneer de pijn minder lijkt te worden, komt regelmatig overbelasting voor, waarna weer napijn volgt. Zo kunnen al snel een vicieuze cirkel en bewegingsangst ontstaan. Belangrijk is dan ook de eigen grenzen te leren kennen en in te schatten of een bepaalde belasting op dit moment mogelijk is (Bastiaenen, 2004; Mens, 2001; Vleeming, 2008; Ronchetti, 2008).

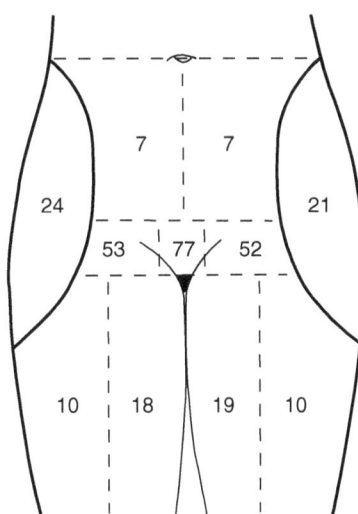 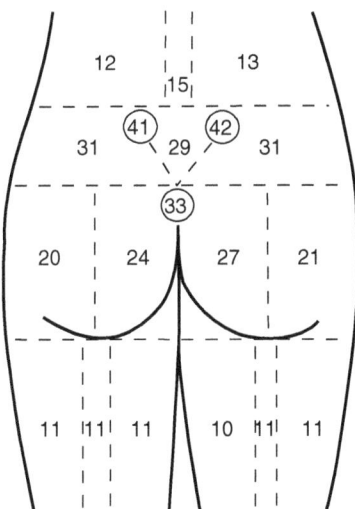

Figuur 1.4
Meest voorkomende locatie van pijn rond bekken en lage rug, ventraal (links) en dorsaal (rechts), in procenten (Mens, 2007).

Bekkenpijn wordt verergerd door (in volgorde van klachtentoename) (Bastiaenen, 2009; Mens, 1996; Vleeming, 2008):
- bepaalde bewegingen (draaien en bukken);
- te lang staan, fietsen, lopen, zitten of liggen (meer dan 30 minuten);
- opstaan uit of omdraaien in bed;
- bukken, tillen;
- traplopen;
- in en uit de auto stappen;
- seksuele gemeenschap.

RELATIE BEKKEN EN BEKKENBODEM

Een definitie van bekkenstabiliteit kan zijn: 'De mogelijkheid om fysieke belasting te kunnen dragen in een gewricht, zonder dat er ongecontroleerde bewegingen of beschadigingen van structuren plaatsvinden' (Pool-Goudzwaard). Bij lagerug- en bekkenpijn is de coördinatie van de stabiliserende primaire spieren van bekken en lage rug veranderd. Dit kan tevens een spierdisfunctie (met bijbehorende klachten) veroorzaken in de belangrijkste secundaire stabilisatiespier: de bekkenbodem. Maar de lagerug- en bekkenpijn kan ook andersom tot stand zijn gekomen; een bekkenbodemdisfunctie heeft immers een relatie met lagerug- en bekkenpijn en vice versa. Uit onderzoek blijkt dat van de patiënten met bekkenbodemdisfunctie 86% eerst lagerugpijn had en dat van patiënten met lagerugpijn 52% aangaf eerder een bekkenbodemdisfunctie te hebben gehad, van wie 78% als bekkenbodemdisfunctie urine-incontinentie had (Pool-Goudzwaard, 2004; Eliasson, 2007).

Naast de m. transversus abdominus en m. multifidus blijken ook de bekkenbodemspieren een belangrijke rol te spelen bij de stabiliteit van lage rug en bekken. Bekkenbodemspieren kunnen een verminderde bekkenstabiliteit zelfs zodanig compenseren dat de 'active straight leg raisetest' (ASLR) fout-negatief kan zijn. Bij langdurig gebruik van de bekkenbodem als stabilisator van het bekken, kan deze overactief raken en klachten van bekkenbodemdisfuncties geven op zowel urologisch, gynaecologisch, colorectaal als seksueel gebied. Daarnaast kunnen klachten ontstaan door verlies van 'motor control', overactiviteit (toename rusttonus), afname van uithoudingsvermogen, afname van adequate spierfunctie bij hoesten en een paradoxale contractie bij persen (buikdrukverhoging).

1.4
Meetinstrumenten lage rug en bekken

Meetinstrumenten voor lage rug en bekken kunnen bestaan uit vragenlijsten en/of tests. Voor deelname aan het Oefenprogramma BekkenbodemFit zullen de algemene vragenlijsten en/of tests voldoende kunnen zijn; deze scorelijsten zijn hulpmiddelen om de fitheid en de zwaarte van de belasting aan te geven. De specifieke vragenlijsten en/of tests kunnen van toegevoegde waarde zijn in de individuele fysiotherapiepraktijk wanneer het zinvol is de mobiliteit, motor control en spierfunctie van lage rug en bekken te testen. Genoemde meetinstrumenten zijn slechts een opsomming en het is beslist niet nodig ze allemaal uit te voeren.

Meetinstrumenten leveren een bijdrage aan:
- het objectiveren van pijn en mogelijke beperkingen in het dagelijks leven;
- algemeen functieonderzoek van lage rug en heupen:
  • letten op overdracht van romp naar benen en vice versa ('load transfer');
- het aantonen of uitsluiten van functiestoornissen in:
  • de mobiliteit van de lumbale wervelkolom;
  • de SI-gewrichten;

- het aantonen of uitsluiten van:
  - verminderde motor control rond lage rug en bekken;
  - bekkenbodemdisfunctie;
- spierfunctieonderzoek van de stabilisatoren van lage rug en bekken:
  - direct: m. transversus abdominus (TA), mm. multifidi;
  - indirect: spieren die invloed uitoefenen op standsverandering van het bekken.

Vragenlijsten

Als meetinstrument kan gebruik worden gemaakt van de volgende vragenlijsten:
- Visueel Analoge Schaal (VAS) voor pijn:
  - meet pijnintensiteit op 10-puntsschaal;
  - schaal 0-100: van 'geen pijn' (0) tot 'maximale pijn' (100).
- Quebec-vragenlijst voor ADL-beperkingen:
  - meet de mate van moeite hebben met het uitoefenen van dagelijkse handelingen;
  - 20 vragen, schaal 1-6: van 'geen moeite' (1) tot 'niet toe in staat' (6).
- Oswestry Disability Index (ODI):
  - meet mate van functionele beperkingen bij lagerugklachten;
  - 10 deelgebieden, schaal 0-6: van 'geen' (0) tot 'niet toe in staat' (6).
- Tampa: meet kinesiofobie (bewegingsangst):
  - meet mate van ervaren angst voor fysiek bewegen of een activiteit;
  - 17 vragen, schaal 1-4: = 37 punten geen angst, = 37 punten bewegingsangst.
- Borg Ratings of Perceived Exertion Scale (Borg-schaal):
  - subjectief meetinstrument voor de gevoelsinspanning;
  - schaal 0-20: zeer, zeer licht (0) tot zeer, zeer zwaar (20).
- Patiënt Specifieke Klachtenlijst (PSK) op VAS-scorelijst:
  - meet functionele status van de belangrijkste klachten bij fysieke activiteiten;
  - schaal 0-100: van 'geen moeite' (0) tot 'uitvoering onmogelijk' (100).

VRAGENLIJSTEN SPECIFIEK

Specifieke vragenlijst voor een veelvoorkomende bekkenbodemklacht bij lagerug- en bekkenpijn (urineverlies):
- Prafab-scorelijst: meet de indicatie van de mate en beleving van urineverlies:
  - geeft een globaal beeld van het (dis)functioneren van de bekkenbodemspieren;
  - 20 vragen, schaal oplopend van licht naar zwaar verlies of beleving.

Daarnaast vragen naar:
- buikdrukverhoging (adem vastzetten: buikpers);
- verstoorde ademhaling.

Zie hoofdstuk 3 en 4.

Tevens navragen bekkenbodemdisfuncties (Pool-Goudzwaard, 2004, 2005):
- urologisch: stressurine-incontinentie, veelvuldige urineweginfecties (blaasontsteking);
- colorectaal: obstipatie, anuskramp (anisme);
- seksueel: pijn bij vrijen (dyspareunie), erectiele disfunctie.

Tests

Als meetinstrument kan gebruik worden gemaakt van de volgende tests:
- regionaal en segmentaal functieonderzoek van de lumbale wervelkolom (LWK) en bekken:
  - globale indruk mobiliteit, bewegingspijn, eindgevoel;
  - globale indruk motor control;
- spierfunctieonderzoek (lengte, kracht) van onder andere:
  - m. piriformis;
  - mm. glutei;
  - adductoren;
  - m. quadriceps;
  - hamstrings;
  - m. iliopsoas;
  - m. erector spinae;
- palpatie van onder andere:
  - lig. sacroiliacalis dorsalis longum;
  - symfyse en os pubis (aanhechting adductoren);
  - triggerpoints in lage buik en liesregio.

SPECIFIEKE TESTS

Als specifieke, toegevoegde test kan gebruik worden gemaakt van:
- Posterior Pelvic Pain Provocationtest (PPPP):
  - meet pijnprovocatie van SI-gewrichten;
  - meet herkenbare pijn van met name de dorsolaterale ligamenten;
  - schaal: ja/nee;
- Active Straight Leg Raise (ASLR):
  - meet krachtenoverdracht van bekkenregio naar benen;
  - meet met name de beperkende functie van de m. transversus abdominus;
  - let op compensatie van de bekkenbodem en buikdruk: adem vastzetten;
  - schaal van 0-5: 'geen moeite' (0) tot 'niet toe in staat' (5);
- SIG-tests volgens Van der Wurff: pijnprovocatie SI-gewrichten (positief bij herkenbare SI-pijn bij drie van de vijf tests):
  - Tigh Thrusttest;
  - Distractie (Gapping-test);
  - Patrick's Sign;
  - Laterale compressietest;
  - Gaenslen-test;
- SIG-tests volgens Laslett: pijnprovocatie SI-gewrichten (positief bij herkenbare SI-pijn bij twee van de vier tests):
  - Thigh Thrust;
  - Distractie;
  - Compressie;
  - Sacral Thrust.

Er kan bijvoorbeeld gekozen worden voor de samengestelde clustertests van Van der Wurff of Laslett. Anders is de volgende combinatie van tests belangrijk (Mens, 2007; Vleeming, 2008):
- Active Straight Leg Raise (ASLR);
- Posterior Pelvic Pain Provocationtest (PPPP);
- palpatie van:
  - lig. sacroiliacalis dorsalis longum;
  - symfyse.

1.5
Risicofactoren lagerug- en bekkenpijn

Door internationaal wetenschappelijk onderzoek wordt steeds meer bekend welke risicofactoren mogelijk bijdragen aan het ontstaan en/of in stand houden van (zwangerschapsgerelateerde) lagerug- en bekkenpijn of pelvic girdle pain (PGP). Er is echter nog te weinig eenduidigheid over zowel de definitie van lagerug- en bekkenpijnsyndromen als over de hardheid van het onderzoekbewijs. Zie tabel 1.1 en 1.2.

Tabel 1.1 Risicofactoren algemeen.

risicofactoren lagerug- en bekkenpijn	oorzaak of gevolg
klachten of trauma lage rug en bekken	eerdere klachten PGP geeft risico op nieuwe klachten
zware werkzaamheden, tillen	buikdrukverhoging, belasting-belastbaarheid
bekkenbodemklachten	relatie PGP met bekkenbodemdisfunctie als urineverlies
gezondheid, obesitas (BMI > 30)	algehele conditie en welbevinden, overgewicht
COPD, roken	veel hoesten, afname doorbloeding
combinatie risicofactoren	optelsom van factoren

(Bron: Albert, 2001; Bastiaenen, 2006; Bastiaanssen, 2005; Kristiansson, 1996; Mens, 1996, 2007; Noren, 2002; Östgaard, 1992; Pool-Goudzwaard, 2005.)

Tabel 1.2 Risicofactoren zwangerschap en baren.

risicofactoren lagerug- en bekkenpijn	oorzaak of gevolg
(multi)pariteit	risico door = 1 keer zwanger en bevallen zijn
kunstverlossing (tang-, vacuüm-)	toename krachten op het bekken
prepartum lagerug- en bekkenpijn	relatie met klachten postpartum
prepartum bekkenbodemklachten	relatie urineverlies prepartum met PGP

(Bron: Bastiaenen, 2004; Bastiaanssen, 2005; Mens, 1996; Pool-Goudzwaard, 2003, 2005; Vleeming, 2008; Van der Wurff, 2000.)

1.6
Voorkomen en verminderen

Uiteraard zijn niet alle risicofactoren te voorkomen, maar wel zo mogelijk te verminderen. Belangrijk is dat mensen zich ook zélf bewust worden van eventuele risicofactoren die voor hen van toepassing kunnen zijn. De (bekken)fysiotherapeut heeft hierin tevens een informatieve functie (zie tabel 1.3).

Tabel 1.3 Preventie van risicofactoren.	
risicofactoren lagerug- en bekkenpijn	preventie mogelijk door
klachten of trauma lage rug en bekken	trainen: stabilisatie lage rug en bekken?
zware werkzaamheden, tillen	trainen: buikdruk?, belastbaarheid?, belasting?
bekkenbodemklachten	trainen: bekkenbodemfunctie?, urineverlies?
gezondheid, obesitas (BMI > 30)	trainen: conditie?, welbevinden?, overgewicht?
prepartum lagerug- en bekkenpijn	postpartum trainen: stabilisatie?
COPD, roken	roken?, trainen: doorbloeding?
prepartum bekkenbodemklachten	postpartum trainen bekkenbodemfunctie?
combinatie risicofactoren	werken aan risicofactoren?
multipariteit	hersteltijd tussen zwangerschappen in?
kunstverlossing (tang-, vacuüm-)	postpartum trainen: stabilisatie?, bekkenbodemfunctie?

BELASTING-BELASTBAARHEID

Er is een veronderstelde relatie tussen de verlaagde belastbaarheid van het bekken en de belasting die erop wordt uitgeoefend. Van belang is de balans te vinden tussen wat het lichaam aankan (belastbaarheid) en wat iemand wil uitvoeren (belasting) en dit langzaam uit te breiden. De disbalans kan zowel door een verhoogde lichamelijke als door een verhoogde psychische belasting veroorzaakt worden. Of door een zowel lichamelijk als psychisch verlaagde belastbaarheid. Om die reden zou de behandeling niet alleen nadruk moeten leggen op de pijnbehandeling, maar ook op herstelbelemmerende psychosociale factoren. Daarnaast kunnen factoren als angst en onzekerheid bijdragen aan het ontstaan of in stand houden van chronische pijnklachten (Bastiaenen, 2004; Van Wilgen, 2004).

ZWANGERSCHAP

Gedurende de gehele zwangerschap is het van belang de stabiliserende spieren van bekken en lage rug te blijven onderhouden en zo mogelijk de spierfunctie te verbeteren. Het is dan ook zinvol dat vrouwen blijven bewegen en sporten, maar dan wel aangepast aan hun veranderende lichamelijke en wellicht psychische conditie. De fysiotherapeut die met zwangere vrouwen traint, moet kennis hebben van de veranderingen peripartum. In het steun- en bindweefsel vinden in deze periode immers veel veranderingen plaats, met name enige verweking. Dit heeft consequenties voor de spieren, de banden, de tussenwervelschijven en voor de organen en hun wanden, zoals de blaas en darmen. Mogelijke veranderingen in spierfunctie van de dwarse buikspieren (m. transversus abdominis) en de bekkenbodem kunnen invloed hebben op de stabiliteit van bekken en lage rug. De verandering in het houdings- en bewegingsapparaat vereist de nodige aanpassing van de zwangere vrouw. Als de balans tussen belasting en belastbaarheid langdurig verstoord raakt, kunnen deze veranderingen leiden tot klachten in rug- en bekkengebied. Het dragen van een eventuele bekkenband is alleen geïndiceerd na specifieke stabilisatietest Active Straight Leg Raise (ASLR: let hierbij op compensatiemechanismen!) en op basis van deskundig (bekken)fysiotherapeutisch advies, afhankelijk van voorgeschiedenis, werkzaamheden en duur van de zwangerschap.

Het actieve oefenprogramma NVFB-ZwangerFit® is speciaal ontwikkeld vanuit de beroepsvereniging voor geregistreerd bekkenfysiotherapeuten (NVFB) en traint vrouwen tijdens en na hun zwangerschap. Hierbij ligt de nadruk in toenemende mate op het voorkomen of verminderen van bekken(bodem)klachten en preventie van risicofactoren. Er wordt getraind op basis van belastbaarheid en niet op basis van zwangerschapsduur zoals bij andere vormen van zwangerschapsbegeleiding.

BEVALLEN EN DAARNA

Een bevalling is voor het bekken wat een verzwikking is voor de enkel. Dit betekent: in het begin veel rust en langzaamaan steeds meer belasten. Hoe lichter de 'kneuzing', hoe sneller het herstel. De bekkenbanden komen bij een bevalling immers flink op rek tijdens de uitdrijvingsfase en hebben rust en hersteltijd nodig. Algemeen kan gesteld worden dat de kraamvrouw de eerste 24 uur na een bevalling op bed zou moeten blijven liggen. Wel is naar het toilet gaan om te plassen prettiger dan wiebelen boven een ondersteek, mits het toilet op dezelfde etage is (zo niet: gebruik maken van een postoel). Daarna is het raadzaam de eerste drie dagen geen trap te lopen en de baby nog niet zelf in bad te doen (in verband met te lang staan). Dit geldt voornamelijk voor vrouwen die voldoen aan meerdere risicofactoren rond de net doorgemaakte zwangerschap of bevalling.

Dag 1
- Liggen, niet (lang) douchen, niet traplopen (gebruik postoel als wc niet gelijkvloers is).

Dag 2-3
- (Kort) douchen, kort rondlopen op de slaapverdieping (voorkoming trombose).

Week 1 (kraamweek)
- Als het gaat weer traplopen, liefst gewoon vooruit, bij klachten: achteruit de trap af.
- Zo veel mogelijk rustmomenten in acht nemen, zo min mogelijk tillen.

Week 1-6 (kraamtijd)
- Langzaamaan belasting opbouwen, let op balans belasting-belastbaarheid, let op rustmomenten!
- Start met NVFB-ZwangerFit® postpartum vanaf 4-6 weken na de bevalling of later.

1.7
Trainen

Oefenen en advies

Iemand met een pijnlijk of instabiel gevoel in het bekken heeft de neiging de benen bij elkaar te houden, wat echter meer druk op het bekken geeft en paradoxaal genoeg mínder stabiliteit. Denk maar aan het staan in een rijdende trein: wijdbeens is stabieler! Dus houd de benen uit elkaar en klem niet de knieën tegen elkaar aan (toename kans op bekkenbodemoveractiviteit ter compensatie). Laat de benen en voeten 'open' staan, dus iets naar buiten gedraaid (exorotatie, abductie). Daarnaast in stand of zit liever wat meer druk zetten op de buitenkant en achterkant van de voet (hielen) dan op de binnenkant en voorkant (tenen). Te veel aanspannen naar binnen gericht (endorotatie, adductie) geeft vaak drukpijn op de symfyse of pijnklachten aan het os pubis, namelijk botpijn door trekkrachten van de mm. adductores ('liespijn') en bekkenbodempijn of stuitpijn door overactiviteit van de bekkenbodemspieren (met kans op obstipatie, plasklachten, blaasontsteking en pijn bij vrijen). Chronische pijnklachten met veranderde spierfuncties in het bekken kunnen zelfs leiden tot slijmbeursontsteking van de heupen (bursitis trochanterica) of afklemmingsverschijnselen in de benen (piriformissyndroom: tintelingen, slechte doorbloeding, krachtverlies). Soms is er sprake van een kapselontsteking van de heup (capsulitis) (Mens, 2007).

OEFENEN

- Verbeteren algehele conditie en fitheid.
- Stabilisatie- en coördinatieoefeningen rond lage rug en bekken:
  • letten op voorspanning door primaire stabilisatoren (TA);
  • uitlokken motor control.
- Voorkomen compensatiemechanismen bij coördinatiestoornis:
  • spierfunctie verbeteren overactieve spieren: aanspannen vanuit relaxatie;
  • spierfunctie verbeteren onderactieve spieren: uithoudingsvermogen verhogen.
- Spierversterken van stabilisatoren van lage rug en bekken:
  • dwarse en schuine buikspieren (TA, mm. obliquus externus en internus);
  • alle spieren van lage rug en bekken (mm. multifidi, beenspieren, rompspieren).
- Bewust worden spanning-ontspanning bekkenbodem.
- Bewust worden spanning-ontspanning ademhaling.
- Bewust worden buikdrukregulatie.
- Bewust worden belasting-belastbaarheid en eigen grenzen.

ADVIES BIJ LAGERUG- EN BEKKENPIJN

Regelmatig wisselen van houding en activiteiten afwisselen met rustmomenten. Vaker even zitten in plaats van staan of gaan liggen in plaats van zitten. Bij voortduren of verergeren van de klachten verwijzen naar (huis)arts of (gespecialiseerd) fysiotherapeut.
- *Zitten*: met ontspannen heupen, door de stoelleuning iets naar achteren te brengen of een hogere stoel te nemen. De benen een beetje uit elkaar en de bovenbenen iets naar buiten gedraaid, voeten plat. Billen blijven ontspannen. In tegenstelling tot wat vaak wordt gedacht, mag zitten met de benen over elkaar ook: dit geeft ontspanning van de buikspieren. Let op: heupen blijven in lichte exorotatie, niet in endorotatie.
- *Gaan staan of gaan zitten*: symmetrisch of in schredestand, met stabilisatie van het bekken door de dwarse buikspieren (TA) eerst licht aan te spannen. Opkomen tot stand en komen tot zit door middel van de squat-houding (zie deel 3).
- *Staan*: stahouding met licht gebogen knieën; gewicht op beide voeten en wat meer op de hielen; tenen wijzen licht naar buiten. Actief staan met de kruin richting het plafond.
- *Tillen en bukken*: in squat-houding (zie deel 3). Dit is met gebogen knieën voorover bukken, zodanig dat de schouders boven de knieën blijven. Op deze wijze blijft het zwaartepunt boven de knieën en komt er minder druk op bekken en lage rug. Eerst weer voorspanning TA.
- *Stuit en bekkenbodem*: pijnklachten van het stuitje (coccygodynie), die veroorzaakt worden door een te gespannen bekkenbodem, kunnen verminderen door de heupen wat meer te strekken in zit (zoals op een wigkussen) en de bekkenbodem en billen te ontspannen (door te letten op exorotatie, abductie, voeten plat en doorademen). Het is ook zinvol om op een balkussen te gaan zitten. Dit ondersteunt en ontspant de bekkenbodem, stimuleert de juiste houding en versterkt de buik- en rugspieren. Met gestrekte benen in lichte exorotatie zitten en de kleermakerszit zijn ook goede zithoudingen. Ook is een speciaal stuitkussen verkrijgbaar: dit is een wigkussen met een uitsparing op de plaats waar zich het stuitje bevindt. Soms wordt geadviseerd om op een 'ring' of 'bandje' te zitten. Dit werkt echter vaak nadelig, aangezien het stuitje dan nog steeds wordt belast en de bekkenbodem

juist op rek komt, wat zeker na de bevalling pijnlijk kan zijn en een aanspanning geeft (wat weer tot stuitpijn kan leiden).
- *Bekkenband*: slechts adviseren na uitvoeren ASLR-test. Als de test positief is, de ASLR-test herhalen met bekkenfixatie (symmetrisch het bekken ter hoogte van de symfyse naar mediaal duwen, of bekkenband correct omdoen). Wanneer de test nu negatief is, kan het dragen van een bekkenband gerechtvaardigd zijn. Let op: soms lijkt de test fout-negatief door compensatie van de bekkenbodem! Dragen bekkenband: alleen bij relatief zware activiteiten, niet de hele dag. Bij zwangeren: liefst pas na de 30ste week (eerst goed aanleren stabilisatie). Nadeel: gevaar op overbelasten, minder goed leren actief stabiliseren.

NVFB-ZwangerFit®

Voor vrouwen tijdens en na hun zwangerschap is NVFB-ZwangerFit® een goede keuze. Deze actieve vorm van begeleiding richt zich prepartum op vrouwen gedurende de gehele zwangerschap (16de-40ste week) en op vrouwen gedurende de gehele postpartumperiode (vanaf 4-6 weken na de bevalling tot 9 maanden daarna). Onder deskundig geschoolde (bekken)fysiotherapeutische begeleiding wordt bij NVFB-ZwangerFit® actief getraind aan het behoud of herstel van conditie, fitheid, mobiliteit en vitaliteit. ZwangerFit heeft een duidelijk preventief karakter ten aanzien van het voorkomen of verminderen van bekken- of bekkenbodemklachten tijdens en na de zwangerschap, zoals bekkenpijn of urineverlies. De NVFB-ZwangerFit®-docent is deskundig in het signaleren van klachten op het gebied van het houdings- en bewegingsapparaat in de peripartumperiode en onderhoudt multidisciplinair contact met de behandelend huisarts, verloskundige of gynaecoloog en zo nodig met de geregistreerd bekkenfysiotherapeut (Bø, 2009; Garshasbi, 2005; Mørkved, 2003).

Bekkenfysiotherapie

Bij voortdurende lagerug- en bekkenpijnklachten kan het zinvol zijn te verwijzen naar de geregistreerd bekkenfysiotherapeut. Deze heeft zich door middel van het volgen van een gerichte post-hbo-opleiding verder gespecialiseerd in het gebied van buik, bekken en lage rug bij zowel vrouwen, mannen als kinderen. Klachten van lage rug en bekken kunnen klachten veroorzaken van de bekkenbodemspieren en omgekeerd. Omdat ook de lage buikorganen (blaas, darmen, baarmoeder en prostaat) een relatie hebben met de bekkenbodemspieren, kunnen bij het niet goed functioneren hiervan klachten ontstaan op het gebied van plassen, ontlasten of bij het vrijen. Wanneer de klachten te maken hebben met zwangerschap of bevalling, is specifieke competentie nodig op het gebied van peripartum gezondheidszorg.

Bij de geregistreerd bekkenfysiotherapeut kan door specifieke bekkenbodemoefeningen, als dat nodig is, aangevuld met inwendige diagnostiek (intravaginale of intrarectale palpatie, myofeedback) en behandeling (functionele elektrostimulatie, ballontherapie), de spierfunctie van de bekkenbodem worden verbeterd. Daarnaast wordt altijd aandacht besteed aan de ademhaling en ontspanning, buikdrukregulatie en de balans tussen belasting en belastbaarheid (Bø, 2007; Mørkved, 2003; Shamlyan, 2008).

Daarnaast is de geregistreerd bekkenfysiotherapeut breed opgeleid om bewuste of onbewuste signalen van de cliënt op te pikken die medebepalend kunnen zijn bij de (onbegrepen) bekkenpijnklacht. Aangezien 39% van de vrouwelijke en 7% van de mannelijke Nederlandse bevolking ooit te maken heeft gehad meet seksueel misbruik, is het op juiste wijze kunnen signaleren en interpreteren van lichaamstaal en

het afnemen van een specifieke seksuele anamnese van groot belang (Bakker, 2006). Ook bij een 'simpele' bekkenpijn in de zwangerschap kan een overactieve bekkenbodem een rol spelen door een (seksueel) negatieve ervaring.
Zie deel 3, hoofdstuk 5.

1.8
Uitwerking praktijk

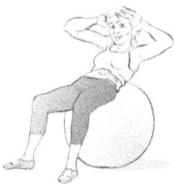

De casus waarop deze uitwerking praktijk betrekking heeft, is opgenomen in paragraaf 1.1.

Wat zijn de belangrijke risicofactoren voor het krijgen van lagerug- en bekkenpijn?
- eerdere klachten of trauma lage rug en bekken of zwangerschap
- bekkenbodemklachten prepartum of eerder
- zware werkzaamheden, tillen
- gezondheid, obesitas (BMI > 30)
- COPD, roken
- (multi)pariteit
- kunstverlossing (tang-, vacuümverlossing)
- combinatie risicofactoren

Welke risicofactoren voor lagerug- en bekkenpijn heeft Susan?
- zware werkzaamheden, tillen: verpleegkundige en moeder (peuter en baby)
- bekkenbodemklachten: urineverlies; bekkenbodemdisfunctie heeft relatie met PGP
- familiair voor bekkenbodemklachten: relatie bekkenbodemdisfuncties in vrouwelijke lijn (zie deel 2, paragraaf 2.5)
- (multi)pariteit: invloed zwangerschap en bevalling op bekken
- kunstverlossing (tang-, vacuümverlossing): vacuümverlossing tijdens de partus
- combinatie risicofactoren: optelsom van factoren

Hoe kan Susan lagerug- en bekkenpijn helpen voorkomen of verminderen?
- letten op correcte aanspanning van de spieren in de bekkenregio bij buikdrukverhoging: goede voorspanning, geen bekkenbodemcompensatie, toepassen buikdrukregulatie
- letten op adviezen bij omdraaien, opstaan, gaan zitten, tillen en dergelijke
- verbeteren van spierfunctie en algehele conditie en fitheid zonder overbelasting
- letten op rustmomenten
- letten op belasting-belastbaarheid
- zo nodig doorverwezen worden naar een geaccrediteerde cursus NVFB-ZwangerFit® of de geregistreerd bekkenfysiotherapeut bij geen verbetering van de lagerug- en bekkenpijn, ondanks genoemde adviezen

Is er een relatie tussen de lagerug- en bekkenpijn van Susan en haar urineverlies?
- Ja, stressurine-incontinentie is een bekkenbodemdisfunctie. Dit kan invloed hebben op de stabiliserende functie van de bekkenbodem op lage rug en bekken en een rol spelen bij lagerug- en bekkenpijn.

Hoe kan Susan urineverlies helpen voorkomen of verminderen?
- bewust worden van bekkenbodemspierfunctie
- letten op correcte aanspanning van de bekkenbodem op buikdrukverhogende momenten
- als dit niet helpt: specifieke bekkenbodemoefeningen voor urineverlies; dit kan zowel bij de NVFB-ZwangerFit®-docent als bij de geregistreerd bekkenfysiotherapeut

Waarop moet gelet worden bij het trainen van Susan?
- verbeteren algehele conditie en fitheid
- stabilisatie- en coördinatieoefeningen rond lage rug en bekken
- spierversterken van primaire stabilisatoren van lage rug en bekken:
  - dwarse buikspieren (m. transversus abdominis)
  - lage rugspieren (mm. multifidi)
  - schuine buikspieren (mm. obliquus externus en internus)
- bekkenbodemoefeningen, specifiek gericht op urineverlies
- bekkenbodemoefeningen gericht op relaxatie, in combinatie met ademhalingsoefeningen
- bewust worden belasting-belastbaarheid
- doorverwijzen naar de huisarts of geregistreerd bekkenfysiotherapeut als de bekken(bodem)disfuncties niet verbeteren (zoals lagerug- en bekkenpijn en urine-incontientie), ondanks genoemde adviezen

REFERENTIES

Albert HB, Godskesen M, Westergaard JG. Prognosis in four syndromes of pregnancy-related pelvic pain. Acta Obstet Gynecol Scand. 2001;80:505-10.

Abrams P, Cardozo L, et al. Standardisation Sub-Committee of the International Continence Society. Bristol Urological Institute, Bristol, United Kingdom. The standardisation of terminology in lower urinary tract function: report from the standardisation sub-committee of the International Continence Society. Urology. 2003 Jan;61(1):37-49.

Bakker F, Vanwesenbeeck I. Seksuele gezondheid in Nederland. Utrecht: Rutgers Nisso Groep, 2006.

Bastiaanssen JM, Bie RA de, Bastiaenen CHG, Essed GGM, Brandt PA van den. A historical perspective on pregnancy-related low back and/or pelvic girdle pain. Eur J Obstet Gynecol Reprod Biol. 2005;120:3-14.

Bastiaenen C. Diagnostiek bij zwangerschapsgerelateerde bekkenpijn. Stimulus. 2004;4:400-15.64.

Bastiaenen CH, Bie RA de, Wolters PM, Vlaeyen JW, Bastiaanssen JM, Klabbers AB. Treatment of pregnancy-related pelvic girdle and/or low back pain after delivery design of a randomized clinical trial within a comprehensive prognostic cohort study (ISRCTN08477490). BMC Public Health. 2004 Dec 24;4:67.

Bastiaenen CHG, Brandt PA van den, Heuts PHTG, Essed GGM, Bie RA de. A way to describe clinical findings of pregnancy-related low backpain pain. Eur J Cluster Analysis. 2006;10:221.

Bastiaenen CHG, Hendriks EJM, Pool- Goudzwaard AL, Bernards e.a. KNGF-Richtlijn Zwangerschapsgerelateerde bekkenpijn. Praktijkrichtlijn Nederlands Tijdschrift voor Fysiotherapie, 2009; 119(1).

Bø K, Talseth T, Holme I. Comment on Schiøtz et al: Ten-year follw-up after conservative treatment of stress urinary incontinence. Int Urogynecol J Pelvic Floor Dysfunct. 2009 Feb;20(2):265.

Bø K, Berghmans B, Mørkved S, Kampen M van. Evidence-based physical therapy for the pelvic floor. Bridging Science and Clinical Practice. Elsevier, 2007.

Bijur PE, Silver W, Gallagher EJ. Reliability of the visual analog scale for measurement of acute pain. Acad Emerg Med. 2001;8(12):1153-7.

Cowan SM, Schache AG, Brukner P, Bennell KL, Hodges PW, Coburn P, Crossley KM. Delayed onset of transversus abdominus in long-standing groin pain. Med Sci Sports Excerc. 2004;36:2040-5.

Eliasson K, Elfving B. Urinary incontinence in women with low back pain. Man Ther. 2008 Jun;13(3):206-12. Epub 2007 Mar 23.

Garshasbi A, Zadeh SF. The effect of exercise on the intensity of low back pain in pregnant woman. Int J Gynaecol Obstet. 2005;88(3):271-5.

Haugen AJ, Grøvle L, Keller A, Grotle M. Cross-cultural adaptation and validation of the Norwegian version of the Tampa scale for kinesiophobia. Spine (Phila Pa 1976). 2008 Aug 1;33(17):E595-601.

Hentzepeter-van Ravensberg HD. ZwangerFit. Begeleiding van de actieve vrouw tijdens en na haar zwangerschap. Naslagwerk voor fysiotherapeuten volgens NVFB-ZwangerFit®. Houten: Bohn Stafleu van Loghum, 2008.

Hodges PW, Richardson CA. Inefficient muscular stabilisation of the lumbar spine associated with low back pain. A motor control evaluation of transverses abdominus. Spine;1996:15(22):2640-50.

Hodges PW, Richardson CA. Delayed postural contraction of transversus abdominis in low back pain associated with movements of the lower limb. J Spinal Disord. 1998;11:46-56.

Hodges PW. Is there a role for transversus abdominis in lumbopelvic stability? Man Ther. 1999;4: 74-86.

Hungerford B, Gilleard W, Hodges P. Evidence of altered lumbopelvic muscle recruitment in the presence of sacroiliac joint pain. Spine. 2003 Jul 15;28(14):1593-600.

Kristiansson P, Svärdsudd K, Schouldtz B. Serum relaxin, symphyseal pain and back pain during pregnancy. Am J Obstet Gynaecol. 1996;175:1342-7.

Kopec JA, Esdaile JM, Abrahamowicz M, Abenhaim L, Wood Dauphinee S, Lamping DL, et al. The Quebec Back Pain Disability Scale. Measurement properties. Spine. 1995;20:341-52.

Marani E. The pelvis. Another view. Twente University Press, 2002:97-109.

Mens JMA, Vleeming A, Stoeckart R, Stam HJ, Snijders CJ. Understanding peripartum pelvic pain. Implications of a patient survey. Spine. 1996;21:1363-70.

Mens JMA, Vleeming A, Snijders CJ, Koes BW, Stam HJ. Reliability and validity of the active straight leg raise test in posterior pelvic pain since pregnancy. Spine. 2001;26:1167-71.

Mens JM, Vleeming A, Snijders CJ, Ronchetti I, Stam HJ. Reliability and validity of hip adduction strength to measure disease severity in posterior pelvic pain since pregnancy. Spine. 2002 Aug 1; 27(15):1674-9.

Mens JM, Vleeming A, Snijders CJ, Koes BW, Stam HJ. Validity of the active straight leg raise test for measuring disease severity in patients with posterior pelvic pain after pregnancy. Spine. 2002; 15(1);27(2):196-200.

Mens JMA. Bekkeninstabiliteit diagnostiek en therapie. Editie voor professionals. Houten: Bohn Stafleu van Loghum, 2007.

Mørkved S, Bø K, Schei B, Salvesen KA. Pelvic floor muscle training during pregnancy to prevent urinary incontinence: a single-blind randomized controlled trial. Obstet Gynaecol. 2003;101:313-9.

Mørkved S, Salvesen KA, Schei B, Lydersen S, Bø K. Does group training during pregnancy prevent lumbopelvic pain? A randomized clinical trial. Acta Obstet Gynaecol Scand. 2007;86:276-82.

Noren L, Östgaard S, Johansson G, Östgaard HC. Lumbar back and posterior pelvic pain during pregnancy: a 3-year follow-up. Eur Spine J. 2002;11(3):267-71.

O'Sulivan PB, Beales DJ, Beetham JA, et al. Altered motor control strategies in subjects with sacroiliac joint pain during the active straight leg raise test. Spine. 2002;27:E1-8.

O'Sullivan PB, Beales DJ. Diagnosis and classification of pelvic girdle pain disorders, part 1: a mechanism based approach within a biopsychosocial framework. Man Ther. 2007 May;12(2): 86-97.

O'Sullivan PB, Beales DJ. Diagnosis and classification of pelvic girdle pain disorders, part 2: illustration of the utility of a classification system via case studies. Man Ther. 2007 May;12(2): e1-12.

Östgaard HC, Andersson GB. Postpartum low-back pain. Spine. 1992;17(1):53-5.

Pol G van de, Brummen HJ van, Bruinse HW, Heintz AP, Vaart CH van der. Pregnancy-related pelvic girdle pain in the Netherlands. Acta Obstet Gynecol Scand. 2007;86:416-22.

Pool-Goudzwaard AL, Slieker-ten Hove MCPh, Vierhout M, Mulder P, Pool J, Snijders C, Stoeckaert R. Relationons between pregnancy-related low back pain, pelvic floor activity and pelvic floor dysfunction. Int Urogynecol J Pelvic Floor Dysfunct. 2005 Nov-Dec;16(6):468-74.

Pool-Goudzwaard AL, Vleeming A, Stoeckart R, Snijders CJ, Mens J. Een instabiel sacro-iliacaal gewricht. Een oorzaak van a-speciekce lage rugklachten? Ned Tijdschr Man Ther. 1996;15(2):40-7.

Pool-Goudzwaard AL. Biomechanics of the sacroiliac joints and the pelvic floor. Rotterdam: Erasmus MC, 2003.

Pool-Goudzwaard A, Dijke GH van, Gurp M van, Mulder P, Snijders C, Stoeckart R. Contribution of pelvic floor muscles to stiffness of the pelvic ring. Clin Biomech (Bristol, Avon). 2004 Jul;19(6): 564-71.

Richardson CA, Snijders CJ, Hides JA, Damen L, Pas MS, Storm J. The relation between the transversus abdominis muscles, sacroiliac joint mechanics, and low back pain. Spine. 2002 Feb 15;27(4):399-405.

Roelofs J, Sluiter JK, Frings-Dresen MH, Goossens M, Thibault P, Boersma K, Vlaeyen JW. Fear of movement and (re)injury in chronic musculoskeletal pain: Evidence for an invariant two-factor model of the Tampa Scale for Kinesiophobia across pain diagnoses and Dutch, Swedish, and Canadian samples. Pain. 2007 Sep;131(1-2):181-90. Epub 2007 Feb 20.

Ronchetti I, Vleeming A, Wingerden JP van. Physical characteristics of women with severe pelvic girdle pain after pregnancy: a descriptive cohort study. Spine. 2008 Mar 1;33(5):E145-51.

Röst C. Bekkenpijn tijdens en na de zwangerschap. 4e gewijzigde druk. Maarssen: Elsevier Gezondheidszorg, 2003.

Shamlyan T, Wyman J, Bliss DZ, Kane RL, Wilt TJ. Prevention of urinary and fecal incontinence in adults. Evid Rep Technol Assess (Full Rep). 2007;(161):1-379.

Shamlyan T, Wyman J, Bliss DZ, Kane RL, Wilt TJ. Systematic review: randomized controlled trials of nonsurgical treatments for urinary incontinence in women. Ann Intern Med. 2008 Mar 18; 148(6):459-73.

Stuge B, Mørkved S, Dahl HH, Vøllestad N. Abdominal and pelvic floor muscle function in woman with and without long lasting pelvic girdle pain. Manuel Ther. 2005, Epub.

Stuge B, Holm I, Vøllestad N. To treat or not to treat postpartum pelvic girdle pain with stabilizing exercises? Man Ther. 2006 Nov;11(4):337-43. Epub 2006 Jan 9.

Swinkels-Meewisse EJ, Swinkels RA, Verbeek AL, Vlaeyen JW, Oostendorp RA. Psychometric properties of the Tampa Scale for kinesiophobia and the fear-avoidance beliefs questionnaire in acute low back pain. Man Ther. 2003 Feb;8(1):29-36.

Vleeming A, Albert AB, Östgaard HC, Stuge B, Sturesson B. European guidelines on the diagnosis and treatment of pelvic girdle pain. WG 4 Pelvic girdle pain. Eur Spine J. 2008 Jun;17(6)794-819.

Vleeming A, Pool-Goudzwaard AL, Hammudoghlu D, Stoeckart R, Snijders CJ, Mens JM. The function of the long dorsal sacroiliac ligament: its implication for understanding low back pain. Spine. 1996;21(11):1363-9.

Vøllestad NK, Stuge B. Prognostic factors for recovery from postpartum pelvic girdle pain. Eur Spine J. 2009 May;18(5):718-26. Epub 2009 Feb 24.

Waddell G, Newton M, Henderson I, Somerville D, Main CJ. A Fear-Avoidance Beliefs Questionnaire (FABQ) and the role of fear-avoidance beliefs in chronic low back pain and disability. Pain. 1993 Feb;52(2):157-68.

Wilgen CP van, Keizer D. The sensitization model: a method to explain chronic pain to a patient. Ned Tijdsch Geneeskd. 2004 Dec 18;148(51):2535-8.

Wingerden JP van, Vleeming A, Buyruk HM, Raissadadat K. Stabilisation of the sacroiliac jont in vivo: verification of muscular contribution to force closure of the pelvis. Eur Soni J. 2004;13(3):1999-205.

Wingerden JP van, Vleeming A, Ronchetti I. Differences in standing and forward bending in women with chronic low back or pelvic girdle pain: indications for physical compensation strategies. Spine. 2008 May 15;33(11):E334-41.

Wu W, Meijer OG, Lamoth CJ, Uegaki K, Mens JMA, Dien JH van, Wuisman PI, Östgaard HC. Pregnancy-related pelvic girdle pain: treminology, clinical presentation and prevalence. Eur Spine J. 2004;13(7):575-89.

Wurff P van der, Hagmeijer RH, Meyne W. Clinical tests of the sacroiliac joint. A systematic methodological review. Part 1: Reliability. Man Ther. 2000 Feb;5(1):30-6.

2 Bekkenbodem

De bekkenbodem is op de cortex (motorische homunculus) in verhouding tot onze zintuigen slechts een klein gebiedje. Oefenen met de bekkenbodem heeft daarbij als nadeel dat je geen direct zicht hebt op je eigen vagina of anus. Daarom is duidelijke uitleg waar de bekkenbodem zich bevindt, hoe deze aanvoelt en wat je ermee kunt doen belangrijk voor de beeldvorming in onze hersenen. Bij goede bekkenbodemtraining wordt niet alleen gebruik gemaakt van de gehoorzin (verbale uitleg), maar ook van andere zintuigen, zoals het gezichtsvermogen (platenmap, beeldmateriaal) en tastzin (voelen, oefenen).

> Je kunt je bekkenbodemspieren pas trainen als je bekkenbodembewustzijn hebt!
> (Hartevelt, 2000)

Bekkenbodemklachten komen geregeld voor bij volwassenen, maar ook bij kinderen (Rome III: criteria ICCS). Onderstaande cijfers laten zien dat vooral vrouwen last kunnen hebben van bekkenbodemdisfuncties, ook bij u in de oefenzaal! Kennis van bekkenbodemklachten, hun risicofactoren en hoe deze mogelijk te verminderen of te voorkomen zijn, is dan ook een belangrijke aanvulling op de (fysiotherapeutische) behandeling of begeleiding van vrouwen met lagerug- en bekkenpijn.

De bekendste bekkenbodemdisfunctie bij vrouwen is stressurine-incontinentie (SUI): 5-15% van de vrouwen heeft hier last van in de vruchtbare leeftijd en 30-60% van de vrouwen na de menopauze (Albers-Heitner, 2008; Rohr, 2004). Tijdens de zwangerschap heeft 40-59% van de vrouwen last van SUI; dit neemt in de periode na de bevalling af naar 15-30% (Abrams, 2003).
Verzakkingsklachten komen waarschijnlijk vaker voor dan gemeld (Slieker-ten Hove, 2009). Zowel de blaas (cystokèle), baarmoeder (descensus uteri) als rectum (rectokèle) kan lager zakken, maar ook de plasbuis (uretrokèle) of endeldarm (enterokèle). Verzakkingsklachten komen bij 50% van de vrouwen postpartum voor, maar nemen daarna gelukkig af (Chaliha, 2006). Van de vrouwen in de vruchtbare leeftijd heeft 4-12% in mindere of meerdere mate last van verzakkingsklachten; op oudere leeftijd neemt dit toe tot 25-40% (Bradley, 2007).
Verlies van ontlasting (ontlastingsverlies) komt in verschillende soorten voor: van ongewenst windjesverlies (flatulentie) tot verlies van vochtige en harde feces. Postpartum heeft 8% van de vrouwen hier korte tijd hinder van, wat afneemt tijdens de herstelfase na de bevalling (Hay-Smith, 2008). In de vruchtbare leeftijd heeft 2-24% van de vrouwen last van ontlastingsverlies en op oudere leeftijd neemt dit iets toe naar 6-24% (Teunissen, 2004).
De bekkenbodem dient, meer dan enige andere spiergroep in ons lichaam, op een holistische wijze benaderd te worden. Het bewustzijn van de bekkenbodem en zijn functie wordt immers sterk bepaald door eerdere ervaringen, leeftijd, emotionele staat, stressfactoren en lichamelijke of psychische trauma's in het verleden. Negatieve ervaringen waarbij dit gebied betrokken is, zoals slachtoffer zijn van seksueel geweld

(vrouwen: 39%; mannen: 7%) kunnen dan ook een goed spiergevoel en goed functioneren van de bekkenbodem in de weg staan (Bakker, 2006). Dit kan leiden tot klachten van disfunctioneren van de bekkenbodem, eventueel gerelateerd aan mogelijke klachten van disfunctioneren van lage rug en bekken. Niet alleen de psyche heeft immers een herinnering, ook het lichaam heeft een (fysiek) geheugen. De geregistreerd bekkenfysiotherapeut is opgeleid en bevoegd om complexe bekkenbodemproblematiek te diagnosticeren en te behandelen, zo nodig multidisciplinair.

2.1 Praktijk

De klachten in deze casus kunnen ook voorkomen bij andere vrouwen, ongeacht leeftijd.

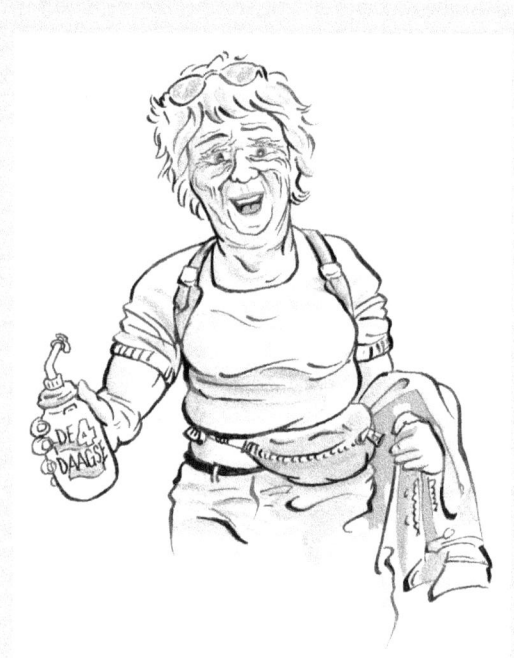

Mevrouw Kuyper (64 jaar) is vrij actief, ze wandelt veel en doet mee aan de lessen '40+-gym' in de plaatselijke sportschool. Tijdens deze activiteiten heeft ze echter geregeld wat last van urineverlies en na afloop van een zwaar, moe gevoel van haar bekkenbodem.[a] Ook lijkt ze soms meer moeite te krijgen met het ophouden van windjes of (zachte) ontlasting.[b] Voorheen heeft mevrouw gewerkt in de tuinbouw, waarbij ze vaak moest bukken en zwaar tillen. Mevrouw Kuyper is moeder van drie volwassen kinderen en trotse oppasoma van haar vijf kleinkinderen.

a Verzakkingsklacht of 'pelvic organ prolapse' (POP): een verzakking van een of meerdere lage buikorganen, zoals de blaas, baarmoeder, endeldarm of rectum, wat kenmerkende klachten kan geven als zeurende lagerug en buikpijn, een moe en zwaar gevoel van de bekkenbodem en een 'balgevoel' in de vagina (Slieker-ten Hove, 2009).
b Ontlastingsverlies (fecale incontinentie (FI)): onvrijwillig verlies van windjes (flatulentie) of zachte of harde ontlasting (feces); leidt vaak tot een sociaal en hygiënisch probleem (Bols, 2010; Norton, 2009).

Vraagstelling

- Wat zijn belangrijke risicofactoren voor het ontstaan van bekkenbodemdisfuncties?
- Welke risicofactoren voor bekkenbodemdisfunctie heeft mevrouw Kuyper?
- Hoe kan mevrouw Kuyper urineverlies helpen voorkomen of verminderen?
- Hoe kan mevrouw Kuyper een verzakkingsklacht helpen voorkomen of verminderen?
- Hoe kan mevrouw Kuyper ontlastingsverlies helpen voorkomen of verminderen?
- Waar moet op gelet worden bij het trainen van mevrouw?

2.2
De bekkenbodem

De bekkenbodem bestaat uit een groep spieren die als een 'hangmatje' of trechter onder in het bekken zijn gespannen. De randen van de bekkenbodemtrechter zitten onder andere vast aan het schaambeen (os pubis), het staartbeen (os coccygis) en enkele punten van het bekken, zoals de zitbeenknobbels (ossa ilium). De anus is het diepste punt van de bekkenbodemtrechter en wijst in staande positie licht naar achteren. De opening aan de bovenzijde van de bekkenbodemtrechter wijst enigszins naar voren. De druk van zwaartekracht en lichaamsgewicht rust in staande positie dan ook op de voorwand van de bekkenbodemtrechter, juist de plek waar het urogenitale systeem uitgangen heeft (plasbuis, vagina) door de bekkenbodem. Mogelijk opgelopen schade door zwangerschap en bevalling in dit gebied draagt er mede aan bij dat het kwetsbaar is en gevoelig voor het ontstaan van disfuncties (Marani, 2002). De bekkenbodem vormt letterlijk de bodem van het bekken, waarop de blaas, endeldarm, baarmoeder of prostaat rusten. De bekkenbodem heeft twee (man) of drie (vrouw) uitgangen:
- de blaas: plasbuis (urethra);
- de baarmoeder: schede (vagina);
- de darm: anale kanaal (rectum).

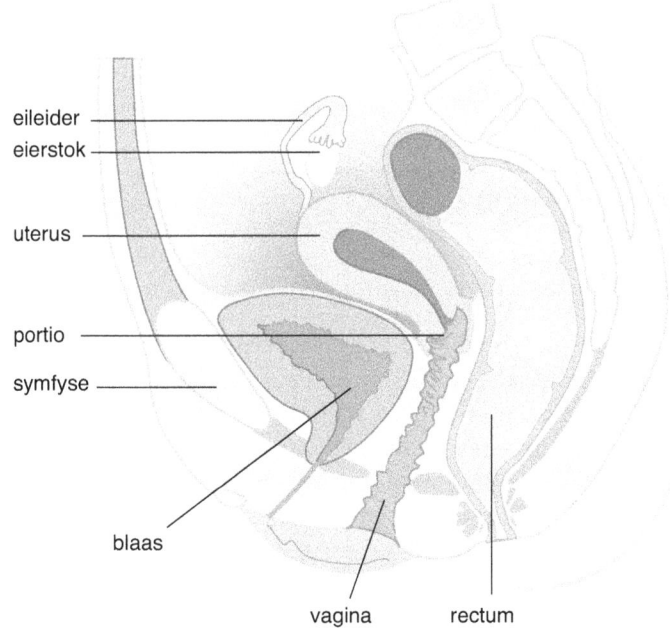

Figuur 2.1
Lage buikorganen.

Spieren en innervatie

Bekkenbodemspieren behoren voor het grootste deel tot het dwarsgestreept spierweefsel en zijn willekeurig te beheersen en dus trainbaar. Daarnaast zijn er delen van de bekkenbodem verweven met glad spierweefsel van de urethrale en anale sfincters, wat onwillekeurig geregeld wordt. De bekkenbodem bestaat uit een complexe groep spieren. Een veelgebruikte indeling is:

1 oppervlakkige laag:
   - m. sfincter ani externus;
   - m. ischiocavernosus;
   - m. bulbocavernosus;
   - m. transversus perinei superficialis;
2 middelste laag:
   - m. transversus perinei profundus;
   - m. sfincter urethrae externus;
3 diepe laag:
   - m. levator ani;
     • m. puborectalis;
     • m. illiococcygeus;
     • m. pubococcygeus;
     • m. coccygeus.

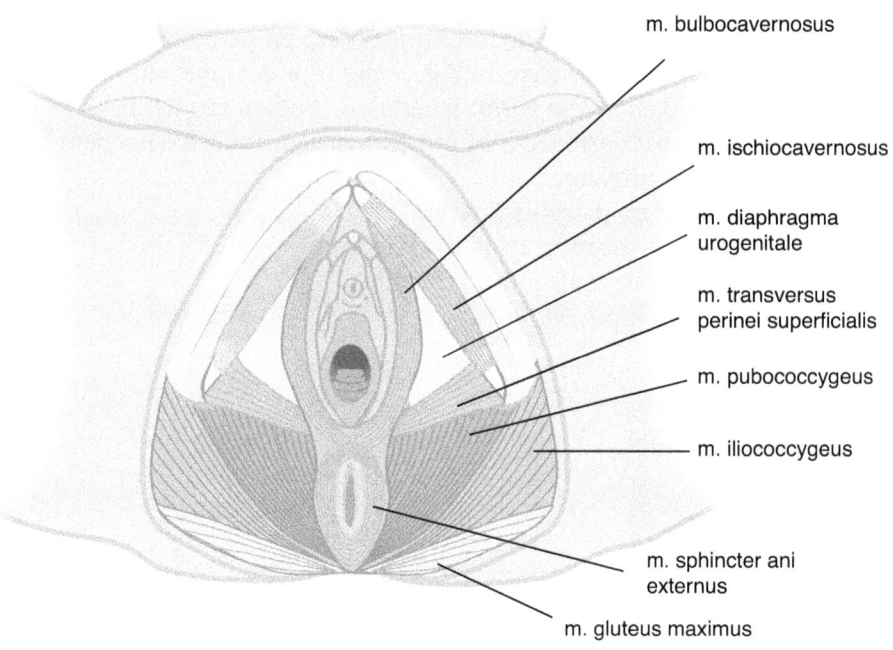

Figuur 2.2
Bekkenbodemspieren.

De bekkenbodemspieren worden geïnnerveerd door de nervus pudendus en nervus levator ani uit de plexus sacralis van S2-S4. De n. pudendus ligt op een kwetsbare plaats in de bekkentrechter: tijdens de baring kan de passerende baby de zenuw enigszins klem duwen tegen de bekkenrand. Dit kan bij vrouwen leiden tot (tijdelijk) verminderde zenuwgeleiding, wat zich kan uiten in minder goede blaasaandrang gewaar kunnen worden of niet goed kunnen voelen of de blaas goed leeg is na een zware bevalling. De blaas, de baarmoeder en de endeldarm liggen niet los in de buikholte, maar zijn opgehangen aan ligamenten. Tussen de organen ligt verstevigend steunweefsel; de bekkenbodem ondersteunt de lage buikorganen. Er ligt een groot netwerk van zenuwen en bloedvaten in het bekkengebied dat de bekkenbodem en de organen verzorgt. Om urine op te kunnen houden tijdens buikdrukverhoging ('stress'), zoals bij hoesten, niezen, tillen of springen, zijn intacte anatomische verbindingen nodig tussen de bekkenbodemspieren, fascia en ligamenten, een goed functionerende urethrale sfincter en intacte neurologische verbindingen nodig (Blaivas, 1988; Delancey, 1990; Marani, 2002).

2.3
Functie en disfunctie

De spieren van de bekkenbodem hebben drie hoofdtaken en dragen tevens zorg voor belangrijke nevenfuncties.

Functie bekkenbodem

De drie hoofdfuncties van de bekkenbodem zijn:
– steunfunctie:
  • ondersteunen van blaas, baarmoeder (of prostaat) en endeldarm;
  • voorkomen van verzakkingen (prolaps) van blaas, baarmoeder en endeldarm.
– sluitfunctie:
  • ophouden van urine (urethrale sluiting), ontlasting of windjes (rectale sluiting);
  • opvangen van buikdrukverhoging (zoals bij hoesten, tillen en springen);
– loslaatfunctie:
  • openen van de urinebuis en anus bij plassen (mictie), ontlasten (defecatie) en windjes laten (flatulentie);
  • zorgen voor toegankelijkheid van de vagina tijdens seksuele gemeenschap en baring.

NEVENFUNCTIE BEKKENBODEM

De bekkenbodemspieren hebben nevenfuncties op de volgende terreinen:
– seksualiteit:
  • functie bij opwinding (libido) door vochtig worden bij de vrouw (lubricatie) of stijf worden van de penis bij de man (erectie); mogelijkheid tot gemeenschap (penetratie) en klaarkomen (orgasme).
– stabiliteit bekken:
  • in relatie met de m. transversus abdominis (TA).
– buikademhaling:
  • ondersteuning buikademhaling, relatie middenrif;
  • rol bij buikdrukregulatie.
– bloedcirculatie:
  • bijdrage aan doorbloeding in buik en bekken.
– algemeen welbevinden:
  • veelal verstoord bij disfunctioneren van de bekkenbodemspieren.

Terminologie bekkenbodemdisfunctie

Spieren behoren normaliter licht aangespannen te zijn (basisspanning). De bekkenbodemspieren zijn te vergelijken met een trampoline: bij toenemende druk wordt de trampoline naar beneden gedrukt, na afname van de druk veert de trampoline weer terug in haar oorspronkelijke positie. Zo is dit ook met de bekkenbodem: bij rustige toename van de buikdruk zakt de bekkenbodem iets omlaag. Wanneer de buikdrukvermindert, veert de bekkenbodem terug in zijn oorspronkelijke positie. Wanneer de veren van de trampoline niet goed op elkaar zijn afgestemd, ontstaat een disbalans in de springmat: bij klachten van bekken of lage rug is er mogelijk een toenemende kans op bekkenbodemklachten en omgekeerd.

ICS-TERMINOLOGIE

De *International Continence Society (ICS)* onderscheidt de volgende bekkenbodemcondities (Messelink, 2005):
- normale bekkenbodemmusculatuur:
  - willekeurige contractie (normaal tot sterk) en willekeurige relaxatie (volledig);
  - onwillekeurige contracties en relaxaties zijn beide aanwezig;
- overactieve bekkenbodemmusculatuur:
  - onvoldoende willekeurige relaxatie, of contractie wanneer relaxatie gewenst is;
- onderactieve bekkenbodemmusculatuur:
  - geen of onvoldoende willekeurige contractie wanneer dit gewenst is;
  - afwezigheid onwillekeurige contractie;
- niet-actieve bekkenbodemmusculatuur:
  - geen enkele activiteit voelbaar;
  - geen willekeurige en onwillekeurige contractie en relaxatie.

Daarnaast kan nog gehanteerd worden (Slieker-ten Hove, 2009)
- discoördinatieve bekkenbodemmusculatuur:
  - geen effectieve reflexmatige aanspanning die het perineum stabiliseert tijdens buikdrukverhoging.

Belangrijk
Functiestoornissen zoals onderactiviteit, overactiviteit en discoördinatie, kunnen bekkenbodemklachten veroorzaken, maar de klacht valt niet omkeerbaar te herleiden tot een specifieke functiestoornis!

Stressurine-incontinentie kan bijvoorbeeld ontstaan door verzwakking van de bekkenbodemspieren (onderactiviteit), maar ook door niet adequaat aanspannen van de bekkenbodem qua timing en spierkracht bij een goede spierspanning (discoördinatie) en zelfs door té gespannen bekkenbodemspieren (overactiviteit), waardoor het benodigde extra aanspannen bij buikdrukverhoging onvoldoende kan worden en eveneens urineverlies kan veroorzaken.

Disfunctie bekkenbodem

De volgende stoornissen en klachten kunnen optreden bij bekkenbodemdisfunctie (m/v):
- lagerug- en bekkenpijn (bij vrouwen al dan niet gerelateerd aan zwangerschap en bevalling);
- ongewild verlies van urine tijdens buikdrukverhoging (stressincontinentie);
- veelvuldig optredende, plotseling hevige aandrang, vaak met urineverlies (urge-incontinentie), veel te vaak plassen, slecht leegplassen (residu), steeds terugkerende urineweginfecties (blaasontsteking);
- ongewild verlies van ontlasting (fecale incontinentie);
- het bij herhaling moeizaam kwijt kunnen van ontlasting (obstipatie), veelvuldige loze aandrang voor ontlasting, onvolledige lediging;
- klachten als gevolg van verzakkingen van blaas, baarmoeder of darmen;
- pijnklachten in de onderbuik, rond de anus of de geslachtsdelen;

- seksuele problematiek gerelateerd aan functiestoornissen van de bekkenbodem;
- klachten voor en na operaties in de onderbuik of het bekkenbodemgebied (gynaecologisch, urologisch, colorectaal of seksueel).

Bekkenbodemklachten kunnen herleiden tot specifieke bekkenbodemdisfuncties is een specialisme van de KNGF-geregistreerd bekkenfysiotherapeut.

2.4
Meetinstrumenten bekkenbodem

Meetinstrumenten voor de bekkenbodem kunnen bestaan uit vragenlijsten en/of tests. Voor deelname aan het Oefenprogramma Bekken*bodem*Fit zullen de algemene vragenlijsten voldoende zijn. De specifieke bekkenfysiotherapeutische tests kunnen van toegevoegde waarde zijn in de individuele bekkenfysiotherapiepraktijk wanneer het zinvol is de bekkenbodemspier(dis)functie verder te testen. De hierna genoemde meetinstrumenten zijn slechts een opsomming.

Meetinstrumenten leveren een bijdrage aan het:
- objectiveren van pijn en mogelijke beperkingen in het dagelijks leven;
- algemeen functieonderzoek lage rug, bekken en heupen:
  - letten op overdracht tussen romp en benen en vice versa ('load transfer');
  - stabilisatoren (primair, secundair) van lage rug en bekken: invloed op standsverandering bekken, waardoor drukverandering van bekkenbodem optreedt;
- aantonen of uitsluiten van functiestoornissen van:
  - bekkenbodemmusculatuur;
  - de mobiliteit van de lumbale wervelkolom;
  - de SI-gewrichten;
- aantonen of uitsluiten van stoornissen van:
  - buikdrukregulatie;
  - ademhaling en ontspanning.

Vragenlijsten

Als meetinstrument kan gebruik worden gemaakt van de volgende vragenlijsten:
- Prafab-scorelijst:
  - meet de indicatie van de mate en beleving van urineverlies;
  - geeft een globaal beeld van het (dis)functioneren van de bekkenbodemspieren;
  - 20 vragen, schaal oplopend van licht naar zwaar verlies of beleving;
- Quebec-vragenlijst voor ADL-beperkingen:
  - meet de intensiteit van moeite bij het uitoefenen van dagelijkse handelingen;
  - 20 vragen, schaal 1-6: van 'geen moeite' (1) tot 'niet toe in staat' (6);
- Patiënt Specifieke Klachtenlijst (PSK) op VAS-scorelijst:
  - meet functionele status van de belangrijkste klachten bij fysieke activiteiten;
  - schaal van 0-100: van 'geen moeite' (0) tot 'uitvoering onmogelijk' (100);
- Visueel Analoge Schaal (VAS) voor pijn:
  - meet pijnintensiteit op 10-puntsschaal;
  - schaal 0-100: van 'geen pijn' (0) tot 'maximale pijn' (100);
- Tampa: meet kinesiofobie (bewegingsangst):
  - meet mate van ervaren angst voor fysiek bewegen of een activiteit;
  - 17 vragen, schaal 1-4: = 37 punten is 'geen angst' en = 37 punten is 'bewegingsangst';

- Borg Ratings of Perceived Exertion Scale (Borg-schaal):
  - subjectief meetinstrument voor de gevoelsinspanning;
  - schaal 0-20: van 'zeer, zeer licht' (0) tot 'zeer, zeer zwaar' (20).

Daarnaast vragen naar bekkenbodemdisfuncties (Pool-Goudzwaard, 2005):
- urologisch: stressurine-incontinentie, veelvuldige urineweginfecties (blaasontsteking);
- colorectaal: obstipatie, anuskramp (anisme);
- seksueel: pijn bij vrijen (dyspareunie) of erectiele disfunctie.

Tevens navragen naar:
- buikdrukverhoging (adem vastzetten: buikpers);
- verstoorde ademhaling.

Zie hoofdstuk 3 en 4.

VRAGENLIJSTEN SPECIFIEK

In de gespecialiseerde bekkenfysiotherapiepraktijk kan verder gebruik worden gemaakt van de volgende specifieke vragenlijsten die de bekkenbodem(dis)functie wisselend uitvragen:
- mictiedagboek:
  - meet vochtinname, plasfrequentie, -hoeveelheid, -verlies, aandrang, pijn, activiteiten;
- pad ('verband') test:
  - meet de mate van urineverlies bij een gevulde blaas tijdens diverse activiteiten;
- defecatiedagboek of vezellijst:
  - meet vochtinname, ontlastingsfrequentie, -consistentie, -verlies, aandrang, pijn, activiteiten; bijhouden vezelinname;
- Bristol Stool form scale:
  - meet de consistentie (stevigheid) van ontlasting;
- Vaizy-vragenlijst:
  - meet de indicatie van de mate en beleving van fecaal verlies;
- Anal Distress Inventory:
  - meet de ernst van de defecatieklacht en mate van pijnbeleving;
- Golombok Rust Inventory of Sexual Satisfaction (GRISS):
  - meet seksuele tevredenheid;
- 4DKL (vierdimensionale klachtenlijst):
  - meet mate van psychische spanningsklachten, stemmingsstoornissen, angststoornissen en functionele lichamelijke klachten;
- POP-tests om de mate van de lage buikorgaanverzakking (POP) vast te stellen:
  - Pelvic Floor Distress Inventory (PFDI);
  - Pelvic Floor Impact Questionnaire (PFIQ);
  - Pelvic Organ Prolapse/Urinary Incontinence Sexual Questionnaire (PISQ);
  - King's Health Questionnaire (KHQ).

Tests

Als meetinstrument kan gebruik worden gemaakt van de volgende tests:
- regionaal en segmentaal functieonderzoek van lage rug (LWK) en bekken:
  - globale indruk mobiliteit, bewegingspijn, eindgevoel;
  - globale indruk motor control;
- spierfunctieonderzoek (lengte, kracht) van onder andere:
  - m. piriformis;

- mm. glutei;
- adductoren;
- m. quadriceps;
- hamstrings;
- m. iliopsoas;
- m. erector spinae;
- palpatie van onder andere:
  - lig. sacroiliacalis dorsalis longum;
  - symfyse en os pubis (aanhechting adductoren);
  - triggerpoints in lage buik en liesregio;
- Active Straight Leg Raise (ASLR):
  - meet krachtenoverdracht tussen bekkenregio en benen;
  - meet met name de beperkende functie van de m. transversus abdominus;
  - schaal van 0-5: van 'geen moeite' (0) tot 'niet in staat' (5);
- pijnprovocatie SI-gewrichten:
  - Posterior Pelvic Pain Provocationtest (PPPP);
  - Van der Wurff-tests: Tigh Thrusttest, distractie (Gapping-test), Patrick's Sign, laterale compressietest, Gaenslen-test;
  - Laslett-tests: Thigh Thrust, distractie, compressie, Sacral Thrust.

Zie paragraaf 1.4.

SPECIFIEKE TESTS

In de gespecialiseerde bekkenfysiotherapiepraktijk kan verder gebruik worden gemaakt van de volgende specifieke tests die de bekkenbodem(dis)functie wisselend diagnosticeren (Slieker-ten Hove, 2009; Voorham-van der Zalm, 2008):
- uitwendig bekkenfysiotherapeutisch onderzoek:
  - inspectie en palpatie bij contractie, relaxatie, hoesten en persen;
  - globale indruk snelkracht, duurkracht, coördinatie, relaxatie;
- inwendig bekkenfysiotherapeutisch functieonderzoek (vaginaal, rectaal):
  - inspectie en palpatie bij contractie, relaxatie, hoesten en persen;
  - spierfunctieonderzoek: manueel, myofeedback;
  - specifieke indruk snelkracht, duurkracht, coördinatie, relaxatie;
- Diagnostic Investigation of Pelvic Floor Function (DIPFF):
  - anamnese en lichamelijk onderzoek, waaronder de POPQ;
- Pelvic Organ Prolaps Quantification (POPQ):
  - kwantificatie van de mate van verzakking van een laag buikorgaan.

2.5 Risicofactoren bekkenbodemdisfunctie

Bekkenbodemdisfunctie kan ontstaan door zowel diverse algemene oorzaken, als specifiek door zwangerschap en baren. In internationaal wetenschappelijk onderzoek wordt steeds meer bekend over welke risicofactoren mogelijk bijdragen aan het ontstaan en in stand houden van bekkenbodemdisfuncties. Veel onderzoeken bij vrouwen richten zich op de meest voorkomende bekkenbodemdisfuncties die een relatie hebben met zwangerschap en baren, zoals stressurineverlies (SUI), verzakkingsklachten (POP) en ontlastingsverlies (FI).

Algemene risicofactoren

De algemene risicofactoren staan beschreven in tabel 1.4.

Tabel 1.4 Risicofactoren algemeen.	
risicofactoren bekkenbodemdisfunctie	oorzaak of gevolg
zware werkzaamheden, tillen	buikdrukverhoging, belasting-belastbaarheid
chronisch persen, obstipatie	buikdrukverhoging relatie bekkenbodemspierspanning
gezondheid, obesitas (BMI > 30)	algehele conditie en welbevinden, overgewicht
klachten lage rug en bekken	relatie met bekkenbodemdisfunctie zoals SUI en vice versa
bekkenbodemklachten	SUI of FI: relatie met POP en vice versa
trauma bekkenbodem (motortrauma, paaltrauma)	afschuren en kneuzing van billen en bekkenbodem
gewelddadige penetratie	vaginaal/anaal, of zeer geregeld anale penetratie
COPD, roken	hoesten/buikdruk?, afname doorbloeding
ingreep lage rug, buik en bekkenbodemgebied	hernia, anusdilatatie, baarmoederverwijdering
familiare relatie	relatie bindweefselzwakte en bekkenbodemdisfunctie
negatieve fysieke ervaring	geweld, aanranding, verkrachting, misbruik
emotioneel trauma, angststoornis	psychische factoren (depressie, gestrest zijn)
medicatie	invloed op (para)sympathicus, spierspanning
postmenopauzaal	verandering hormoonspiegel, afname oestrogenen
combinatie risicofactoren	optelsom van factoren

(Bron SUI: Bradley, 2007; Danfort, 2006; Eliasson, 2008; Groutz, 1999; Rortveit, 2001; Mens, 1996; Mørkved, 2000, 2003; Nygaard, 2000; Pool-Goudzwaard, 2005; Slieker-ten Hove, 2009.Bron POP: Bradley, 2007; Van Brummen, 2006; Delancey, 1990, 2007; Hansell, 2004; Slieker-ten Hove, 2009; Rortveit, 2007.Bron FI: Bradley, 2007; Dietz, 2005; Erekson, 2008; Haslam, 2008; Hay-Smith, 2008; Sultan, 2000; Yamamoto, 1996; Woodman, 2006.)

Risicofactoren zwangerschap en baren

Het grootste risico op het krijgen van bekkenbodemdisfuncties is echter het vaginaal baren. Deze staan beschreven in tabel 1.5.

Belangrijk
De belangrijkste aanwijzing bij vrouwen voor het mogelijk ontstaan van een verzakking (POP), lijkt de aanwezigheid te zijn van een combinatie van drie specifieke risicofactoren (Slieker-ten Hove, 2009):
- fysiek zware werkzaamheden verrichten;
- al tijdens een doorgemaakte zwangerschap een vaginale 'bal' of uitstulping gevoeld en/of gezien hebben;
- de eigen moeder heeft een urogenitale prolaps (gehad): eerstegraads familiaire relatie met een blaas- of baarmoederverzakking.

Tabel 1.5 Risicofactoren zwangerschap en baren.	
risicofactoren bekkenbodemdisfunctie	oorzaak of gevolg
(multi)pariteit	risico door ≥ 1 keer zwanger en bevallen zijn
kunstverlossing (tang-, vacuümverlossing)	toename krachten op het bekken
forse expressie tijdens de uitdrijving	krachtig meeduwen op de buik: buikdruk?
prepartum: lagerug- en bekkenpijn	relatie met bb-disfunctie zoals SUI en vice versa
prepartum: bekkenbodemklachten	SUI of FI: relatie met POP en vice versa
partus: bekkenbodemklachten	inscheuren (ruptuur) of inknippen (episiotomie)
persduur > 1 uur	langdurige rek bekkenbanden
gewicht baby > 4 kg ook bij: grote diameter babyhoofdje, afwijkende hoofdligging, armpje naast het hoofd	ruimte toename in bekkendoorgang

(Bron SUI: Abrams, 2003; Altman, 2008; Arya, 2001; Beucher, 2008; Bo, 2009; Minassian, 2008; Mushkat, 1996; Morkved, 2003; Nygaard, 2000; Shamlyan, 2007; Wesnes, 2007.Bron POP: Brummen, 2006; Chaliha, 2006; Dietz, 2005; Hagen, 2009; Lukacz, 2006; Slieker-ten Hove, 2009; Swift, 2005; Tegestedt, 2005; Uustal, 2004.Bron FI: Barbier, 2007; Benavides, 2005; Erekson, 2008; Haslam, 2008; Hatem, 2005; Hay-Smith, 2008; Lawrence, 2008; Sultan, 2000; Wheeler, 2007.)

Hoewel alleen de eerste risicofactor beïnvloedbaar is (werkzaamheden aanpassen, letten op tiltechniek en buikdrukregulatie), is de relevantie van deze aanwijzing groot. Wanneer een vrouw fysiek zware werkzaamheden verricht én ze heeft tevens een vaginale uitstulping gehad in haar zwangerschap(pen) in combinatie met het feit dat ook haar moeder verzakkingsklachten heeft of heeft gehad, is preventief aandacht besteden aan het voorkomen of verminderen van het mogelijk ontwikkelen van een verzakkingsklacht gerechtvaardigd.

Het grootste risico op fecale incontinentie (FI) is beschadiging van de anale kringspier (externe en/of interne anale sfincter). De vaginale baring is een risicofactor voor fecaal verlies: bij 37% van de vrouwen die voor het eerst vaginaal baren (primipara) komt echografisch aantoonbaar sfincterletsel voor; de meeste vrouwen hebben hier overigens geen last van. Veel klachten van ontlastingsverlies (zowel fecale incontinentie als flatulentie) op latere leeftijd (postmenopauzaal) hebben hun oorsprong in een ooit doorgemaakte (sub)totaalruptuur bij de bevalling. Schade aan de anale sfincters bij zowel man als vrouw kan ook ontstaan door trauma's: paaltrauma (scherp voorwerp op of in het perineum), motorongeval (afslijten bil- en bekkenbodemspieren) of gewelddadige of zeer geregelde anale penetratie (Sultan, 1999).

2.6
Voorkomen en verminderen

Preventie risicofactoren

Aanpassen van gedrag en gewoonten die tot risicofactoren leiden (zoals tillen, chronisch persen), kan al helpen ter preventie van mogelijk bekkenbodemklachten. Ook wanneer risicofactoren niet te vermijden zijn (zoals complicaties tijdens de bevalling), kan het zinvol zijn extra aandacht te besteden aan het verbeteren van de bekkenbodemfunctie nadien. De risicofactoren staan beschreven in tabel 1.6.

Tabel 1.6 Risicofactoren bekkenbodemdisfuncties.

risicofactoren bekkenbodemdisfuncties	preventiemogelijkheden
fysiek zware werkzaamheden, tillen	trainen: buikdruk?, belastbaarheid?, belasting?
chronisch persen, obstipatie	trainen: toiletgedrag, persgedrag, obstipatie?
gezondheid, obesitas (BMI > 30)	trainen: conditie?, welbevinden?, overgewicht?
klachten lage rug en bekken	trainen: stabilisatie lage rug en bekken?
bekkenbodemklachten	trainen: bekkenbodemdisfunctie?, klachten?
trauma bekkenbodem (motor-, paaltrauma)	uitleg, advies, trainen: spierfunctieherstel?
geweldadige penetratie	uitleg, advies, trainen: spierfunctieherstel?
COPD, roken	roken?, trainen: doorbloeding?
combinatie risicofactoren	werken aan risicofactoren?
prepartum: lagerug- en bekkenpijn	postpartum trainen bekkenbodemspierfunctie?
prepartum: bekkenbodemklachten	postpartum trainen bekkenbodemspierfunctie?
kunstverlossing (tang-, vacuümverlossing)	postpartum trainen: bekkenbodemspierfunctie?
forse expressie tijdens de uitdrijving	postpartum trainen: bekkenbodemspierfunctie?
partus: bekkenbodemklachten	postpartum trainen bekkenbodemspierfunctie?
persduur > 1 uur	postpartum trainen: bekkenbodemspierfunctie?
gewicht baby > 4 kg; ook bij: grote diameter babyhoofdje, afwijkende hoofdligging, armpje naast het hoofd	postpartum trainen: bekkenbodemspierfunctie?

Belangrijk

Bij sommige vrouwen is het (nog) belangrijk(er) om zware werkzaamheden aan te passen (tiltechniek, buikdrukregulatie) en/of te verminderen, namelijk wanneer er sprake is van een combinatie van de volgende drie belangrijke risicofactoren voor het kunnen ontwikkelen van een verzakkingsklacht (POP) (Slieker-ten Hove, 2009):
- zware werkzaamheden verrichten;
- al tijdens een doorgemaakte zwangerschap een vaginale 'bal' of uitstulping gevoeld en/of gezien hebben;
- de eigen moeder heeft een urogenitale prolaps (gehad): eerstegraads familiaire relatie met een blaas- of baarmoederverzakking.

Gedrag en gewoonten

Sommige gewoonten zijn niet moeilijk te veranderen en kunnen voorkomen dat er extra belasting op de bekkenbodem ontstaat. Zo kan verkeerd tillen (te zwaar tillen, tillen zonder (on)bewuste aanspanning bekkenbodem, tillen met vastgezette adem waardoor buikdrukverhoging optreedt) of zeer geregeld krachtig persen (chronisch persen, obstipatie) voor een frequente buikpers zorgen waarbij de bekkenbodem (te) zwaar belast wordt.

TILTECHNIEK

Bij (zwaar) tillen neemt de druk in de buikholte toe. Vaak wordt hierbij ook de adem ingehouden (afsluiten stemspleet), waardoor de buikdrukverhoging juist nog meer toeneemt. Dit kan bij niet-adequaat afsluiten van de bekkenbodem leiden tot stress-urine-incontinentie of verzakkingsklachten. Ook kan er een inefficiënte stabilisatie van bekken en lage rug plaatsvinden, wat van invloed kan zijn op mogelijke bekkenpijnklachten. Belangrijkste voorzorgsmaatregel is dan ook het voorkomen van te zwaar belasten! Daarnaast is een correcte tiltechniek van belang, namelijk:
- Pak het te tillen voorwerp eerst alleen maar vast en adem ontspannen in.
- Adem uit en span de bekkenbodem en dwarse buikspieren (TA) aan.
- Til het te tillen voorwerp op, liefst op de uitademing of adem door (openhouden stemspleet).
- Bij het optillen van een kind: tel hardop tot drie (1-2-3) en laat het kind meespringen/meegeven bij de derde tel. Op de derde tel worden de bekkenbodem en de dwarse buikspieren aangespannen. Door het hardop uitspreken is er automatisch een open stemspleet en dus minder buikdruk, ondanks het optillen.

Figuur 2.3
Tiltechniek.

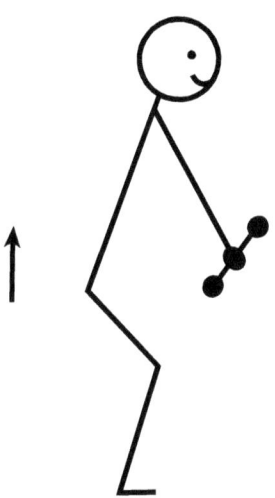

Hoesten, niezen en lachen zijn eveneens activiteiten waarbij de buikdruk fors toeneemt, waarbij hoesten de hoogste buikdrukverhoging veroorzaakt (O'Dell, 2007). De bekkenbodemspieren dienen tijdens al deze activiteiten samen met de (dwarse) buikspieren de drukverhoging op te vangen. Bij toenemende buikdrukverhoging, zoals bij tillen of krachtig uitademen (hoesten of niezen), kunnen de spieren van de bekkenbodem en onderbuik (TA) ter ondersteuning bewust worden aangespannen. Let op: pas aanspannen op (of net voor) het daadwerkelijke moment van hoesten of niezen.

Slecht voor de bekkenbodem is:
- verkeerd tilgedrag: vastzetten ademhaling (buikpers) bij tillen;
- continu de bekkenbodemspieren aangespannen houden:
  - om cosmetische redenen (platte buik);
  - ter compensatie bij verminderde stabilisatie van bekken en lage rug;
- zwaarder tillen dan je bekkenbodem aankan!

TOILETGEDRAG EN -GEWOONTEN

Het verbeteren van verkeerd toiletgedrag en -gewoonten kan al bijdragen tot een betere bekkenbodemfunctie. Belangrijk is dat de bekkenbodemspieren goed kunnen ontspannen, zodat de blaas en darmen hun lediging reflexmatig in gang kunnen zetten. Om deze reden is ontspannen zitten op het toilet noodzakelijk voor vrouwen tijdens plassen en ontlasten (niet boven de wc hangen: dit geeft een aangespannen bekkenbodem!) en bij mannen bij het ontlasten. Zit met de voeten op de grond of gebruik bij een verhoogd toilet een voetensteuntje. Mannen kunnen zowel zittend als staand ontspannen plassen.

Bijzonderheden:
- plassen vrouw: zit rechtop met een licht holle rug (bekken voorover gekanteld);
- plassen man: sta of zit rechtop met een licht holle rug, zoals bij rechtop staan voor een urinoir;
- ontlasten (m/v): zit met een bolle rug (bekken licht achterover gekanteld).

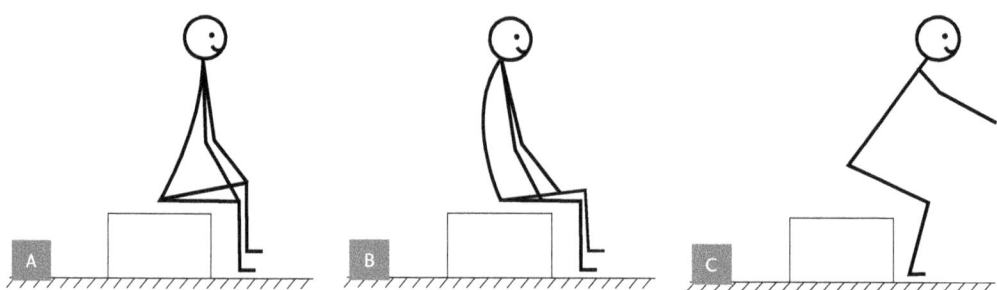

Figuur 2.4
a Toilethouding voor plassen.
b Toilethouding voor ontlasten.
c Zo nooit!

Ter preventie van blaas- en darmklachten is het belangrijk te letten op:
- voldoende drinken (1,5 tot 2 liter vochtinname per dag): onvoldoende vocht kan leiden tot te geconcentreerde urine (waardoor blaasirritatie of gevoel van blaasontsteking) of obstipatie;
- voldoende vezelgebruik: dit voorkomt obstipatieklachten; gebruik bij (dreigende) obstipatie geregeld noten, pinda's (zoals pindakaas met nootjes), kokos (Bounty), gedroogd fruit (abrikozen, tuttifrutti), vijgen, dadels, ontbijtkoek of drink Roosvicee Laxo;
- houd plas of ontlasting niet te lang op bij aandrang: dit kan leiden tot veranderd aandranggevoel en minder goed leegplassen of ontlasten (kans op blaas- of darmklachten);
- ga niet persen zonder aandrang voor plas of ontlasting: dit kan leiden tot een paradoxale contractie (ongewenste contractie van de bekkenbodem terwijl relaxatie hiervan gewenst is) en geeft vaak een onvolledige lediging met op den duur klachten als residu, blaasontsteking, obstipatie, buikpijn, anuspijn;
- nooit doen: 'stippeltjes plassen'; dit verouderde advies om geregeld de plasstraal (blaasreflex) te onderbreken, kan leiden tot slecht uitplassen en urineweginfecties!
- dagelijks minstens een halfuur achter elkaar bewegen (wandelen, fietsen, zwemmen) werkt positief op de darmfunctie.

Zwangerschap en bevallen

Door toename van het gewicht van de baarmoeder neemt de druk op de blaas, met name aan het eind van de zwangerschap, toe. De houding van de zwangere vrouw heeft invloed op de ligging van de baarmoeder. Wanneer de buik naar voren wordt gedragen (lordotische houding) kan er rek ontstaan op de blaashals die verstrijking veroorzaakt van de uretrovesicale hoek. Stressurine-incontinentie komt veel voor bij zwangere vrouwen tijdens hoesten, niezen of tillen, onder andere door de ontstane insufficiëntie van de m. sphincter urethrae. Vrouwen met een familiaire aanleg voor urineverlies of verzakkingen van de baarmoeder of blaas, of bij eerdere klachten van deze aard tijdens of na een vorige zwangerschap, lijken hierop meer risico te hebben. Bij een sterke lordotische houding kan druk op de urethra tegen het bekken juist urineretentie tot gevolg hebben (Bø, 2009; Slieker-ten Hove, 2009).

De sterkere toename van de doorbloeding in het buikgebied gedurende de zwangerschap kan een gevoel van stuwing geven: een zwaar, drukkend gevoel in de onderbuik of liezen. Daarnaast kan het indalen van de baby leiden tot extra druk in het bekken en een drukgevoel veroorzaken op het schaambeen of de bekkenbodem. Een soortgelijk gevoel van verzakking van baarmoeder, blaas of darmen kan ook veroorzaakt worden door een verzwakking van het ophangstelsel, mogelijk veroorzaakt door eerdere zwangerschappen en bevallingen. Dit alles kan bekkenbodemklachten veroorzaken op urologisch (stressurine-incontinentie), gynaecologisch (verzakking), colorectaal (obstipatie) of seksueel (dyspareunie) gebied.

Gedurende de persfase van de bevalling wordt het weefsel tussen de vagina en anus (perineum) zwaar belast. Schade aan het perineum door inscheuren (ruptuur) of inknippen (episiotomie) kan postpartum klachten geven, zoals verandering in spierfunctie van de bekkenbodem, waardoor (tijdelijke) incontinentieklachten voor urine of ontlasting of pijn bij vrijen kunnen ontstaan. De bekkenbodem behoort zich postpartum in principe in al zijn functies te herstellen.

ADVIES TIJDENS EN NA DE ZWANGERSCHAP

Zowel tijdens als na de bevalling is het belangrijk om rustig met de buik te kunnen en te durven ademen. Een goede buikademhaling zorgt ervoor dat er ruimte wordt gecreëerd in de buikholte, waardoor blaas en darmen beter kunnen functioneren. Ook zorgt een buikademhaling voor een verbetering van de doorbloeding in het buik- en bekkenbodemgebied. Dit kan postpartum het genezingsproces helpen versnellen. Bekkenbodemoefeningen gericht op het onderhouden van spiergevoel en spierfuncties (snelkracht, duurkracht, coördinatie) helpen om bekkenbodemdisfuncties te voorkomen of te verminderen. Bewuste bekkenbodemrelaxatie en correct persgedrag (zonder paradoxale contractie) kunnen helpen om zo goed mogelijk te persen tijdens de uitdrijvingsfase.

Al in het kraambed kan begonnen worden met het werken aan een goed herstel van de bekkenbodemspieren en de stabiliteit van het bekken. Oefenen kan zodra de kraamvrouw zich daartoe weer in staat voelt, wat per persoon kan verschillen. Ook na een keizersnede kunnen bekkenbodemoefeningen gedaan worden. Door de zwangerschap heeft er dan immers ook druk gestaan op de bekkenbodemspieren en mogelijk is er eerst een tijdje geperst. De operatie veroorzaakt enige schade aan de buikspierfascie en bij een spoedkeizersnede vaak ook schade aan de buikspieren zelf, die naast fysiologische hersteltijd dan ook gerichte training nodig hebben.

Goed voor de bekkenbodem is:
- niet te lang staan, eerder gaan zitten;
- af en toe even liggen (4x per dag);
- niet te zwaar tillen (babybadje onder de douche zetten, peuter zelf laten lopen);
- geen zware werkzaamheden uitvoeren (boodschappen tillen, stofzuigen, dweilen);
- letten op correct toiletgedrag: niet persend plassen of ontlasten, neem de tijd;
- letten op goede lichaamshouding: rechtop staan, zittend voeden met ondersteuning;
- oefenen ter preventie van bekken(bodem)klachten via NVFB-ZwangerFit®.

Wanneer bekken- of bekkenbodemklachten ondanks gericht advies en specifieke oefeningen niet of onvoldoende verminderen, is het zinvol te verwijzen naar een geregistreerd bekkenfysiotherapeut of contact te laten opnemen met de behandelend arts of verloskundige.

2.7 Trainen

Oefenen

Bekkenbodemspieren kunnen, bij man en vrouw, in allerlei houdingen en bewegingen geoefend worden. Om deze oefeningen goed aan te leren, is het vaak makkelijker om te liggen (onbelast) omdat andere spiergroepen dan min of meer uitgeschakeld zijn. Soms echter kan de bekkenbodem beter gevoeld worden in een zittende positie (belast). Uiteindelijk is het de bedoeling dat de bekkenbodemspieren zowel in lig, zit als stand geoefend worden. De bekkenbodem kan getraind worden in zijn totaliteit of met behulp van accenten:
- meer bewust aanspannen voorkant bekkenbodem (vagina en/of plasbuisgebied):
  - m. transversus perinei;
  - m. sphincter urethrae externus;
- meer bewust aanspannen achterkant bekkenbodem (anus):
  - m. levator ani;
  - sphincter ani externus;
- voor- en achterkant samen (totaal):
- in combinatie met de ademhaling;
  - inademen: ontspannen (bekkenbodem daalt);
  - uitademen: aanspannen van bekkenbodem (voorkant, achterkant, totaal).

Het beste is om 'het beestje bij de naam te noemen'. Omslachtige woorden als 'binnenboel intrekken' of 'kleine billen aanspannen' klinken kinderachtig en kunnen tot verwarring leiden. Woorden als vagina of anus benoemen, leidt tot een volwassen benadering en tot een duidelijke afbakening van het te trainen gebied:
- (voor de vrouw) 'alsof je je plas ophoudt', 'vagina of plasbuis intrekken', 'tampon binnenhouden', 'afknijpen (zoals bij seksuele gemeenschap)';
- (voor de man) 'plasbuis afknijpen', 'balzak intrekken';
- anus intrekken 'alsof je een windje binnen houdt, ontlasting moet ophouden'.

Let op: licht aanspannen van de bekkenbodem (subtiele spier), waarna letten op weer goed loslaten. Pas na een ontspanning kun je weer goed aanspannen, anders bouwt de spanning zich op wat bij overtraining kan leiden tot overactiviteit. Dus let altijd op relaxatie!
Trainen van de bekkenbodem omvat altijd een totaalpakket van oefeningen:
- verbeteren algehele conditie en fitheid;
- bewust worden bekkenbodem:
  - verbaal: uitleg;
  - visueel: beeldmateriaal, fantoom;
  - tastzin: voelen, oefenen;
- verbeteren van de bekkenbodemfunctie:
  - snelkracht (oude term: 'fast twitch');
  - duurkracht (oude term: 'slow twitch'), uithoudingsvermogen, fitheid;
  - coördinatie, timing;
  - bewuste relaxatie: pas nieuwe contractie oefenen als de rusttonus hersteld is;
- verbeteren coördinatie lage rug en bekken:
  - bekkenbodem niet ter compensatie gebruiken bij verminderde bekkenstabiliteit;

- let echter op het gebruik van de m. transversus abdominus (TA) en mm. multifidi als primaire stabilisatoren van lage rug en bekken;
- bewust worden bekkenbodem: spanning-ontspanning;
- bewust worden ademhaling: spanning-ontspanning, hoog-laag, borst-buik;
- bewust worden belasting-belastbaarheid en eigen grenzen.

Bekkenfysiotherapie

Bij blijvende of hinderlijke bekkenbodemdisfuncties kan het zinvol zijn te verwijzen naar de geregistreerd bekkenfysiotherapeut. Deze heeft zich door het volgen van een gerichte post-hbo-opleiding verder gespecialiseerd in het gebied van buik, bekken en lage rug bij zowel vrouwen, mannen als kinderen. Klachten van lage rug en bekken kunnen op hun beurt klachten veroorzaken van de bekkenbodemspieren en omgekeerd. Omdat ook de lage buikorganen (blaas, darmen, baarmoeder of prostaat) een relatie hebben met de bekkenbodemspieren, kunnen bij het niet goed functioneren hiervan klachten ontstaan op het gebied van plassen, ontlasten of bij het vrijen. Wanneer de klachten te maken hebben met zwangerschap of bevalling, is specifieke competentie nodig op het gebied van peripartum gezondheidszorg.

Bij de geregistreerd bekkenfysiotherapeut kan door specifieke bekkenbodemoefeningen, als dat nodig is, aangevuld met inwendige diagnostiek (intravaginale of -rectale palpatie, myofeedback) en behandeling (functionele elektrostimulatie, ballontherapie), de spierfunctie van de bekkenbodem verbeterd worden. Daarnaast wordt altijd aandacht besteed aan de ademhaling en ontspanning, buikdrukregulatie en de balans tussen belasting en belastbaarheid (Bø, 2009; Hagen, 2009).

Daarnaast is de geregistreerd bekkenfysiotherapeut breed opgeleid om bewuste of onbewuste signalen van de cliënt op te pikken die medebepalend kunnen zijn bij bekkenbodemklachten. Aangezien 39% van de vrouwelijke en 7% van de mannelijke Nederlandse bevolking ooit te maken heeft gehad met seksueel misbruik, is het op juiste wijze kunnen signaleren en interpreteren van lichaamstaal en het afnemen van een specifieke seksuele anamnese van groot belang (Bakker, 2006).

NVFB-ZwangerFit®

ZwangerFit is een product van de Nederlandse Vereniging voor Fysiotherapie bij Bekkenproblematiek en pre- en postpartum gezondheidszorg (NVFB), gebaseerd op wetenschappelijk onderzoek naar effecten van trainen peripartum ter preventie van bekken(bodem)disfuncties. Veelvoorkomende bekkenbodemproblematiek blijkt, zowel direct postpartum als op latere leeftijd, een relatie te hebben met zwangerschap en baring. Daarnaast heeft een veranderde bekkenstabiliteit invloed op de bekkenbodemfuncties en omgekeerd (Pool-Goudzwaard, 2005). Gerichte bekkenbodemtraining vroeg prepartum helpt ter voorkoming van urine-incontinentie laat prepartum en is effectief in de preventie en behandeling van urine-incontinentie postpartum (Mørkved, 2000, 2003). Bekkenbodemtraining heeft een positief effect op het verloop van de natuurlijke partus (snellere uitdrijving en kleinere kans op sectio's of kunstverlossing) (Clapp, 1990). Gerichte stabilisatie- en coördinatieoefeningen gedurende de 20ste-36ste week prepartum blijkt effectief in de preventie van bekkenpijn (PGP) of geeft een afname van klachten (Mørkved, 2007; Garshasbi, 2005). Regelmatige inspanning prepartum verhoogt de fitheid, verbetert het cardiovasculair systeem en helpt ter voorkóming van zwangerschapsdiabetes (Kramer, 2002; Wolfe, 1989).
Trainen met matige inspanning bij gezonde zwangere vrouwen heeft geen negatieve invloed op de groei van de foetus of de bevalling (Teitz, 1997). Bij postpartum trainen

komen minder vaak depressies en ongerustheid voor (Koltyn, 1997). NVFB-ZwangerFit® is dan ook dé aangewezen cursus voor actieve vrouwen tijdens en na hun zwangerschap met aandacht voor preventie van risicofactoren op bekken(bodem)- gebied (Hentzepeter-van Ravensberg, 2008).
Zie deel 3, hoofdstuk 6 en 7.

2.8 Uitwerking praktijk

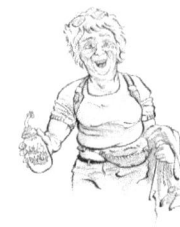

De casus waarop deze uitwerking praktijk betrekking heeft, is opgenomen in paragraaf 2.1.

Wat zijn belangrijke risicofactoren voor het ontstaan van bekkenbodemdisfuncties?
- zware werkzaamheden, tillen
- chronisch persen, obstipatie
- eerdere klachten lage rug en bekken of ingreep hiervan (hernia, operatie)
- eerdere bekkenbodemklachten of ingreep hiervan (operatie verzakkingsklachten)
- zware bevalling: kunstverlossing, langdurige persfase, forse expressie, baby ≥ 4 kg
- negatieve ervaring (aanranding, verkrachting, emotioneel trauma, angststoornis)
- postmenopauzaal, familiare relatie
- combinatie risicofactoren

Welke risicofactoren voor bekkenbodemdisfunctie heeft mevrouw Kuyper?
- zware werkzaamheden, tillen: verleden (tuinbouw) en heden (oppasoma)
- eerdere bekkenbodemklachten: relatie urine-incontinentie met verzakkingsklacht
- postmenopauzaal: hormonale afname steunfunctie bindweefsel
- combinatie risicofactoren: optelsom van factoren

Hoe kan mevrouw Kuyper urineverlies helpen voorkomen of verminderen?
- bewust worden van bekkenbodem
- verbeteren van bekkenbodemspierfunctie
- doen van bekkenbodemoefeningen, specifiek gericht op urineverlies
- letten op correcte aanspanning van de bekkenbodem op buikdrukverhogende momenten (hoesten, niezen, tillen)
- letten op toiletadviezen: ontspannen, zittend plassen
- letten op leefadviezen: voldoende blijven drinken, naar toilet bij aandrang

Hoe kan mevrouw Kuyper een verzakkingsklacht helpen voorkomen of verminderen?
- bewust worden van bekkenbodem
- verbeteren algehele conditie en fitheid zonder overbelasting van de bekkenbodem
- verbeteren van bekkenbodemspierfunctie
- letten op correcte aanspanning van de bekkenbodem bij buikdrukverhoging (hoesten, niezen, tillen)
- letten op toiletadviezen: ontspannen zittend, naar toilet bij aandrang, niet persen
- letten op leefadviezen: niet te zwaar tillen, tiltechniek, rustmomenten, belasting-belastbaarheid

Hoe kan mevrouw Kuyper ontlastingsverlies helpen voorkomen of verminderen?
- bewust worden van bekkenbodem
- verbeteren van bekkenbodemspierfunctie (kracht, uithoudingsvermogen)
- trainen van de bekkenbodem ventraal (plasbuis, vagina) én dorsaal (anus)
- letten op bekkenbodemfunctie bij buikdrukverhoging (hoesten, niezen, tillen)
- perstechniek (op wc) met gebruik buikademhaling, op een ontspannen bekkenbodem

- letten op toiletadviezen: ontspannen zitten, goede perstechniek (niet paradoxaal persen)
- letten op samenstelling van de ontlasting: niet te zacht (vezelgebruik)
- letten op leefadviezen: voldoende drinken, voldoende vezelgebruik, beweegadvies

Waarop moet gelet worden bij het trainen van mevrouw Kuyper?
- verbeteren algehele conditie en fitheid
- bewust worden van bekkenbodem:
  - verbaal (uitleg), visueel (beeldmateriaal, fantoom) en tastzin (voelen, oefenen)
- verbeteren van functie bekkenbodem:
  - snelkracht, duurkracht, coördinatie, timing
  - bewuste relaxatie
- verbeteren coördinatie lage rug en bekken(bodem), bijvoorbeeld bij de 40+-gym aandacht voor:
  - buikdrukregulatie: aanspannen op buikdrukverhogende momenten (springen)
  - stabilisatie lage rug en bekken: geen compensatie vanuit de bekkenbodem
- bewust worden spanning-ontspanning bekkenbodem
- bewust worden spanning-ontspanning ademhaling
- bewust worden belasting-belastbaarheid en eigen grenzen
- doorverwijzen naar de huisarts of geregistreerd bekkenfysiotherapeut als de bekkenbodemdisfuncties niet verbeteren, ondanks genoemde adviezen

REFERENTIES

Abrams P, Cardozo L, et al. Standardisation Sub-Committee of the International Continence Society. Bristol Urological Institute, Bristol, United Kingdom. The standardisation of terminology in lower urinary tract function: report from the standardisation sub-committee of the International Continence Society. Urology. 2003 Jan;61(1):37-49.

Albers-Heitner P, Berghmans B, Joore M, Lagro-Janssen T, Severens J, Nieman F, Winkens R. The effects of involving a nurse practitioner in a primary care for adult patients with urinary incontinence: the promoting continence study (Promo Con). BMC Health Serv Res. 2008;8:84.

Altman D, Forsman M, Falconwer C, Lichtenstein P. Genetic influence on stress urinary incontinence and pelvic organ prolapse. Eur Urol. 2008;54:918-22.

Arya LA, Jackson ND, Meyers DL, et al. Risk of new-onset urinary incontinence after forceps and vacuum delivery in primiparous women. Am J Obstet Gynecol. 2001;185:1318.

Bakker F, Vanwesenbeeck I. Seksuele gezondheid in Nederland. Utrecht: Rutgers Nisso Groep, 2006.

Barbier A, Poujade O, Fay R, Thiebaugeorges O, Levardon M, Deval B. Is primiparity the only risk factor for type III and IV perineal injury, during delivery? Gynecol Obstet Fertil. 2007 Feb;35(2): 101-6.

Benavides L, Wu JM, Hundley AF, Ivester TS, Visco AG. The impact of occiput posterior fetal head position on the risk of anal sphincter injury in forceps-assisted vaginal deliveries. Am J Obstet Gynecol. 2005 May;192(5):1702-6.

Beucher G. Maternal morbidity after operative vaginal delivery. J Gynecol Obstet Biol Reprod (Paris). 2008 Dec;37 Suppl 8:S244-59. French.

Blaivas JG, Olsson CA. Stress incontinence: classification and surgical aproach. J Urol. 1988;139: 727.

Bø K, Mørkved S. Fraley H, Sherburn M. Evidence for benefit of transversus abdominus training alone or in combination with pelvic floormuscletraining to treat female urinary incontinence: a systematic review. Neurourol Urodyn. 2009;28(5):368-73.

Bø K, Talseth T, Holme I. Comment on Schiøtz et al.: Ten-year follow-up after conservative treatment of stress urinary incontinence. Int Urogynecol J Pelvic Floor Dysfunct. 2009 Feb;20(2): 265. Epub 2008 Oct 22.

Bø K, Berghmans B, Mørkved S, Kampen M van. Evidence-based physical therapy for the pelvic floor. Bridging Science and Clinical Practice. Elsevier Ltd., 2007.

Blaivas JG, Olsson CA. Stress incontinence: classification and surgical aproach. J Urol. 1988;139: 727.

Bols EMJ, Hendriks EJM, Berghmans BCM, Beaten CGMI, Nijhuis JG, Bie RA de. A systematic review of etiological factors for postpartum fecal incontinence. Acta Obstet Gynecol Scand. 2010; 89(3):302-14.

Bradley CS, Kennedy CM, Turcea AM, Rao SS, Nygaard IE. Constipation in pregnancy: prevalence, symptoms, and risk factors. Obstet Gynecol. 2007 Dec;110(6):1351-7.

Brown JS, McNaughton KS, et al. Measurement characteristics of a voiding diary for use by men and women with overactive bladder. Urology. 2003 Apr;61(4):802-9.

Brummen HJ van, Bruinse HW, Pol G van de, Heintz AP, Vaart CH van der. Defecatory symptoms during and after the first pregnancy: prevalences and associated factors. Int Urogynecol J Pelvic Floor Dysfunct. 2006;17:224-30.

Chaliha C, Khullar V. Surgical repair of vaginal prolapse: a gynaecological hernia. Int J Surg. 2006; 4:242-50.

Clapp JF III. The course of labor after endurance exercise during pregnancy. Am J Obstet Gynaecol. 1990;163:1799-805.

Dallosso HM, McGrother CW, Matthews RJ, Donaldson MMK. The association of diet and other lifestyle factors with overactive bladder and stress incontinence: a longitudinal study in women. BJU Int. 2003 Jul;92(1):69-77.

Danforth KN, Townsend MK, Lifford K, Curhan GC, Resnick NM, Grodstein F. Risk factors for urinary incontinence among middle-aged women. Am J Obstet Gynecol. 2006 Feb;194(2):339-45.

Delancey JO, Starr RA. Histology of the connection between the vagina and levator ani muscles. J Report Med. 1990;35:765-71.

Delancey JO, Morgan DM, Fenner DE, Kearney R, Guire K, Miller JM, Hussain H, Umek W, Hsu Y, Ashton-Miller JA. Comparison of levator ani muscle defects and function in women with or without pelvic organ prolapse. Obstet Gynecol. 2007 Feb;109(2 Pt 1):295-302.

Dietz HP, Lanzarone V. Levatortrauma after vaginal delivery. Obstet Gynecol. 2005 Oct;106(4): 707-12.

Dietz HP, Clarke B. Prevalence of rectocele in young nulliparous women. Aust N Z J Obstet Gynaecol. 2005 Oct;45(5):391-4.

Eliasson K, Elfving B. Urinary incontinence in women with low back pain. Man Ther. 2008 Jun; 13(3):206-12. Epub 2007 Mar 23.

Erekson EA, Sung VW, Myers DL. Effect of body mass index on the risk of anal incontinence and defecatory dysfunction in women. Am J Obstet Gynecol. 2008 May;198(5):596.e1-4.

Garshasbi A, Zadeh SF. The effect of exercise on the intensity of low back pain in pregnant woman. Int J Gynaecol Obstet. 2005;88(3):271-5.

Groutz A, Gordon D. Stress urinary incontinence: Prevalence among nulliparous compared with primiparous and grand multiparous premenopausal women. Neurourol Urodyn. 1999;18(5):419-25.

Hagen S, Stark D, Glazener C, Sinclair L, Ramsey I. A randomized controlled trial of pelvic floor muscle training for stages I and II pelvic organ prolapse. Int J Urogynecol J Pelvic Floor Dysfunct. 2009;20(1):45-51.

Hansell NK, Dietz HP, Treloar SA, Clarke B, Martin NG. Genetic covariation of pelvic organ and elbow mobility in twins and their sisters. Twin Res. 2004 Jun;7(3):254-60.

Hartevelt MHLW van. Bekkenbodemproblemen tijdens en na de zwangerschap. Eindhoven: Hartevelt, 2000.

Haslam J, Laycock J. Therapeutic management of incontinence and pelvic pain. London: Springer Verlag, 2008.

Hatem M, Fraser W, Lepire E. Postpartum urinary and anal incontinence; a population-based study of quality of life primiparous women in Quebec. J Obstet Gynecol Can. 2005 Jul;27(7):682-8.

Hay-Smith J, Mørkved S, Fairbrother KA, Herbison GP. Pelvic floor muscle training for prevention and treatment of urinary and faecal incontinence in antenatal and postnatal women. Cochrane Database Syst Rev. 2008;8(4):CD007471.

Hendriks EJ, Bernards AT, Berghmans BC, Bie RA de. The psychometric properties of the PRAFAB-questionnaire: a brief assessment questionnaire to evaluate severity of urinary incontinence in women. Neurourol Urodyn. 2007;26(7):998-1007.

Hendriks EJ, Bernards AT, Bie RA de, Vet HC de. The minimal important change of the PRAFAB questionnaire in women with stress urinary incontinence: results from a prospective cohort study. Neurourol Urodyn. 2008;27(5):379-87.

Hendriks EJ, Bernards AT, Staal JB, Vet HC de, Bie RA de. Factorial validity and internal consistency of the PRAFAB questionnaire in women with stress urinary incontinence. BMC Urol. 2008 Jan 24; 8:1.

Hentzepeter-van Ravensberg HD. ZwangerFit. Begeleiding van de actieve vrouw tijdens en na haar zwangerschap. Naslagwerk voor fysiotherapeuten volgens NVFB-ZwangerFit®. Houten: Bohn Stafleu van Loghum, 2008.

Jongert T, Benedictus J, Dijkgraaf J, et al. Het gebruik van de Borgschaal bij bewegingsactiviteiten voor hartpatiënten. Maarssen: Elsevier Gezondheidszorg, 2004.

Koltyn KF, Schultes SS. Psychological effects of an aerobic exercise session and rest session following pregnancy. J Sports Med Phys Fitness. 1997 Dec;37(4):287-91.

Kramer MS. Aerobic exercise for women during pregnancy. Cochrane Database Syst Rev. 2002; CD000180.

Lagro-Janssen TL, Debruyne FM, Smits AJ, Weel C van. Controlled trial of pelvic floor exercises, electrical stimulation, vaginal cones, and no treatment in management of genuine stress urinary in women. BMJ. 1999;318:487-93.

Lawrence JM, Lukacz ES, Nager CW, Hsu JW, Luber KM. Prevalence and co-occurrence of pelvic floor disorders in community-dwelling women. Obstet Gynecol. 2008 Mar;111(3):678-85.

Lukacz ES, Lawrence JM, Contreras R, Nager CW, Luber KM. Parity, mode of delivery and pelvic floor disorders. Obstet Gynecol. 2006;107(6):1253-60.

Marani E. The pelvis. Another view. Twente University Press, 2002:97-109.

Mens JMA, Vleeming A, Stoeckart R, Stam HJ, Snijders CJ. Understanding peripartum pelvic pain. Implications of a patient survey. Spine. 1996;21:1363-70.

Mens JMA, Hoek-Dijke G van, Pool-Goudzwaard AL, et al. Possible harmful effects of high intra-abdominal pressure on the pelvic girdle. J Biomech. 2006;39(4):627-35.

Messelink B, Benson T, Berghmans B, Bø K, Corcos J, Fowler C, et al. Standardization of terminology of pelvic floor muscle function and dysfunction: report from the pelvic floor clinical assessment group of the International Continence Society. Neurourol Urodyn. 2005;24(4):374-80. PMID: 15977259.

Minassian VA, Stewart WF, Wood GC. Urinary incontinence in women: variation in prevalence estimates and risk factors. Obstet Gynecol. 2008 Feb;111(2 Pt 1):324-31.

Mørkved S, Bø K. Effect of postpartum pelvic floor muscle training in prevention and treatment of urinary incontinence: a one-year follow up. BJOG. 2000;107:1022-8.

Mørkved S, Bø K, Schei B, Salvesen KA. Pelvic floor muscle training during pregnancy to prevent urinary incontinence: a single-blind randomized controlled trial. Obstet Gynaecol. 2003;101:313-9.

Mørkved S, Salvesen KA, Schei B, Lydersen S, Bø K. Does group training during pregnancy prevent lumbopelvic pain? A randomized clinical trial. Acta Obstet Gynaecol Scand. 2007;86:276-82.

Mushkat Y, Bukovsky I, Langer R. Female urinary stress incontinence–does it have familial prevalence? Am J Obstet Gynecol. 1996 Feb;174(2):617-9.

Nevéus T, Gontard A von, Hoebeke P, Hjälmås K, Bauer S, Bower W, Jøorgensen TM, Rittig S, Walle J van der, Yeung CK, Djurhuus JC. The standardisation of terminology of lower urinary tract function in children and adolescents: report from the standardisation committee of the International Children's Continence Society (ICCS). J Urol. 2006 Jul;176(1):314-24.

Norton CC, Cody JD, Hosker G. Biofeedback and/or sphincter exercises for the treatment of feacal incontinence in adults (review). Cochrane Library 2009: issue 1.

Nygaard I, Bradley C, Brandt D. Pelvic organ prolapse in older women: prevalence and risk factors. Obstet Gynecol. 2004;104:489-97.

Nygaard I, Holcomb R. Reproducibility of the seven-day voiding diary in women with stress urinary incontinence. Int Urogynecol J Pelvic Floor Dysfunct. 2000;11(1):15-7.

O'Dell KK, Morse AN, Crawford SL, Howard A. Vaginal pressure during lifting, floor exercises, jogging, and use of hydraulic exercise machines. Int Urogynecol J Pelvic Floor Dysfunct. 2007;18(12):1481-9.

Pool-Goudzwaard AL, Slieker-ten Hove MC, Vierhout ME, Mulder PH, Pool JJ, Snijders CJ, Stoeckart R. Relations between pregnancy-related low back pain, pelvic floor activity and pelvic floor dysfunction. Int Urogynecol J Pelvic Floor Dysfunct. 2005 Nov-Dec;16(6):468-74. Epub 2005 Apr 1.

Rohr G, Kragstrup J, Gaist D, Christensen K. Genetic and environmental influences on urinary incontinence: a Danish population-based twin study of middle-aged and elderly women. Acta Obstet Gynecol Scand. 2004 Oct;83(10):978-82.

Rortveit G, Hannestad YS, Daltveit AK, Hunskaar S. Age- and type-dependent effects of parity on urinary incontinence: the Norwegian Epincont Study. Obstet Gynecol. 2001(98):1004-10.

Rortveit G, Dalveit AK, Hannestad YS, Hunskaar S. Urinary incontinence after vaginal delivery or caesarean section. Norwegian Epincont Study. N Engl J Med. 2003;348:900-7.

Rortveit G, Brown JS, Thom DH, Eeden van den SK, Creasman JM, Subak LL. Symptomatic pelvic organ prolapse: prevalence and risk factors in a population based, racially diverse cohort. Obstet Gynecol. 2007;109(6):1396-403.

Serati M, Salvatore S, Khullar V, Uccella S, Bertelli E, Ghezzi F, Bolis P. Prospective study to assess risk factors for pelvic floor disfunction after delivery. Acta Obstel Gynecol Scand. 2008;87(3):313-8.

Shamlyan T, Wyman J, Bliss DZ, Kane RL, Wilt TJ. Prevention of urinary and fecal incontinence in adults. Evid Rep Technol Assess (Full Rep). 2007;(161):1-379.

Shamlyan T, Wyman J, Bliss DZ, Kane RL, Wilt TJ. Systematic review: randomized controlled trials of nonsurgical treatments for urinary incontinence in women. Ann Intern Med. 2008 Mar 18;148(6):459-73.

Schouten WR. Therapeutische mogelijkheden obstipatie en fecale incontinentie. Rotterdam: Erasmus MC, 14 mei 2004.

Slieker-ten Hove MC, Pool-Goudzwaard AL, Eijkemans MJ, Steegers-Theunissen RP, Burger CW, Vierhout ME. Symptomatic pelvic organ prolapse and possible risk factors in a general population. Am J Obstet Gynecol. 2009;200(2):184.e1-7.

Slieker-ten Hove MC, Pool-Goudzwaard AL, et al. Pelvic floor muscle function in a general female population in relation with age and parity and the relation between voluntary and involuntary contraction of the pelvic floor musculature. Int Urogynecol J. 2009;20:1497-504.

Slieker-ten Hove MC, et al. Prediction model and prognostic index to extimate clinically relevant pelvic organ in a general female population. Int Urogynecol J Pelvic Floor Dysfunct. 2009;20(9): 1013-21.

Slieker-ten Hove MC, Pool-Goudzwaard AL, Eijkemans MJ, et al. The prevalance of pelvic organ prolapse symptoms and signs and their relation with bladder and bowel disorders in a general female population. Int Urogynecol J Pelvic Floor Dysfunct. 2009; 20(9):1037-45.

Solomon MJ, Pager CK, Rex J, Roberts R, Manning J. Randomized, controlled trial of biofeedback with anal manometry, transanal ultrasound, or pelvic floor retraining with digital guidance alone in the treatment of mild to moderate fecal incontinence. Dis Colon Rect. 2003 June;46(6):703-10.

Sultan AH. Obstetric perineal injury and anal incontinence. Clinical Risk. 1999;5:193-6.

Sultan AH. Anal incontinence after vaginal delivery (editorial). Dis Colon Rectum. 2000;43:597-8.

Swift SE, Woodman P, O'Boyle AL, et al. Pelvic organ support study (POSST): the distribution, clinical definition, and epidemiologic condition of pelvic organ support defects. Am J Obstet Gynecol. 2005;192:795-806.

Tegerstedt G, Maehle-Schmidt M, Nyren O, Hammerstrom M. Prevalance of symptomatic pelvic organ prolapse in a Swedish population. Int Urogynecol J Pelvic Floor Disfunct. 2005(16):497-503.

Teitz CC, Hu SS, Arendt EA. The female athlete: Evaluation and treatment of sports-related problems. J Am Acad Orthop Surg. 1997;5:87-96.

Teunissen TA, Lagro-Janssen AL, Bosch WJ van den, Hoogen HJ van den. Prevalence of urinary, fecal and double incontinence in the elderly living at home. Int Urogynecol J Pelvic Floor Dysfunct. 2004;15(1):10-13, discussion 13.

Thompson JA, O'Sullivan PB, Briffa NK, Neumann P. Altered muscle activation patterns in symptomatic women during pelvic floor muscle contraction and valsalva manoeuvre. Neurourol Urodynamics. 2006;25:268-76.

Uustal Fornell E, Wingren G, Kjolhede P. Factors associated with pelvic floor dysfunction with emphasis on urinary and fecal incontinence and genital prolapse: an epidemiological study. Acta Obstet Gynecol Scand. 2004;83:383-9.

Vaart CH van der, Leeuw JRJ de, Roovers JPWR, Heintz APM. De invloed van urine-incontinentie op de kwaliteit van leven bij thuiswonende Nederlandse vrouwen van 45-70 jaar. Ned Tijdschr Geneeskd. 2000;144:894-7.

Versprille-Fischer ES. Begeleiding van de patiënten met bekkenbodemdisfunctie. 2e gewijzigde druk. Maarssen: Elsevier Gezondheidszorg, 2001.

Voorham-van der Zalm PJ. Towards evidence based practice in pelvic floor physiotherapy. Proefschrift feb. 2008.

Voorham-van der Zalm PJ, Lycklama A, et al. Diagnostic investigation of the pelvic floor: a helpful tool in the approach in patients with complaints of micturition, defecation, and/or sexual dysfunction. J Sex Med. 2008 Apr;5(4):864-71. Epub 2008 Jan 21.

Weijmar Schultz W, Basson R, Binik Y, Eschenbach D, Wesselman U, Lankveld J van. Women's sexual pain and its mangemant. J Sex Med. 2005;2:301-16.

Wesnes SL, Rortveit G, Bø K, Hunskaar S. Urinary incontinence during pregnancy. Obstet Gynecol. 2007 Apr;109(4):922-8.

Wheeler TL, Richter HE. Delivery method, anal sphincter tears and fecal incontinence; new information on a persistent problem. Curr Opin Obstet Gynecol. 2007;19:474-9.

Wolfe LA, Hall P, Webb KA, Goodman L, Monga M, McGrath MJ. Prescription of aerobic exercise during pregnancy. Sports Med. 1989;8:273-301.

Woodman PJ, Swift SE, O'Boyle AL, Valley MT, Bland DR, Kahn MA, Schaffer JI. Prevalence of severe pelvic organ prolapse in relation to job description and socioeconomic status: a multi center cross-sectional study. Int Urogynecol J Pelvic Floor Dysfunct. 2006 Jun;17(4):340-5. Epub 2005 Nov 1.

Yamamoto T, Kubo H, Honzumi M. Fecal incontinence successfully managed by antegrade continence enema in children: a report of two cases. Surg Today. 1996;26(12):1024-8.

3 Buikdrukregulatie

Door te ademen krijgen we zuurstof in de longen. Via het bloedtransport door de longaderen gaat de zuurstof naar het hart en wordt daarna via de slagaders naar de organen en spieren gepompt. Zuurstof is nodig voor het verbranden van voedingsstoffen, waarbij energie en koolzuurgas vrijkomen. Het laatste gaat via het bloedtransport door de aderen terug naar het hart en wordt vervolgens via de longslagaderen terug naar de longen gepompt en uitgeademd. Ademhalen is een ritmische beweging. Bij een volledige ademhaling ademen we vanuit de zij, de borst, het middenrif, de buik en het bekken. Een natuurlijke, ontspannen ademhaling verloopt regelmatig, laag en diep en kost weinig inspanning.

Tijdens de fysiologische ademhaling bewegen de bekkenbodem en het middenrif (diafragma) evenwijdig met elkaar om de buikdruk in de lage buikorganen te reguleren, wat belangrijk is voor een goede doorbloeding in het bekkengebied. Bekkenbodemspieren hebben een belangrijke nevenfunctie in het ondersteunen van de ademhaling: bij een te gespannen bekkenbodem (overactiviteit) wordt de buikdruk minder adequaat opgevangen en kan het diafragma minder goed dalen, waardoor een hogere borstademhaling ontstaat. Wanneer de buikdruk langdurig minder goed wordt opgevangen, kunnen bekkenbodemdisfuncties ontstaan of verergeren. Het goed opvangen van buikdrukverhoging is vooral van belang bij het voorkomen of verminderen van verzakkingsklachten en stressurine-incontinentie. Ademhaling en buikdrukregulatie kunnen veranderen door zowel lichamelijke (in)spanning als door emoties, zoals (langdurige) nervositeit, angst of psychische stress.

3.1
Praktijk

De klachten in deze casus kunnen ook voorkomen bij anderen, ongeacht leeftijd of sekse.

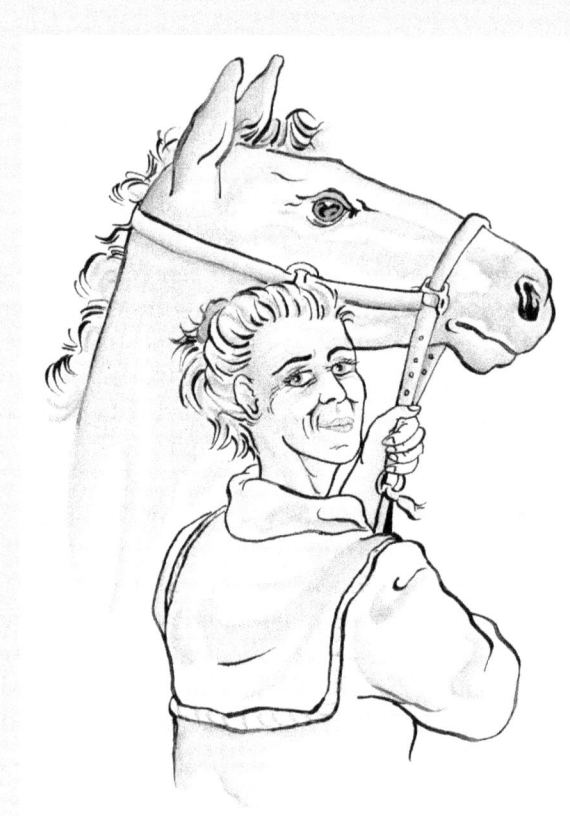

Marian van Alem (46 jaar) is een sportieve vrouw die geregeld de fitnessschool bezoekt voor krachttraining. Zij werkt daarnaast fulltime als paardenverzorgster op een grote manege. Vanaf haar jeugd is Marian al gewend aan zwaar werk in het agrarisch bedrijf thuis. Klachten heeft ze nooit gehad, behalve een liesbreukoperatie toen ze drie jaar oud was. De laatste tijd heeft ze soms wat last van liespijn na het sporten, maar volgens de huisarts is het geen liesbreuk. Ook heeft ze geregeld obstipatie, waardoor ze flink moet persen.[a] Marian heeft geen kinderen, wel een vaste partner. Bij het vrijen lijkt het overigens wel alsof ze de laatste tijd wat meer verkrampt.[b]

a Obstipatie: het bij herhaling vaak moeizaam kwijt kunnen van ontlasting (= 2 keer per week ontlasting hebben), vaak met pijnklachten in de onderbuik of rond de anus (Larkin, 2008; Dorey, 2006).
b Pijn bij vrijen (dyspareunie): vaak terugkerende of aanhoudende genitale pijn bij geslachtsgemeenschap (Kingsberg, 2009).

Vraagstelling

– Wat zijn belangrijke risicofactoren voor bekkenbodemdisfuncties als obstipatie?
– Welke risicofactoren voor obstipatie heeft Marian?
– Hoe kan Marian obstipatie helpen voorkomen of verminderen?

- Is er een relatie tussen bekkenpijn/liespijn en bekkenbodemdisfunctie (obstipatie, dyspareunie) enerzijds en buikdrukregulatie anderzijds?
- Hoe kan Marian haar bekken- en bekkenbodempijn (liespijn, dyspareunie) helpen voorkomen of verminderen?
- Waar moet op gelet worden bij het trainen van Marian?

3.2
Functie en disfunctie

De bekkenopening en de buikholte zijn aan alle kanten flexibel afgesloten: boven in de buik door het middenrif (diafragma), aan de voorzijde door de buikspieren, aan de achterzijde door de rugspieren en aan de onderzijde door de bekkenbodemspieren. Een rustige, ontspannen ademhaling geeft dan ook een dynamische beweging van zowel de buik als de bekkenbodem.

Fase 1: inademen (inspiratie)

Bij een ontspannen ademhaling duwen de zich vullende longen het middenrif omlaag. Door deze passieve druk en ontspanning van de betrokken spieren bolt het middenrif op zijn beurt de bekkenbodem omlaag (naar caudaal) en de lage buik wat naar buiten (naar ventraal).

Fase 2: uitademen (expiratie)

Het middenrif, de bekkenbodem en de lage buik herkrijgen hun afgevlakte vorm door een reflectoire contractie na beëindiging van de passieve rek. Dit is een reactie op de impulsen uit de spierspoelen in de bekkenbodemspieren en lage buikspieren en in de pars cruralis van het middenrif. Na de ontspannen uitademing veren middenrif en bekkenbodem weer terug (naar craniaal) en vlakt de licht opgebolde buik weer af (richting dorsaal). Bij een krachtige uitademing hoort het middenrif eveneens passief naar boven gedrukt te worden door de aanspanning van de bekkenbodem en de buikspieren.

Lage en hoge ademhaling

LAGE ADEMHALING: BUIKADEMHALING

De lage ademhaling (buikademhaling) wordt automatisch gebruikt in rust: de frequentie van ademen is laag. De longen worden tot onderin gevuld met lucht waardoor ze uitzetten richting caudaal. De onderbuik wordt hierdoor wat opgebold en de bekkenbodem licht naar beneden gedrukt. Ook de flanken en de rug worden enigszins naar buiten gedrukt (flankademhaling).

HOGE ADEMHALING: BORSTADEMHALING

Bij de hoge ademhaling (borstademhaling) worden de longen minder diep gevuld, waardoor beweging meer voelbaar is bij het borstbeen en de bovenste ribben dan onder in de buik of de bekkenbodem. De ademfrequentie is hoger dan bij de buikademhaling, waardoor zuurstofopname wordt versneld. De hoge (borst)ademhaling is een snelle, maar oppervlakkigere manier van ademhalen en wordt gebruikt bij activiteiten die snelheid of veel zuurstof vereisen, zoals bij inspanning. De hoge ademhaling wordt ook wel de hulpademhaling genoemd, omdat deze eveneens bij extra inspanning of benauwdheid (COPD) wordt ingezet. Ook bij angst, stress en pijn zie je een verhoogde ademhaling. Soms blijft een verhoogde ademhaling 'hangen' uit gewoonte of bij langdurige stress. Bij zwangere vrouwen neemt de ademfrequentie ook in rust vanzelf toe, omdat het lichaam 'groter' wordt en meer zuurstof nodig heeft ('fysiologische hyperventilatie'). Dit neemt automatisch af na de bevalling.

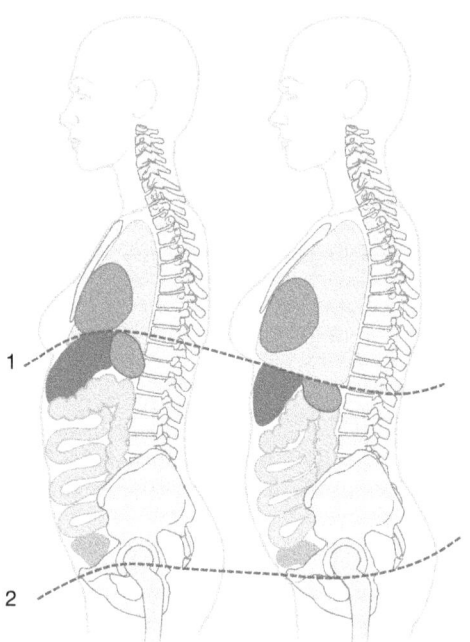

Figuur 3.1
Diafragma en bekkenbodem bij uitademen (links) en inademen (rechts).

3.3
Relatie bekkenbodem en buikdruk

Buikdrukregulatie

Bekkenbodemspieren hebben een belangrijke nevenfunctie in het ondersteunen van de fysiologische ademhaling. Om de buikdruk te reguleren, bewegen middenrif en bekkenbodem evenwijdig aan elkaar samen: bij inademen dalen beide naar caudaal, bij uitademen veren beide terug naar craniaal. Deze samenwerking reguleert de buikdruk, voorkomt buikdrukverhoging op de lage buikorganen en ondersteunt de doorbloeding in het bekken(bodem)gebied. Een continue slechte buikdrukregulatie kan een rol spelen bij het krijgen of onderhouden van klachten zoals verzakking (prolaps), stressurine-incontinentie of doorbloedingsstoornissen in het kleine bekken en de benen, zoals spataderen.

Soms echter wordt het middenrif na een inademing vastgezet (blijft caudaal), terwijl de bekkenbodem wel wordt geacht aan te spannen naar craniaal. Het middenrif en de bekkenbodem werken elkaar dan feitelijk tegen. Dit vastzetten van de ademhaling gebeurt vaak bij bukken, tillen of kracht zetten. De bekkenbodem is dan niet altijd in staat om deze verhoogde buikdruk op te kunnen vangen vanwege zijn nadelige positie en staat dan letterlijk onder grote druk. Voor de blaas kan dit letterlijk de druppel zijn die de emmer doet overlopen. De druk in de blaas wordt te groot (buikdrukverhoging) en bij onvoldoende afsluitkracht van de bekkenbodem ontstaat verlies van urine. Stressurine-incontinentie is een onvrijwillig verlies van urine op momenten van buikdrukverhoging, waarbij veelal geen sprake is van blaasproblematiek. Ook bij hoesten, niezen en lachen neemt de buikdruk fors toe, waarbij hoesten de hoogste buikdrukverhoging veroorzaakt (O'Dell).

Andersom kunnen ook klachten ontstaan: wanneer de bekkenbodem toe- of doorgang moet verschaffen (plassen, ontlasten, vrijen, baren), moet deze zo ontspannen mogelijk zijn. Bij persen (ontlasting, baren) kan gebruik worden gemaakt van de fysiologische daling (dus ontspanning) van de bekkenbodem naar caudaal door bewust maar ontspannen diep in te ademen. Hierbij daalt zowel het middenrif als de bekkenbodem. Na vastzetten van de adem blijft zowel het middenrif als de bekkenbodem laag, waarna rustig op een ontspannen bekkenbodem kan worden meegedrukt ('persen') naar omlaag. Wanneer juist te geforceerd de adem wordt vastgezet bij persen (chronische obstipatie), ontstaat buikdrukverhoging met een reflectoire buikspier- en bekkenbodemcontractie. Er ontstaat paradoxaal persgedrag: persen op een aangespannen bekkenbodem in plaats van rustig meedrukken op een ontspannen bekkenbodem. Dit kan leiden tot bekkenbodemklachten zoals aambeien, slechte lediging, chronische obstipatie, buikpijn en anuspijn.

Figuur 3.2
Toename buikdruk bij inademen (links), afname buikdruk bij uitademen (rechts).

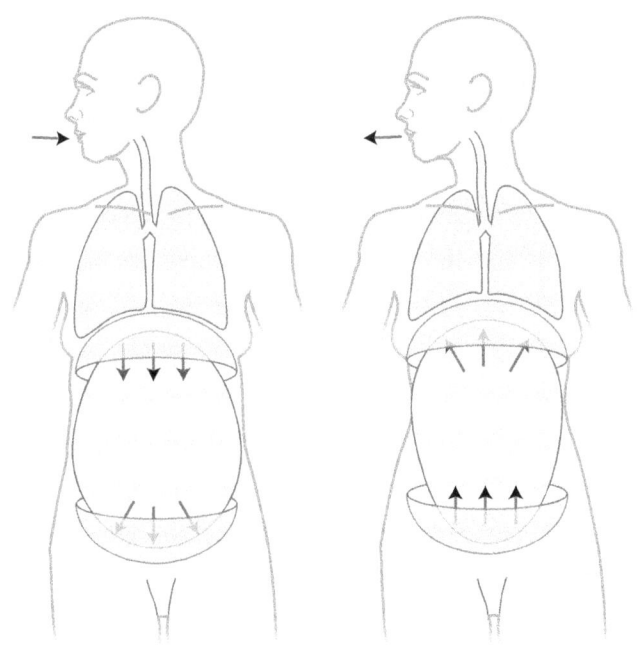

TILLEN

Bij (zwaar) tillen neemt de druk in de buikholte toe. Vaak wordt hierbij ook de adem ingehouden (afsluiten stemspleet), wat de buikdrukverhoging nog meer doet toenemen en bij niet adequaat afsluiten van de bekkenbodem kan leiden tot stressurineincontinentie of (bij frequent te zwaar tillen met forse buikdrukverhoging) tot verzakkingsklachten. Ook kan er een inefficiënte stabilisatie van bekken en lage rug plaatsvinden, wat van invloed kan zijn bij bekkenpijnklachten. Belangrijkste voorzorgsmaatregel is het voorkomen van te zwaar belasten! Daarnaast is een correcte tiltechniek van belang: hierbij dienen zowel de buikspieren (primaire stabilisatoren lage rug en bekken), rugspieren als de bekkenbodem aangespannen worden en moet tevens gelet worden op uitademing of doorademing.

HOESTEN, NIEZEN

Niezen en hoesten zijn uitademingen: hierbij behoren zowel middenrif als bekkenbodem omhoog te bewegen (naar craniaal) om de plotseling toenemende buikdruk (caudaal gericht) op te vangen. De bekkenbodem kan samen met de (dwarse) buikspieren de toenemende buikdrukverhoging bij hoesten en niezen opvangen door gerichte spieraanspanning. Wanneer dit niet of niet adequaat genoeg gebeurt, kunnen klachten van urineverlies of verzakking (prolaps) optreden. Om dit tegen te gaan, moet de bekkenbodem niet alleen op kracht, maar ook op timing en uithoudingsvermogen getraind worden. Dit vergt veel oefening! Normaliter hoort de bekkenbodem overigens automatisch aan te spannen bij hoesten of niezen. Pas als er klachten ontstaan, moet hier bewust op gelet worden.

PERSEN

Bij voldoende aandrang (darmreflex) en een soepele samenstelling van de ontlasting (zachte consistentie) hoort ontlasten (defecatie) niet moeizaam te gaan: de bekkenbodemspieren dalen rustig naar caudaal en het anale kanaal ontspant bij passage van de feces. Bij hardlijvigheid of chronische obstipatie kan juist paradoxaal persgedrag ontstaan: door pijn of foutief persgedrag kan de bekkenbodem met de externe anale sfincter (EAS) te veel aangespannen blijven, terwijl er sprake behoort te zijn van relaxatie. Door toch door te persen door middel van buikdrukverhoging (adem vastzetten, meepersen) tegen de afweerspanning van de bekkenbodem in, kunnen klachten ontstaan zoals aambeien, slechte lediging, buikpijn of anuspijn. Voorkomen van paradoxaal persgedrag, bewust letten op relaxatie en correct gebruik van buikdrukregulatie bij het persen, kunnen deze klachten helpen voorkomen.

Geremde ademhaling

Bij spanning in het lichaam wordt de ademhaling vaak niet alleen hoger, maar ook geremd door eveneens toenemende spanning van de ademhalingsspieren. Dit vergt meer inspanning: de borstkas wijkt minder gemakkelijk, de ademhaling wordt oppervlakkig en versneld om dezelfde hoeveelheid zuurstof binnen te krijgen. Ook bij continue spanning op de buik (buik inhouden) of bij strak zittende kleding (strakke broek, korset) kan bij inademen het middenrif onvoldoende dalen, kan de buikwand onvoldoende uitzetten, zal de bekkenbodem onvoldoende dalen (blijft gespannen) en gaat de borstkas zich meer bovenwaarts en hoog zijwaarts uitzetten (borstademhaling). Vaak is al aan iemands stem te horen of hij gespannen of nerveus is: hogere, snelle ademhaling, meer spanning op de lippen (soms last van tandenknarsen of kaakkrampen: tetanus) en samengeperste stembanden (monotoon, weinig intonatie). Bij niet goed dooradmen of de adem inhouden bij activiteiten, neemt de druk op de bekkenbodemspieren dus toe. Geregeld gaat dit samen met klachten van overactief bekkenbodemgedrag.

3.4
Voorkomen en verminderen

Preventie risicofactoren

Buikdrukverhoging op zich is uiteraard niet te voorkomen; het gaat om het reguleren van de buikdruk op belastende momenten zoals tillen, hoesten, niezen en persen. De risicofactoren voor het onvoldoende kunnen reguleren van de buikdrukverhoging zijn vrijwel dezelfde als die voor het ontstaan van bekkenbodemdisfuncties (dit zal geen verbazing meer wekken) (zie tabel 3.1).

Tabel 3.1 Risicofactoren voor buikdrukverhoging.	
te veel buikdrukverhoging	oorzaak of gevolg
zware werkzaamheden, tillen	buikdruk?, belastbaarheid?, belasting?
vastzetten adem, geremde ademhaling	buikdruk?, bekkenbodemfunctie?
buik continu intrekken	buikdruk?, bekkenbodemfunctie?
chronisch persen, obstipatie	toiletgedrag?, persgedrag?, obstipatie?
gezondheid, obesitas (BMI > 30)	conditie?, overgewicht?, buikdruk?
klachten lage rug en bekken	stabilisatie lage rug en bekken?, ademhaling?
bekkenbodemklachten	bekkenbodemdisfunctie?, ademhaling?
COPD, roken	doorbloeding?, ademhaling?, bekkenbodem?
negatieve fysieke ervaring	lichamelijke spanning?, bekkenbodem?, ademhaling?
psychische factoren	depressie?, stress?, bekkenbodem?, ademhaling?
combinatie risicofactoren	risicofactoren?, ademhaling?

Gedrag en gewoonten

Sommige gewoonten zijn niet moeilijk te veranderen zodat kan worden voorkomen dat er extra buikdruk (en dus extra belasting op de bekkenbodem) ontstaat. Zo kan verkeerd tillen (te zwaar tillen, tillen met vastgezette adem) of zeer geregeld krachtig persen (chronisch persen, obstipatie) voor een frequente buikpers zorgen, waarbij de bekkenbodem zwaar wordt belast.

TILTECHNIEK

Correct tillen betekent de buikdruk reguleren door dóór te ademen en de bekkenbodem aan te spannen.
- Pak het te tillen voorwerp eerst alleen maar vast en adem ontspannen in (buik bolt op, bekkenbodem daalt naar caudaal).
- Adem uit en span de bekkenbodem rustig aan (naar craniaal) en houd deze aangespannen.
- Til het te tillen voorwerp op, liefst nog op de uitademing, of adem door (openhouden stemspleet).
  • Niet de adem vastzetten!
- Bij het optillen van een kind: tel hardop tot drie (1-2-3) en laat het kind meespringen/meegeven bij de derde tel. Span op de derde tel de bekkenbodem bewust aan.
  • Door het hardop uitspreken is er automatisch een open stemspleet en dus minder buikdruk, ondanks het optillen.

Til nooit meer dan je bekkenbodem dragen kan!
(Hartevelt, 2000)

Figuur 3.3
Tiltechniek.

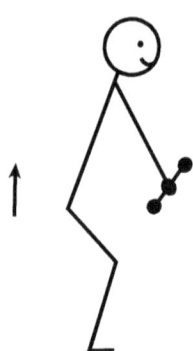

OPVANGEN HOESTEN, NIEZEN

Hoesten en niezen gebeuren altijd op een uitademing en dus zou er vanzelf al een craniaal gerichte beweging van de bekkenbodem moeten plaatsvinden. Helaas laten veel mensen de buik en bekkenbodem juist verslappen tijdens hoesten of niezen, waarbij de buik opbolt en de bekkenbodem naar caudaal daalt met kans op urineverlies. Belangrijk is om de bekkenbodem in al zijn spierfuncties te trainen op adequate aanspanning bij buikdrukverhoging. Dit vergt tijd en gericht oefenen.

Als de bekkenbodem niet onbewust aanspant bij hoesten en niezen, moet geoefend worden in het bewust aanspannen van de bekkenbodem op (of vlak vóór) het daadwerkelijke moment van hoesten of niezen. Veel mensen zeggen dat niet te voelen: 'Ik nies al voordat ik mijn bodem kan aanspannen.' Toch is dit niet helemaal waar: vrijwel iedereen 'voelt' dat hij of zij moet niezen of hoesten. Het gezicht wordt afgewend, de hand wordt naar de mond gebracht en het niezen wordt gesmoord in de zakdoek of handpalm. De tijd die nodig is om al deze motorische handelingen te verrichten nadat de sensorische informatie is afgegeven, is eveneens te gebruiken om de bekkenbodemspieren aan te spannen. Echter, de cortex zich weer bewust laten worden van deze 'vergeten' spiergroep en deze gericht te kunnen aanspannen met de juiste kracht en timing, vergt oefenen, oefenen, oefenen!

Opvangen buikdruk bij niezen en hoesten:
– niezen: onderverdeeld in 'ha' en 'tsjoe':
  • op de 'ha' alleen maar ontspannen inademen (en nog niet aangespannen, wel alert zijn!);
  • einde 'ha' desnoods al iets aanspannen van de bekkenbodem;
  • op de 'tsjoe' wordt uitgeademd en moeten de bekkenbodem en lage buik (lichtjes) aangespannen worden;
– hoesten:
  • probeer kort vóór het hoesten eerst in te ademen (bekkenbodem nog ontspannen);
  • de bekkenbodem en lage buik aanspannen en dan pas hoesten (uitademing).

Bij de geregistreerd bekkenfysiotherapeut kan door specifieke bekkenbodemoefeningen, als dat nodig is, aangevuld met inwendige diagnostiek (intravaginale of -rectale palpatie, myofeedback) en behandeling (functionele elektrostimulatie, ballontherapie), de spierfunctie van de bekkenbodem worden verbeterd (Bø, 2007; Hagen, 2009; Mørkved, 2003; Shamlyan, 2007).

TOILETHOUDING EN PERSTECHNIEK

Een juiste uitleg en advies over het functioneren van de bekkenbodemspieren en aandacht voor een correcte toilethouding en toilethygiëne kunnen helpen om beter te kunnen plassen of te ontlasten (Versprille-Fischer).
- Neem de tijd om naar het toilet te gaan! Het duurt even voor de bekkenbodemspieren goed ontspannen zijn en de blaas en darmen hun werk (reflexmatig) kunnen doen.
- Plassen:
  - vrouwen: zittend plassen (rechtop, holle rug, bekken voorover kantelen), voeten gesteund (vloer, verhoging), niet boven het toilet hangen (bekkenbodem blijft dan aangespannen);
  - mannen: zittend (houding gelijk aan die bij vrouwen zoals hiervoor beschreven) of staand met een licht holle rug (als voor een urinoir);
  - pas gaan bij aandrang om te plassen, of anders om de 3 uur;
  - ontspan de bekkenbodem, adem rustig door en wacht tot de blaas zelf gaat plassen; niet persen;
  - desnoods bewuste inademing met ontspannen bekkenbodem om de blaasreflex te activeren.
- Ontlasten:
  - ontspannen zitten met een wat bolle rug (m/v): bekken achterover gekanteld, steun voeten;
  - ga altijd naar het toilet bij aandrang voor ontlasting, zo niet: ga extra bewegen;
  - adem rustig door, wacht tot er aandrang komt, niet direct al gaan persen;
  - bij onvoldoende aandrang of obstipatie: adem 10 keer rustig in en uit, met een ontspannen buik die opbolt (bij inademing) en afplat (bij uitademing);
  - desnoods hierna 10 keer bekken kantelen: maak een holle rug en laat de buik bollen op de inademing, en een bolle rug met afgeplatte buik op de uitademing;
  - daarna met een bolle rug blijven zitten (bekken achterover gekanteld) en rustig, diep blijven inademen en de bekkenbodem ontspannen laten;
  - dan adem vastzetten na inademing en 5 keer rustig meedrukken (ontspannen 'persen') vanuit de buik (liefst bij aandrang) richting de bewust ontspannen anus;
  - als de ontlasting niet komt: stoppen, alles pas weer herhalen bij nieuwe aandrang.

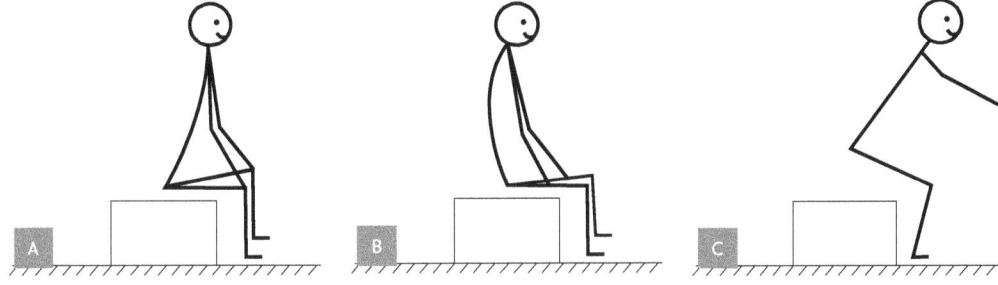

Figuur 3.4
a Toilethouding voor plassen.
b Toilethouding voor ontlasten.
c Zo nooit!

Ter voorkoming of vermindering van obstipatie is het belangrijk te letten op:
- voldoende te drinken (1½ tot 2 liter vochtinname per dag): onvoldoende vocht kan leiden tot obstipatie door te veel indikken van de feces in de dikke darm;
- voldoende vezelgebruik: eet geregeld noten, pinda's (zoals pindakaas met nootjes), kokos (Bounty), gedroogd fruit (abrikozen, tuttifrutti), vijgen, dadels, ontbijtkoek, of drink Roosvicee Laxo;
- houd ontlasting niet te lang op bij aandrang: dit kan leiden tot een veranderd aandranggevoel en minder goede lediging (met bijbehorende darmproblematiek);

- ga niet persen zonder aandrang: dit kan leiden tot paradoxale contractie (ongewenste contractie van de bekkenbodem terwijl relaxatie hiervan gewenst is) en geeft vaak een onvolledige lediging met op den duur klachten zoals obstipatie, buikpijn, anuspijn;
- dagelijks minstens een halfuur achter elkaar bewegen (wandelen, fietsen, zwemmen) werkt positief op de darmfunctie.

Wanneer de bekkenbodemklachten ondanks gericht advies en specifieke oefeningen niet of onvoldoende verminderen, is het zinvol te verwijzen naar een geregistreerd bekkenfysiotherapeut of contact te laten opnemen met de huisarts.

3.5 Trainen

Oefenen

Bewust worden van buikdrukregulatie en de rol van de bekkenbodem:
- verbeteren algehele conditie en fitheid;
- bewust worden bekkenbodem:
  - verbaal (uitleg), visueel (beeldmateriaal, fantoom), tastzin (voelen, oefenen);
- buikdrukregulatie: aanspannen op buikdrukverhogende momenten (zoals bij springen):
  - techniek bij tillen, hoesten, niezen;
  - perstechniek, toiletgedrag;
- functie verbeteren bekkenbodem:
  - bewuste relaxatie;
  - snelkracht, duurkracht, coördinatie, timing;
- verbeteren coördinatie en stabilisatie lage rug en bekken:
  - geen compensatie vanuit de bekkenbodem;
- bewust worden bekkenbodem spanning-ontspanning;
- bewust worden ademhaling spanning-ontspanning;
- bewust worden belasting-belastbaarheid en eigen grenzen;
- zo nodig doorverwijzen naar de geregistreerd bekkenfysiotherapeut bij geen verbetering van de bekkenbodemdisfuncties, ondanks genoemde adviezen.

Bekkenfysiotherapie

Bij bekkenbodemdisfuncties kan het zinvol zijn te verwijzen naar de geregistreerd bekkenfysiotherapeut. Deze heeft zich door middel van het volgen van een gerichte post-hbo-opleiding verder gespecialiseerd in het gebied van buik, bekken en lage rug bij zowel vrouwen, mannen als kinderen. Klachten van lage rug en bekken kunnen op hun beurt klachten veroorzaken van de bekkenbodemspieren en omgekeerd. Omdat ook de lage buikorganen (blaas, darmen, baarmoeder of prostaat) een relatie hebben met de bekkenbodemspieren, kunnen bij het niet goed functioneren hiervan klachten ontstaan op het gebied van plassen, ontlasten of bij het vrijen. Wanneer de klachten te maken hebben met zwangerschap of bevalling, is specifieke competentie nodig op het gebied van peripartum gezondheidszorg.

Bij de geregistreerd bekkenfysiotherapeut kan door specifieke bekkenbodemoefeningen, als dat nodig is, aangevuld met inwendige diagnostiek (intravaginale of -rectale palpatie, myofeedback) en behandeling (functionele elektrostimulatie, ballontherapie), de spierfunctie van de bekkenbodem verbeterd worden. Daarnaast wordt altijd aandacht besteed aan de ademhaling, ontspanning en buikdrukregulatie en de balans tussen belasting en belastbaarheid (Bø, 2007, 2009; Solomon, 2003). Zie deel 3, hoofdstuk 7.

3.6
Uitwerking praktijk

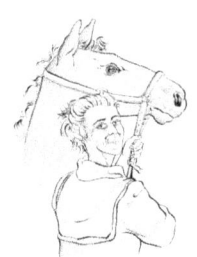

De casus waarop deze uitwerking praktijk betrekking heeft, is opgenomen in paragraaf 3.1

Wat zijn belangrijke risicofactoren voor bekkenbodemdisfuncties als obstipatie?
- zware werkzaamheden, tillen;
- vastzetten adem, geremde ademhaling, buik continu intrekken, voortdurende stresssituaties;
- chronisch persen;
- obesitas (BMI > 30);
- bekkenbodemklachten;
- COPD, roken;
- negatieve fysieke ervaring, psychische factoren (depressie, stress);
- combinatie risicofactoren.

Welke risicofactoren voor obstipatie heeft Marian?
- zware werkzaamheden, tillen: al van jongs af aan te maken hebben met forse buikdrukverhoging
- vastzetten adem: mogelijk foute buikdrukregulatie bij fitness of tillen?
- chronisch persen: mogelijk paradoxale contractie?
- obstipatie: vaak ophouden bij aandranggevoel
- bekkenbodemklachten: op 3-jarige leeftijd operatie liesbreuk (mogelijke relatie met bindweefselzwakte); overactieve bekkenbodemklachten na fitness: bekkenpijn (liespijn), obstipatie, dyspareunie
- combinatie risicofactoren: optelsom van factoren

Hoe kan Marian obstipatie helpen voorkomen of verminderen?
- bewust worden van bekkenbodem;
- verbeteren van bekkenbodemspierfunctie, met name verschil voelen tussen spanning en ontspanning;
- bekkenbodemoefeningen gericht op relaxatie, in combinatie met ademhalingsoefeningen
- perstechniek met gebruik buikademhaling, op een ontspannen bekkenbodem;
- letten op toiletadviezen: gaan bij aandrang, ontspannen zitten, goede perstechniek (niet paradoxaal persen);
- letten op leefadviezen: voldoende drinken, voldoende vezelgebruik, beweegadvies
- verbeteren stabiliteit: bekkenbodem niet als primaire stabilisator gebruiken;
- belasting-belastbaarheid: niet te zwaar tillen (buikdrukverhoging).

Is er een relatie tussen bekkenpijn en/of liespijn en bekkenbodemdisfunctie enerzijds en buikdrukregulatie anderzijds?
- Ja, door geregeld (te) zwaar tillen en onvoldoende buikdrukregulatie (adem vastzetten, mogelijk compenseren stabiliteit lage rug en bekken vanuit de bekkenbodem) kan een bekkenbodemdisfunctie ontstaan, wat kan leiden tot obstipatie, dyspareunie en bekkenpijn en/of liespijn.

Hoe kan Marian haar bekken- en bekkenbodempijn (liespijn, dyspareunie) helpen voorkomen of verminderen?

- letten op buikdrukregulatie: doorademen bij tillen, bekkenbodem bewust aanspannen
- vermijden obstipatie; letten op ontspannen perstechniek en toiletgedrag
- tiltechniek: doorademen, geen buikpers, minder zwaar tillen
- bewust worden van bekkenbodem
- bekkenbodemspierfunctie verbeteren, aanleren bewuste relaxatie
- letten op leefadviezen: niet te zwaar tillen, tiltechniek, belasting-belastbaarheid
- dyspareunie: bewuste relaxatie bekkenbodem, tijd nemen, warming-up (voorspel)

Waarop moet gelet worden bij het trainen van Marian?
- bewust worden bekkenbodem:
  - verbaal, visueel, tastzin.
- buikdrukregulatie: aanspannen op buikdrukverhogende momenten (springen):
  - techniek bij tillen, hoesten, niezen;
  - perstechniek, toiletgedrag.
- functie verbeteren bekkenbodem:
  - bewuste relaxatie.
- verbeteren coördinatie en stabilisatie lage rug en bekken:
  - geen compensatie vanuit de bekkenbodem.
- bewust worden belasting-belastbaarheid en eigen grenzen:
  - Marian komt op een leeftijd (richting de overgang) dat ze moet gaan letten op niet (te) zwaar meer tillen; hoewel ze geen kinderen heeft gebaard, heeft ze wel een liesbreuk gehad en nu weer nieuwe klachten in deze regio. Dit kan ook komen door een (familiare?) bindweefselzwakte, wat een relatie heeft met bekkenbodemdisfuncties: navragen
- Doorverwijzen naar de huisarts of geregistreerd bekkenfysiotherapeut als de bekkenbodemdisfuncties niet verbeteren (zoals obstipatie en dyspareunie), ondanks genoemde adviezen.

REFERENTIES

Bø K, Mørkved S. Fraley H. Sherburn M. Evidence for benefit of transversus abdominus training alone or in combination with pelvic floor muscle training to treat female urinary incontinence: a systematic review. Neurourol Urodyn. 2009;28(5):368-73.

Bø K, Berghmans B, Mørkved S, Kampen M van. Evidence-based physical therapy for the pelvic floor. Bridging Science and Clinical Practice. Elsevier Ltd., 2007.

Bø K, Talseth T, Holme I. Comment on Schiøtz et al.: Ten-year follow-up after conservative treatment of stress urinary incontinence.Int Urogynecol J Pelvic Floor Dysfunct. 2009 Feb;20(2): 265. Epub 2008 Oct 22.

Feinsod M. Kershman's sad reflections on the homunculus. Neurology. 2005;64:524-5.

Gijs L, Gianotten W. Seksuologie. Houten: Bohn Stafleu van Loghum, 2004.

Groot J, Hogen Esch F. Buikmassage en buikdrukregulatie. Rotterdam: Erasmus MC, 4 februari 2005.

Hagen S, Stark D, Glazener C, Sinclair L, Ramsey I. A randomized controlled trial of pelvic floor muscle training for stages I and II pelvic organ prolapse. Int Urogynecol J Pelvic Floor Dysfunct.

Hartevelt MHLW van. Bekkenbodemproblemen tijdens en na de zwangerschap. Eindhoven: Hartevelt, 2000.

Hentzepeter-van Ravensberg HD. ZwangerFit. Begeleiding van de actieve vrouw tijdens en na haar zwangerschap. Naslagwerk voor fysiotherapeuten volgens NVFB-ZwangerFit®. Houten: Bohn Stafleu van Loghum, 2008.

Hentzepeter-van Ravensberg HD. Plassen en poepen. Houten: Bohn Stafleu van Loghum, 2009.

Hogen Esch F. Bekkenbodem re-educatie, diagnostiek en behandeling. Rotterdam: Erasmus MC, 17 september 2004.

Kingsberg S, Althof SE. Evaluation and treatment of female sexual disorders. Int Urogynecol J. 2009;20(1):33-43.

Kitchenham-Pec S, Bopp A. Bekkenbodemtraining. Amsterdam: De Driehoek BV, 1999.

Larkin PJ, Sykes NP, Centeno C, et al. The management of constipation in palliative care: clinical practice recommendations. Palliat Med. 2008;22:796-807.

Mens JMA, Vleeming A, Stoeckart R, Stam HJ, Snijders CJ. Understanding peripartum pelvic pain; implications of a patient survey. Spine. 1996;21:1363-70.

Mens JMA, Hoek-Dijke G van, Pool-Goudzwaard AL, et al. Possible harmful effects of high intra-abdominal pressure on the pelvic girdle. J Biomech. 2006;39(4):627-35.

Mens JMA. Bekkeninstabiliteit diagnostiek en therapie. Houten: Bohn Stafleu van Loghum, 2007.

Mørkved S, Bø K, Schei B, Salvesen KA. Pelvic floor muscle training during pregnancy to prevent urinary incontinence: a single-blind randomized controlled trial. Obstet Gynaecol. 2003;101: 313-9.

NVFB. Patiëntenfolder Gezond toiletgedrag, 2005.

O'Dell KK, Morse AN, Crawford SL, Howard A. Vaginal pressure during lifting, floor exercises, jogging, and use of hydraulic exercise machines. Int Urogynecol J Pelvic Floor Dysfunct. 2007; 18(12):1481-9.

Östgaard HC, Zetherström G, Roos-Hansson E. Reduction of back and posterior pelvic pain in pregnancy. Spine. 1994;19:894-9.

O'Sulivan PB, Beales DJ, Beetham JA, et al. Altered motor control strategies in subjects with sacroiliac joint pain during the active straight leg raise test. Spine. 2002;27:E1-8.

Pool-Goudzwaard AL, Slieker-ten Hove MSPh, Vierhout M, Mulder P, Pool J, Snijders C, Stoeckaert R. De relatie tussen peripartum bekkenpijn en bekkenbodemdisfuncties. NVFB Bulletin, 2004.

Reilly ET, Freeman RM, Waterfield MR, Waterfield AE, Steggles P, Pedlar F. Prevention of post-partum stress incontinence in primigravidae with increased bladder neck mobility: a randomised controlled trial of antenatal pelvic floor exercises. BJOG 2002;109:68-76.

Schouten WR. Therapeutische mogelijkheden obstipatie en fecale incontinentie. Rotterdam: Erasmus MC, 14 mei 2004.

Shamlyan T, Wyman J, Bliss DZ, Kane RL, Wilt TJ. Prevention of urinary and fecal incontinence in adults. Evid Rep Technol Assess (Full Rep). 2007;(161):1-379.

Solomon MJ, Pager CK, Rex J, Roberts R, Manning J. Randomized, controlled trial of biofeedback with anal manometry, transanal ultrasound, or pelvic floor retraining with digital guidance alone in the treatment of mild to moderate fecal incontinence. Dis Colon Rectum. 2003 Jun;46(6): 703-10.

Sultan AH. Obstetric perineal injury and anal incontinence. Clinical Risk. 1999;5:193-6.

Sultan AH. Anal incontinence after vaginal delivery (editorial). Dis Colon Rectum. 2000;43:597-8.

Thompson JA, O'Sullivan PB, Briffa NK, Neumann P. Altered muscle activation patterns in symptomatic women during pelvic floor muscle contraction and valsalva manoeuvre. Neurourol Urodynamics. 2006;25:268-76.

Versprille-Fischer ES. Begeleiding van de patiënten met bekkenbodemdisfunctie. 2e gewijzigde druk. Maarssen: Elsevier Gezondheidszorg, 2001.

Voldusek DB, Enck P. Neural control of pelvic floor muscles. Physiology of the gastrointestinal tract. 4th edition Johnson LR. Academy Press, 2006:995-1008.

Voldusek DB. Anatomy and neurocontrol of the pelvic floor. Digestion. 2004;69(2):87-92.

Westerik-Verschuuren EMHL. De bekkenbodem: solitair of deel van een keten? Lezing RGF Groot IJsselland, 2003.

4 Ademhaling en ontspanning

Ontspanning en ademhaling zijn nauw met elkaar verbonden. Enerzijds is ontspanning niet goed mogelijk wanneer de ademhaling wordt belemmerd, anderzijds is rustig ademhalen moeilijk voor wie gespannen is. De ademhaling wordt niet voor niets de spiegel van de emoties genoemd. Met ontspanningsoefeningen kan de verhoogde spierspanning worden verlaagd tot het normale niveau van basisspanning. Dit is mogelijk door bij een goed lichaamsbewustzijn overbodige spierspanning te signaleren en deze los te laten. Iedere spier heeft zijn eigen basisspanning. Een constant aanwezige, te hoge spanning in een bepaalde spier is verspilling van energie en kan leiden tot een verhoogde basisspanning, pijnklachten of zelfs functiestoornissen. Toename van spierspanning kan veroorzaakt worden door fysieke inspanning of pijn, maar ook door psychische spanning als depressie en angst.

4.1 Praktijk

De klachten in deze casus kunnen ook voorkomen bij anderen, ongeacht leeftijd en sekse.

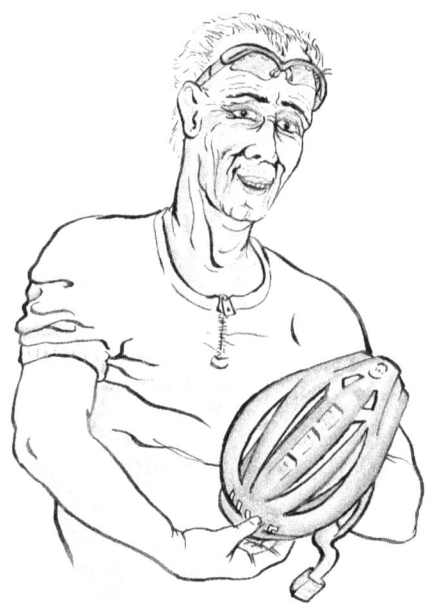

Koen de Wit (54 jaar) is manager bij een multinational. Fietsen is voor Koen een perfecte uitlaatklep voor zijn werkstress na een lange werkdag, vooral sinds zijn scheiding. Ook helpt sporten hem zijn ademhaling te reguleren, aangezien hij soms last heeft van hyperventilatie.[a] De laatste jaren heeft Koen steeds meer last van onbegrepen lagerug- en buikpijn, waarbij geregeld last van obstipatie. Daarnaast heeft hij steeds moeite met goed uitplassen, liespijnen en vage pijnklachten bij het scrotum, met name na het fietsen.[b]

a Hyperventilatie: onbewuste ontregeling van de ademhaling, waarbij toename ademfrequentie, hartritme, spierspanning en afname spijsvertering, concentratie en psychische gesteldheid (Nederlandse Hyperventilatie Stichting).
b Chronische bekken(bodem)pijnsyndroom of chronic pelvic pain syndrome (CPPS): lagerug- en bekkenpijn en/of bekkenbodemklachten, zoals pijn rond de prostaat, bijbal of perineum, of erectiele disfuncties (zoals erectiestoornissen, orgasmepijn), waarbij ook klachten rond plassen en ontlasting kunnen optreden (startklachten bij plassen, obstipatie) (Anderson, 2006, 2008; Fall, 2008; Van Lunsen, 2002).

Vraagstelling

– Wat zijn belangrijke risicofactoren voor het ontstaan van een verstoorde ademhaling en ontspanning?
– Welke risicofactoren voor een verstoorde ademhaling en ontspanning heeft Koen?
– Hoe kan Koen een verstoorde ademhaling en ontspanning helpen reguleren?
– Is er een relatie tussen de verstoorde ademhaling en ontspanning van Koen enerzijds en zijn bekken(bodem)pijn anderzijds?
– Waarop moet gelet worden bij het trainen van Koen?

4.2
Functie en disfunctie

Balans belasting-belastbaarheid

Er moet een zekere balans bestaan tussen werk en privé, tussen activiteiten en rustmomenten, tussen druk bezig zijn en kunnen ontspannen en alle spanning weer kunnen loslaten. De balans tussen belasting en belastbaarheid is een dynamisch mechanisme. De balans tussen belasting en belastbaarheid is te vergelijken met een weegschaal, met aan de ene kant de schaal met alle belasting die (figuurlijk) op je schouders komt en aan de andere kant de schaal met je belastbaarheid. Normaliter is deze weegschaal redelijk in evenwicht en mag de belasting niet zwaarder zijn dan de belastbaarheid. Wanneer dit evenwicht verstoord is (hoge belasting en/of lage belastbaarheid), is iemand gevoeliger voor overbelasting en als dit lang duurt kunnen er zelfs overbelastingsklachten ontstaan. Deze zijn vaak afhankelijk van iemands 'zwakke plek': de een voelt bij overbelasting hoofdpijn opkomen, de ander krijgt buikpijn, lagerugpijn of bekkenbodemklachten. Overbelasting kan komen door te veel lichamelijke inspanning zonder voldoende herstelmomenten (sport), door psychische druk met onvoldoende ontspanningsmomenten (werk, privé) of door andere lichamelijke of psychische factoren (langdurige ziekte, angst, stress).

Bij een disbalans tussen belasting en belastbaarheid is vaak meer (in)spanning nodig om dezelfde activiteit te kunnen leveren, terwijl de herstelfase na (in)spanning wordt vergroot. Dit terwijl de noodzakelijke rustmomenten vaak onvoldoende in acht worden genomen. Je gaat je niet alleen gestrest voelen, maar je ook gestrest gedragen:
– de ademhaling wordt oppervlakkig, hoger of zelfs geremd;

- door voortdurende (in)spanning wordt de spanning op de buik verhoogd;
- verhoogde buikspanning kan leiden tot verhoogde buikdruk;
- verhoogde buikdruk kan leiden tot bekkenbodemdisfuncties:
  - urologisch: slecht uitplassen, residu, nadruppelen, blaasontsteking, urineverlies;
  - gynaecologisch: verzakkingsklachten, drukgevoel;
  - colorectaal: obstipatie, slechte lediging bij ontlasten, pijn anus of onderbuik;
  - seksueel: pijn bij vrijen (dyspareunie), erectiele disfunctie;
  - lagerug- en bekkenpijn: pijn rond lage rug, bekken, liezen, perineum.

4.3 Relatie bekkenbodem, ademhaling en ontspanning

Ontspannen ademhaling

Een rustige diepe ademhaling werkt ontspannend en draagt bij aan een optimale bloedcirculatie. Dit is positief voor herstelprocessen en de doorbloeding van de buikorganen. Bij uitleg over de ademhaling moet ook altijd de invloed van de bekkenbodem en het middenrif besproken worden:
- Het middenrif en de bekkenbodemspieren zijn twee spierplaten die tegenover elkaar liggen, met de buikinhoud ertussen. Samen beïnvloeden ze de buikdruk.
- Ze hebben een reciproke functie en kunnen zich uitsluitend door contractie afvlakken.
- De buikspieren staan in relatie met beide spierplaten.

De *buikademhaling* is een ontspannen, lage ademhaling in rust:
- inspiratie of inademing: de lage buik bolt vanzelf op en de bekkenbodem daalt licht;
- expiratie of uitademing: de lage buik vlakt vanzelf weer af en de bekkenbodem veert terug.

De *flankademhaling* is eigenlijk het gevolg van een ontspannen buikademhaling:
- na het opbollen van de onderbuik zetten de flanken beiderzijds licht uit.

De *borstademhaling* vindt lichtjes plaats na een ontspannen buik- en flankademhaling:
- bij een gespannen lichaam (stress) neemt de borstademhaling toe;
- er is een grotere beweging van de borst te zien;
- de buik beweegt niet tot nauwelijks ontspannen mee.

Verstoorde ademhaling

KORTADEMIGHEID

Bij kortademigheid is de ademfrequentie verhoogd tot een snelle, oppervlakkige manier van ademhalen. Dit kan komen door benauwdheid (COPD), waardoor deze 'hulpademhaling' automatisch wordt ingezet. Ook bij ernstige pijn of angst (shock) zie je een verhoogde ademhaling. Soms blijft een verhoogde ademhaling 'hangen' uit gewoonte of bij langdurige stress. Op den duur kan dit leiden tot een blijvend verhoogde ademhaling met bijbehorende klachten: vaker moe of futloos, een verstoorde buikdrukregulatie, verslechterde doorbloeding naar het kleine bekken en de benen en bekkenbodemdisfuncties zoals overactiviteit.

HYPERVENTILATIE

Door sneller of dieper in te ademen dan nodig is, kan de balans tussen het zuurstof- en het koolzuurgehalte in het bloed worden verstoord. Bij lichamelijke inspanning, nervositeit, angst of grote psychische spanning kan hyperventilatie ontstaan doordat sneller zuurstof wordt ingeademd dan afgevoerd kan worden, wat een daling van de bloeddruk kan geven. Bij hyperventilatie kan de verstoorde balans worden hersteld door tijdelijk meer koolzuurgas in te ademen dan zuurstof, door simpelweg de uitgeademde lucht weer in te ademen. Dit kan door met de handen een kapje te maken voor de mond of door te ademen in een plastic zakje. Om hyperventilatie te voorkomen, moet ervoor gezorgd worden dat bij een activiteit de gasuitwisseling overeenkomt met de behoefte, dus bijvoorbeeld ademhalingsoefeningen uitvoeren in een ontspannen houding.

Verschijnselen van hyperventilatie kunnen zijn (Nederlandse Hyperventilatie Stichting):
- hoofdpijn, duizeligheid, benauwd gevoel;
- snellere hartslag;
- pijn op de borst, tintelingen in vingers en mond;
- misselijkheid, gevoel van flauwvallen;
- droge mond;
- angst voor hartklacht, paniekaanval.

4.4
Voorkomen en verminderen

Preventie risicofactoren

Een verstoorde ademhaling, verandering in buikdrukverhoging of een verhoogde lichamelijke of psychische spanning is niet altijd te voorkomen of te verminderen. En dit is ook zeker niet altijd nodig! Zowel lichaam als geest kan heel wat hebben en is in principe veerkrachtig en zelfregulerend. Pas wanneer er sprake is van te lang en te veel lichamelijke of psychische (in)spanning kunnen de veerkracht en het zelfherstellende vermogen verminderen ('de boog kan niet altijd gespannen staan'). Wanneer de balans tussen belasting en belastbaarheid langdurig verstoord blijft, kunnen klachten ontstaan op allerlei gebieden, maar zeker ook in de relatie tussen ademhaling, buikdruk en bekkenbodem (zie tabel 3.2).

Tabel 3.2 Risicofactoren verstoorde ademhaling.	
risicofactoren verstoorde ademhaling	oorzaak of gevolg
vastzetten adem, geremde ademhaling	buikdruk?, bekkenbodemfunctie?
buik continu intrekken	buikdruk?, bekkenbodemfunctie?
chronisch persen, obstipatie	toiletgedrag?, persgedrag?, obstipatie?
klachten lage rug en bekken	stabilisatie lage rug en bekken?, ademhaling?
bekkenbodemklachten	bekkenbodemdisfunctie?, ademhaling?
COPD, roken	ademhaling?, buikdruk?, bekkenbodem?
negatieve fysieke ervaring	lichamelijke spanning?, bekkenbodem?, ademhaling?
psychische factoren	depressie?, stress?, bekkenbodem?, ademhaling?

Ter preventie letten op:
- bewust worden van de relatie tussen ademhaling, bekkenbodem en ontspanning;
- buikademhaling: toepassen bewuste ontspanning in stresssituaties (sport, werk, privé);
- ontspanning: rustmomenten inplannen, ontspanningsoefeningen;
- bekkenbodem: functieherstel, aandacht voor relaxatie, toiletadvies;
- buikdrukregulatie: letten op buikdruk in rust en tijdens (in)spanning (sport, werk, privé);
- leefadviezen: betere balans belasting-belastbaarheid creëren, zowel lichamelijk als psychisch en in sport, werk en privé.

ADEMHALING EN BUIKDRUKREGULATIE

Een rustige buikademhaling en goede buikdrukregulatie zijn van belang om te kunnen ontspannen. Je lichaam kan je geest beïnvloeden en omgekeerd: wanneer je psychische stress hebt, ga je vaak verkrampen en voelt je lichaam ook lichamelijk stress. En wanneer je lichamelijk erg gespannen bent, 'voel' je psychisch de spanning en onrust in je lijf en word je ook psychisch meer gespannen (vecht- of vluchtmechanisme): agressief, onrustig, concentratie stoornis, depressie.

Door bewuste omkering van dit principe kun je lichaam en geest laten ontspannen:
- Probeer bij psychische stress (sollicitatie, tandarts) je lichaam bewust te ontspannen:
  - diep, rustig inademen en je buik voelen bollen tegen je broekband;
  - billen slap laten, bekkenbodem ontspannen, niet de anus dichtknijpen;
  - mond losjes dicht, niet klemmen van kaak of lippen;
  - schouders laag;
  - handen open, handpalmen naar boven;
  - benen niet geklemd, maar open naast elkaar of losjes over elkaar (voeten iets naar buiten).
- Probeer bij lichamelijke stress (sport, bevallingspijn) je geest bewust af te leiden:
  - denk aan de beloning of voldoening, niet aan de pijn of het ongemak;
  - verdeel de periode van pijn of ongemak in 'blokjes' door 10 keer te tellen tot 10;
  - ga bewust ritmisch ademen (in-uit, in-uit): door je neus in en door je mond uit.

Door te letten op buikdrukregulatie (niet de adem vastzetten, door blijven ademen tijdens een activiteit, liefst uitademen op een krachtsinspanning) blijft de ademhaling zo ontspannen mogelijk. Omgekeerd wordt de buikdruk beter opgevangen met een rustige ademhaling, waardoor de bekkenbodem tevens zijn nevenfunctie ter ondersteuning van de ademhaling beter kan uitvoeren. Wanneer de buikdrukregulatie correct verloopt (aan- en ontspannen buik en bekkenbodem, uit- of dooradmen bij buikdrukverhoging), ontstaan minder snel overbelastingsklachten van de bekkenbodem met bijbehorende problematiek.

BALANS BELASTING-BELASTBAARHEID

De belastbaarheid is het geheel van factoren die bepalen wat je als individu aankunt en is mede afhankelijk van fitheid, vermoeidheid, een emotioneel zware periode of juist een periode van ontspanning. De fysieke belastbaarheid kan afnemen door slechter eten of slapen of door een afname van fysieke fitheid en conditie. Het lichaam moet dan harder werken (hart, longen, nieren), wat extra energie vraagt. Dit gaat ten koste van andere activiteiten. Ook emotionele gebeurtenissen, zorgen of relatieproblemen zorgen voor een hoge belasting.

Adviezen ter vermindering van de belasting:
- Wissel activiteiten af:
  - na inspanning is ontspanning nodig om te kunnen herstellen.
- Neem minder hooi op je vork:
  - zeg eens nee, denk er een nachtje over, zeg een afspraak af.
- Laat je niet opjutten:
  - continu een competitiestrijd (werk, sport) voeren, levert stress op.
- Stel prioriteiten:
  - wat is echt belangrijk, wat kan ook zonder jou, wat als je het niet doet?
- Praten helpt:
  - taken verdelen, stress op werk of relatie inzien, professionele hulp vragen.

Adviezen ter verbetering van de belastbaarheid:
- Zorg voor rustmomenten:
  - Neem geregeld een time-out, maak tijd voor jezelf.
- Ontspanningsoefeningen:
  - Deze helpen de spanning los te laten, fysiek en psychisch.
- Ga meer bewegen:
  - Verbetering van uithoudingsvermogen helpt fitter te zijn en blijven.
- Ga naar buiten:
  - Buitenlucht is gezond: ga iedere dag een stukje wandelen of fietsen.
- Let op je leefritme:
  - Zorg dat je acht uur slaap krijgt, eet drie keer per dag gevarieerd (één keer warm).

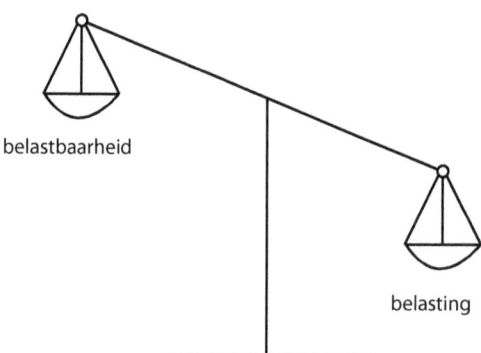

Figuur 4.1
Weegschaal: balansverstoring tussen belasting en belastbaarheid.

Ontspanning

Ontspannen is bewust en gecontroleerd spanning loslaten. Door te ontspannen, neem je tijd voor jezelf, iets wat op zichzelf al waardevol is in ons drukke leven. Ontspanningsoefeningen leren ons het verschil te voelen tussen aanspanning en ontspanning. Wanneer er immers altijd een lichte aanspanning is in het lichaam (buik altijd ingetrokken, schouders te hoog), past het lichaam zich hieraan aan, zodat niet meer ervaren wordt dat je buik of schouders aangespannen zijn. Juist door bewust te leren ontspannen, wordt de restspanning die in je lijf aanwezig is, ervaren. Pas als die losgelaten kan worden, kunnen de spieren zich goed ontspannen, zodat de doorbloeding en de voeding weer optimaal kunnen worden. De ademhaling wordt terecht de sleutel tot ontspanning genoemd. Het is de duidelijkste verbindingsschakel tussen lichaam en geest. Ontspanning en ademhalingsoefeningen kunnen zowel in stand, zittend als liggend plaatsvinden en kunnen gecombineerd worden met de rekoefeningen.

4.5
Trainen

Er zijn verschillende manieren van oefenen om te ontspannen, tot aan meditatie toe. Daarnaast is ontspannen ook mogelijk na gerichte inspanning (fietsen, wandelen). Er kan worden gekozen voor oefeningen die alleen op lichamelijke ontspanning gericht zijn of voor oefeningen waarbij ontspanning en ademhaling worden gecombineerd. Dit laatste kan voor sommigen nog best lastig zijn, met name voor hen die aangeven geregeld last te hebben (gehad) van hyperventilatie.

> Bij het oefenen naar het hervinden van de fysiologische ademhaling met bijbehorende lichamelijke en psychische ontspanning, moet aandacht worden besteed aan:
> - bewust worden van de relatie tussen ademhaling, bekkenbodem en ontspanning;
> - buikademhaling: rustig doorademen in stresssituaties (sport, werk, privé);
> - bekkenbodem: functieherstel, aandacht voor relaxatie, toiletadvies;
> - ontspanning: rustmomenten inplannen, gerichte ontspanningsoefeningen;
> - buikdrukregulatie: geen adem vastzetten tijdens (in)spanning (sport, werk, privé);
> - leefadviezen: betere balans belasting-belastbaarheid creëren, zowel lichamelijk als psychisch en in sport, werk en privé.

Basismethoden om te ontspannen

De psychoprofylaxe is de eerst beschreven vorm van ademhalingstechniek en ontspanningsoefeningen, oorspronkelijk bedoeld voor tijdens de baring. Deze van oorsprong Russische methode van de arts Nicolajev uit 1947 is gebaseerd op de principes van Pavlov en werd door de Franse arts Lamaze in 1952 verder ontwikkeld voor West-Europa en Amerika. Door de psychofysiologie hebben we inzicht verkregen in de samenhang van angst en het vrijkomen van adrenaline, wat een negatieve invloed kan hebben op spierspanning, zowel in het algemeen als specifiek gedurende de bevalling. De bekendste ontspanningsmethodieken binnen de fysiotherapie hebben als basis aandacht, waarneming, observatie en beleving van het lichaam en de lichaamsprocessen. Het gaat hierbij om:
- de methode Jacobson;
- de methode Laura Mitchell;
- de autogene training volgens Schultz.

METHODE JACOBSON (PROGRESSIEVE RELAXATIE)

De progressieve spierontspanning werd door Edmund Jacobson ontwikkeld in 1938 in Amerika. Jacobson beschrijft een manier van ontspannen voor patiënten met hypertensie ten gevolge van emotionele of lichamelijke stoornissen. Zijn doel is in verschillende situaties absolute of relatieve rust in het neuromusculaire systeem te bereiken. Bij normale (bed)rust blijft een restspanning (residuspanning) van de spieren aanwezig. Het doel van de methode is deze residuspanning te verminderen of op te heffen. Jacobson wil de patiënt leren zelf initiatief te nemen om bewust tot ontspanning te komen, door hem bewust te laten worden van het gevoel van spanning en ontspanning van de spieren via het cultiveren van het spiergevoel ('nerveuze heropvoeding'). Ontspanningsoefeningen volgens Jacobson worden in de zwangerschapsbegeleiding frequent gebruikt, maar niet op de zeer intensieve wijze zoals Jacobson met zijn methode voor ogen had. Gebruikt men echter het wezenlijke principe van de methode, bewust worden van ontspanning via het aanspannen van spieren, dan bevordert dit een gevoeligheid voor lichamelijke spanningen. Hierdoor leert men tijdig gespannenheid in spieren waar te nemen en adequaat te reageren door het bewust loslaten ervan: de ontspanning. Het actief observeren van de foutief verhoogde spiertonus en het waarnemen van de verschillen tussen spanning en ontspanning verhogen het concentratievermogen en lichaamsbesef.

METHODE LAURA MITCHELL (RECIPROKE INHIBITIE, 'SIMPLE RELAXATION')

In 1963 beschreef de Engelse fysiotherapeut Laura Mitchell haar ontspanningsmethode 'Physiological relaxation', die in 1977 een vervolg kreeg in het boekje *Simple relaxation*. Zij geeft een uitgebreide beschrijving van het ontstaan van deze methode. Tijdens een langdurig en pijnlijk ziekbed lukte het Mitchell niet om via ontspanning de pijn te verlichten. Zij realiseerde zich dat de houding waarin zij door de pijn gedwongen lag, kon veranderen door die spieren aan te spannen die een antagonistische werking hadden op de spieren die pijnlijk waren. De basisgedachte achter deze methode is dat stress altijd in een herkenbaar patroon het lichaam beheerst. Door de aanwezige stress ontstaat een aanvals- of vechthouding, waardoor de schouders worden opgetrokken, het gezicht gefronst, de romp en armen gebogen en de vuisten gebald. Dit patroon is bijvoorbeeld zichtbaar bij patiënten met nerveuze spanningen of ernstig COPD en bij vrouwen in barensnood en staat bekend als de vecht- of vluchtreactie. Door de antagonistische spiergroepen te laten aanspannen en vervolgens te ontspannen, kunnen de spieren uit het stresspatroon via de reciproke inhibitie ontspannen. De opbouw van de ontspanning is altijd gelijk:
1 beweeg en voel;
2 stop;
3 voel.

Bij het aanleren van ontspannen, legt Mitchell de nadruk op het gevoel in de gewrichten. Zij baseert haar methode op de fysiologische reflexen: een contractie van een spiergroep geeft reciproke ontspanning van de antagonisten van deze spiergroep. De proprioceptieve informatie komt uit de gewrichten, pezen en spieren. De gewrichtskapsels geven een grote hoeveelheid proprioceptieve informatie over de stand van het gewricht. Tijdens het oefenen wordt op normale toon gesproken, de therapeut zit niet op één plaats, maar loopt al pratend rond. Het woord 'ontspanning' wordt niet gebruikt; ontspanning is immers het eindproduct. Leren ontspannen is een vaardigheid die een ieder zich eigen kan maken door te oefenen. Mitchell gaf het advies dagelijks te oefenen, bij voorkeur op een vast tijdstip, zodat het een gewoonte wordt.

METHODE VOLGENS SCHULTZ (AUTOGENE TRAINING)

Prof.dr. J.H. Schultz, de grondlegger van de autogene training, noemde zijn methode de 'Konzentrative Selbstentspannung' (Duitsland, 1920). Later worden door zijn volgelingen de woorden zelfhypnose en autosuggestie gebruikt. In de huidige opvatting vindt men het onjuist het woord zelfhypnose te noemen in samenhang met autogene training, aangezien een reeks fysiologische veranderingen in functioneel opzicht precies tegengesteld is aan die welke bij hypnose optreden. De Duitse psychiater Prill, een leerling van Schultz, heeft de autogene training in de verloskunde geïntroduceerd. De autogene training bestaat uit een 'Unterstufe' en 'Oberstufe'. De Unterstufe (onderbouw) omvat de basisontspanningsoefeningen en vormt een geheel afgeronde methode. Deze methode wordt het meest toegepast en staat hieronder beschreven. De Oberstufe (bovenbouw) is een vorm van autogene meditatie, die alleen toegepast mag worden door in deze methode opgeleide psychotherapeuten.

Autogene training is een ontspanningstechniek waarbij men door middel van passieve concentratie op het lichaam zowel een lichamelijke ontspanning en vermindering van storende vegetatieve verschijnselen als geestelijke rust en kalmering bereikt. Met autogeen wordt niet alleen bedoeld het zelfvormende, het zelf tot stand komen, maar ook het zich eigen maken van de methode. Om de ontspanningsrespons adequaat te gebruiken in stresssituaties moet deze een geconditioneerde reflex zijn. Om deze reden moet de cursist zich de vaardigheid eigen maken. Het dagelijks oefenen van ontspannen in combinatie met lichaamsoefeningen, vormt een goede basis voor een optimale lichamelijk conditie. De toestand van diepe ontspanning ('Autogene Versenkung') kan benut worden om innerlijke zekerheid en vertrouwen in eigen kunnen op te bouwen door zogenoemde voornemings- of oefenformules: 'Ik kan het aan.' Autogene training versterkt de draagkracht ('belastbaarheid') van de cursist omdat er zowel een somatische als psychische voorbereiding (theoretische uitleg) plaatsvindt op een stresssituatie.

Ademhalings- en ontspanningsoefeningen

Er zijn veel vormen van ademhalings- en ontspanningsoefeningen mogelijk:
- ontspannen door inspanning;
- ontspannen door aandacht;
- ontspannen door aanspannen en ontspannen (Jacobsen, Mitchell);
- ontspannen door concentratie (autogene training volgens Schultz);
- ontspannen door visualiseren (actief, passief);
- ontspannen met behulp van je ademhaling.

ONTSPANNEN DOOR INSPANNING

'Na inspanning volgt ontspanning.' Dit principe kan uitstekend worden gebruikt als ontspanningsoefening. Door gericht enige tijd intensief te bewegen, zoals springen, grote armbewegingen of stevig marcheren op de plaats, wordt de doorbloeding geactiveerd, de hartslag verhoogd en de ademhaling versneld. Wanneer hierna gestopt wordt met bewegen, herstelt het lichaam zich vrijwel direct door de ademhaling te gaan reguleren en deze te laten dalen. Zo ontstaat een fysiologisch opgewekte diepe buikademhaling. De activiteit moet kortdurend zijn (5 minuten) en direct gevolgd worden door stopzetting, dus niet langzaam afbouwen. Men moet zich bewust worden van de eigen hijgende, hoge ademhaling die zich gaat verdiepen naar een diepe buikademhaling. Na een stevige fysieke inspanning (sporten) moet een coolingdown volgen, met aandacht voor ademhalingsregulatie.

ONTSPANNEN DOOR AANDACHT

Ontspannen door aandacht doe je door bewust de aandacht te richten op je raak- en steunvlakken met de ondergrond. Voel je hele lichaam liggen, laat je lijf leunen, steunen op de ondergrond. Hoe meer je ontspant, hoe breder je ligt en hoe groter de raak- en steunvlakken. Leg één hand op je borstbeen en één hand op je buik en voel alleen maar wat de ademhaling doet. Beweegt je buik meer of juist je borst? Laat de adem rustig gaan, in jouw tempo en op jouw manier. Voel wat de ademhaling doet.

ONTSPANNEN DOOR AANSPANNEN EN ONTSPANNEN

Ontspannen door eerst aan te spannen en vervolgens te ontspannen om zo het verschil goed te voelen en ervan bewust te worden (methode Jacobsen en methode Laura Mitchell). Hierbij gebruik je steeds minder spanning, zodat je ook leert voelen dat je de hele dag met te veel spanning in je spieren zit, staat en beweegt. Bij continu te veel lichaamsspanning past het lichaam zich aan (adaptatie) en signaleert niet meer dat je bijvoorbeeld met te gespannen schouders loopt of met te veel spanning in je buik of je bekkenbodem.

Doel van deze oefening:
- Het verschil leren voelen tussen spierspanning en spierontspanning door afwisselend aanspannen en loslaten, waarbij geprobeerd wordt het verschil te voelen (Jacobson).
- Een contractie van een spiergroep geeft reciproke ontspanning van de antagonisten van deze spiergroep (Mitchell).
- Er is een opbouw van kleinere naar grotere spiergroepen, tot en met het hele lichaam.

ONTSPANNEN DOOR CONCENTRATIE (AUTOGENE TRAINING)

Door je te concentreren op je lichaam of op delen van je lichaam, kun je leren ontspannen. Bij deze methode voel je een zwaar gevoel in armen en benen. Pas als je echt je benen en armen als zwaar ervaart, zijn alle spieren ontspannen. Wat je bij het 'zwaar zijn' ervaart, is het werkelijke gewicht van armen en benen als de spierspanning wegvalt. Dit geeft totale ontspanning en meer ruimte voor een goede doorbloeding, wat wordt ervaren als een gevoel van toenemende warmte in de armen en benen. Ook de buik kan warm gaan aanvoelen door verbeterde doorbloeding en ontspanning.

ONTSPANNEN DOOR VISUALISEREN

Visualiseren kan helpen te leren ontspannen, omdat het relatief snel het spanningsniveau laat dalen. Begin met rustig liggen (of zitten) en laag door te ademen. Zodra je rustig en ontspannen ligt, verleg je je aandacht door aan iets ontspannends te denken: een 'plaatje'. Denk bijvoorbeeld aan een strand, een bloem, een tuin. Daarna wacht je rustig af welk beeld er bij je bovenkomt. Ervaar wat je voelt en hoe het voelt. Kun je iets aan je plaatje veranderen om meer rust of ontspanning te voelen? Als dit plaatje voor jou effectief is om tot rust te komen, probeer je dit 'op te slaan in je gedachten', om het op een volgend moment als je tot rust wilt komen weer in je gedachten op te roepen.

Visualiseren kan zowel actief als passief. Bij actieve visualisatie roep je zelf het 'plaatje' op en denk je na wat je voelt, wat het oproept, hoe het ruikt en dergelijke. Bij passieve visualisatie vertelt een ander een verhaal op rustige, ontspannen toon en bouwt zo ook een 'plaatje' op. De bedoeling is dat het verhaal wordt gevolgd (hersenen blijven actief), terwijl het lichaam steeds meer ontspant. De verteller maakt gebruik van de eigen stem, intonaties, rustpauzes en ritme om de ander(en) beter te laten visualiseren.

ONTSPANNEN MET BEHULP VAN JE ADEMHALING

Uitlokken buikflankademhaling en ontspanning door rustige bewegingen:
- rustig rondjes draaien met het bekken, bewegen op het ritme van je in- en uitademing.

Lig of zit ontspannen en ga met je aandacht naar je ademhaling toe:
- Adem naar je buik op de inademing: naar je navel, flanken, bekkenbodem en billen.
- Adem naar je rechterbeen: vanuit buik naar lies, heup, bovenbeen, knie, onderbeen, enkel, voet, tenen.
- Idem linkerbeen.
- Adem naar je borst.
- Adem naar je rechterarm: schouder, bovenarm, elleboog, onderarm, pols, hand, vingers.
- Idem linkerarm.
- Adem naar je gezicht: vanuit de nek en hals naar gezicht, wangen, voorhoofd.
- Inademen: adem positieve gedachten, warmte, vertrouwen bewust in.
- Uitademen: adem afvalstoffen, spanning, angst bewust uit.

Bekkenfysiotherapie

Bij voortdurende bekkenbodemklachten of lagerug- en bekkenpijn kan het zinvol zijn te verwijzen naar de geregistreerd bekkenfysiotherapeut. Deze heeft zich door middel van het volgen van een gerichte post-hbo-opleiding verder gespecialiseerd in het gebied van buik, bekken en lage rug bij zowel vrouwen, mannen als kinderen. Klachten van lage rug en bekken kunnen op hun beurt klachten veroorzaken van de bekkenbodemspieren en omgekeerd. Omdat ook de lage buikorganen (blaas, darmen, baarmoeder of prostaat) een relatie hebben met de bekkenbodemspieren, kunnen bij het niet goed functioneren hiervan klachten ontstaan op het gebied van plassen, ontlasten of bij het vrijen. Wanneer de klachten te maken hebben met zwangerschap of bevalling, is specifieke competentie nodig op het gebied van peripartum gezondheidszorg.

Bij de geregistreerd bekkenfysiotherapeut kan door specifieke bekkenbodemoefeningen, als dat nodig is, aangevuld met inwendige diagnostiek (intravaginale of -rectale palpatie, myofeedback) en behandeling (functionele elektrostimulatie, ballontherapie), de spierfunctie van de bekkenbodem verbeterd worden. Daarnaast wordt altijd aandacht besteed aan de ademhaling, ontspanning, buikdrukregulatie en de balans tussen belasting en belastbaarheid.

Daarnaast is de geregistreerd bekkenfysiotherapeut breed opgeleid om bewuste of onbewuste signalen van de cliënt op te pikken die medebepalend kunnen zijn bij de (onbegrepen) bekkenpijnklacht. Het op de juiste wijze kunnen signaleren en interpreteren van lichaamstaal en het afnemen van een specifieke seksuele anamnese zijn van groot belang. Ook bij een 'simpele' bekkenpijn of bekkenbodemdisfuncties kan een overactieve bekkenbodem een rol spelen door een (seksueel) negatieve ervaring of andere lichamelijke of psychische stressfactoren.
Zie deel 3, hoofdstuk 8.

4.6 Uitwerking praktijk

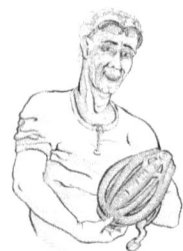

De casus waarop deze uitwerking praktijk betrekking heeft, is opgenomen in paragraaf 4.1.

Wat zijn belangrijke risicofactoren voor het ontstaan van een verstoorde ademhaling en ontspanning?
- vastzetten adem, geremde ademhaling, buik continu intrekken
- chronisch persen, obstipatie
- klachten lage rug en bekken
- bekkenbodemklachten
- COPD, roken
- negatieve fysieke ervaring, psychische stressfactoren
- combinatie van factoren

Welke risicofactoren voor een verstoorde ademhaling en ontspanning heeft Koen?
- verstoorde ademhaling: geregeld last van hyperventilatie
- buik continu intrekken bij fietsen: verhoging buikdruk, slechte doorbloeding
- chronisch persen: persgedrag zowel bij ontlasten als om beter te kunnen uitplassen
- klachten lage rug en bekken: aanspanning bekkenbodem, minder diep ademen
- bekkenbodemklachten: pijnklachten scrotum (CPPS), drukverhoging na fietsen
- psychische factoren: drukke baan, weinig ontspanning tussendoor, scheiding, competitiecomponent bij sporten?

Hoe kan Koen een verstoorde ademhaling en ontspanning helpen reguleren?
- bewust worden van de relatie tussen ademhaling, bekkenbodem en ontspanning
- letten op buikademhaling, toepassen bewuste ontspanning in stresssituaties (werk)
- letten op ontspanning: rustmomenten inplannen, ontspanningsoefeningen
- letten op bekkenbodemrelaxatie met toiletadvies (ontspannen plassen, niet persen)
- letten op buikdrukregulatie tijdens (in)spanning: bij sport of stress (werk, privé)
- letten op leefadviezen: betere balans belasting-belastbaarheid creëren in werk en privé

Is er een relatie tussen de verstoorde ademhaling en ontspanning van Koen enerzijds en zijn bekken(bodem)pijn anderzijds?
- Ja: een langdurige lichamelijke of psychische spanningstoename in het lichaam leidt tot een continue verhoogde ademhaling (met mogelijk risico op hyperventilatie), waardoor een toenemende buikdrukverhoging en verminderde bekkenbodemrelaxatie kunnen ontstaan; dit kan weer leiden tot een verminderde bekkenbodemfunctie en klachten geven zoals slecht uitplassen, buikpijn, perineale pijn (scrotum), liespijn en lagerug- en bekkenpijn.

Waar moet op gelet worden bij het trainen van Koen?
- buikademhaling: rustig doorademen bij inspanning.
- bekkenbodem: aandacht voor relaxatie, met name na inspanning
- ontspanning: letten op ontspannen houding, ontspanningsoefeningen
- buikdrukregulatie: geen adem vastzetten tijdens inspanning
- stabilisatie lage rug en bekken: zonder compensatie bekkenbodemspieren
- belasting-belastbaarheid: bewust worden relatie inspanning-ontspanning

- Doorverwijzen naar de huisarts of geregistreerd bekkenfysiotherapeut als de bekkenbodemdisfuncties niet verbeteren (zoals obstipatie en CPPS), ondanks genoemde adviezen.

REFERENTIES

Anderson RU, Wise D, Sawyer T, Chan CA. Sexual dysfunction in men with CP/CPPS: improvement after triggerpoint release and paradoxical relaxation training. J Urol. 2006;176(4):1534-9.

Anderson RU, Wise D, Sawyer T, Chan CA, Flores V. Psychometric profiles and hypothalamic pituitary-adrenal axis function in men with CP/CPPC. J Urol. 2008;179(3):956-60.

Bø K, Berghmans B, Mørkved S, Kampen M van. Evidence-based physical therapy for the pelvic floor. Bridging Science and Clinical Practice. Elsevier Ltd., 2007.

Derks L, Hollander J. Essenties van NLP. Meppel/Groningen: Servire, 1997.

Dorey G. Pelvic dysfunction in men. Chichester: John Wiley & Sons Ltd., 2006.

Dixhoorn JJ van. Ontspanningsinstructie; principes en oefeningen. Maarssen: Elsevier/Bunge, 1998.

Fall M, Baranowski AP, Elneil S, Engeler D, Hughes J, Messelink EJ, et al. Guidelines on Chronic Pelvic Pain (CPP). European Association of Urology, 2008.

Gestel JLM van, Hoeksema-Bakker CMC. Trainingsleer en inspanningsfysiologie voor de paramedicus. Houten/Zaventem: Bohn Stafleu van Loghum, 1997.

Groot J, Hogen Esch F. Buikmassage en buikdrukregulatie. Rotterdam: Erasmus MC, 4 februari 2005.

Hentzepeter-van Ravensberg HD. ZwangerFit. Begeleiding van de actieve vrouw tijdens en na haar zwangerschap. Naslagwerk voor fysiotherapeuten volgens NVFB-ZwangerFit®. Houten: Bohn Stafleu van Loghum, 2008.

Herbig R. De adem, bron van ontspanning en vitaliteit. Haarlem: De Toorts, 2004.

Janke J. The effect of relaxation therapy on preterm labor outcomes. J Obstet Gynaecol Neonatal Nurs. 1999;28:255-63.

Katwijk A van. Autogene training binnen de individuele gezondheidszorg. 's-Gravenhage: Vuga, 1981.

Leffelaar. Cursusmap psychosomatiek. Amsterdam: Leffelaar, 1995.

Lunsen HW van, Ramakers MJ. The hyperactive Pelvic Floor Syndrome (HPFS): morbidity and psychosexual aspects of hyperactive pelvic floor disorders with co-morbidity ofuro-gynaecological, gastro-intestinal and sexual symptomatology. Acta Endosc. 2002;32:275-85.

Miller JM. Criteria for therapeutic use of pelvic floor muscle training in women. J Wound Ostomy Continence Nurs. 2002;29:301-11.

Nederlandse Hyperventilatie Stichting, Amsterdam. Website: www.hyperventilatie.org.

NVFP; Nederlandse Vereniging voor Fysiotherapie volgens de Psychosomotiek, cd nr. 10.

Sapsford RR, Hodges PW, Richardson CA, Cooper DH, Markwell SJ, Jull GA. Co-contraction of the abdominal and pelvic floor muscles during voluntary exercises. Neurorol Urodyn. 2001;20(1):31-42.

Stevenson L. Exercise in pregnancy. Part 1: Update on pathophysiology. Can Fam Physician. 1997;43:97-104.

Zerman D, Ishigooka M, Doggweiler R, Schmidt RA. Chronic prostatitis: a myofascial pain syndrome? Infect Urol. 1999;12(3):84-8.

Deel 3

Bekken*bodem*Fit: actief

1 Trainen

In dit praktische deel wordt aangegeven hoe de BekkenbodemFit-oefeningen gebruikt kunnen worden, namelijk BekkenbodemFit als compleet oefenprogramma met een eigen lesopbouw, of de BekkenbodemFit-oefeningen los geïntegreerd binnen de bestaande oefentherapie. Voor beide manieren van BekkenbodemFit-gebruik zijn de oefeningen in dit deel bedoeld.

1.1 Bekken*bodem*Fit: los of geïntegreerd?

Bekken*bodem*Fit-oefenprogramma

BekkenbodemFit kan gebruikt worden als losstaand beweegprogramma. De oefeningen worden in een aparte groepsles (zoals bij rugscholing) gegeven. Hierbij wordt gebruikgemaakt van een vaste trainingsopbouw voor actieve lessen, die is uitgewerkt in de volgende hoofdstukken:
- hoofdstuk 2 Start: warming-up, trainen fitheid, conditie;
- hoofdstuk 3 Midden: trainen kracht en coördinatie, bekkenbodem;
- hoofdstuk 4 Eind: coolingdown, ademhalings- en ontspanningsoefeningen.

Bekken*bodem*Fit geïntegreerd

BekkenbodemFit-oefeningen kunnen ook op zich zelfstaand gebruikt worden, door ze te integreren in bestaande fysiotherapeutische oefentherapie. Hierbij wordt meer gelet op de uitvoering en criteria bij een oefening. Er kan onderscheid worden gemaakt in het specifieke doel van de oefeningen, namelijk meer gericht op bekken, bekkenbodem, buikdrukregulatie of ademhaling en ontspanning. Dit is uitgewerkt in de volgende hoofdstukken:
- hoofdstuk 5 Oefenen: bekken;
- hoofdstuk 6 Oefenen: bekkenbodem;
- hoofdstuk 7 Oefenen: buikdrukregulatie;
- hoofdstuk 8 Oefenen: ademhaling en ontspanning.

1.2 Criteria oefenprogramma

De cursist die Bekken*bodem*Fit-oefeningen gaat doen, kan dat doen in de fysiotherapiepraktijk (individueel of in een rugscholingsgroepje) of in een fitness- of sportschool. De cursist zal ofwel enige klachten hebben op bekken(bodem)gebied of wil deze voorkomen. Aangezien de cursistenpopulatie erg kan verschillen, zijn de volgende criteria algemeen bedoeld en zeker niet bindend. De eindverantwoordelijkheid ligt bij de behandelend fysiotherapeut.

Criteria voor de cursist

- Zorg voor extra calorie-inname voor de training (fruit, druivensuiker, koekje).
- Drink met beetjes tijdens en na de training. Neem daarom een flesje water mee.
- Draag stevige, verende schoenen, bijvoorbeeld sportschoenen.
- Draag gemakkelijk zittende en goed ademende kleding.
- Altijd rustig opstaan vanuit ruglig.
- Na een ziekteperiode met koorts niet intensief trainen. Dus rustig aan weer activiteiten en training opbouwen na de herstelperiode.

Criteria voor de therapeut

- Train met wisselende activiteiten.
- Train niet prestatiegericht.
- Bij zeer warm en/of vochtig weer niet intensief trainen.
- Niet intensief laten trainen na een ziekteperiode met koorts.
- Laat de cursisten wat drinken tijdens en na de training.
- Vraag na of de cursisten aan een extra calorie-inname hebben gedacht voor de training.
- De lichaamstemperatuur mag niet stijgen boven de 38 graden.
- Train op een stevige, verende vloer en laat de cursisten stevige, verende schoenen dragen (sportschoenen). Hiermee worden ballistische bewegingen voorkomen.

OPLETTEN OF VERMIJDEN VAN DE VOLGENDE BEWEGINGEN EN OEFENINGEN

- High-impactbewegingen (zoals jogging en jumping-jacks).
- Springen en schokkende bewegingen.
- Diepe flexie en extensie van de gewrichten.
- Bewegingen met tempowisselingen (zoals chachacha).
- Bewegingen met snelle richtingsveranderingen of draaiingen (zoals pivot-turn).
- Twijfelachtige oefeningen voor de lage rug (hyperextensie).
- Twijfelachtige oefeningen voor de gewrichten (zoals overstrekken en te zwaar belasten).
- Sporten in een hete vochtige zaal (of de les aanpassen).
- Oefeningen met de nadruk op de rechte buikspieren (m. rectus abdominis).
- Niet oefenen met ingehouden adem (adem vastzetten) of buikdrukverhoging (valsalvamanoeuvre).

AANDACHTSPUNTEN

- Voorafgaand aan spierkrachtversterkende oefeningen moet erop gelet worden of de cursist de toenemende buikdrukverhoging kan opvangen door het aanspannen van de dwarse buikspieren (mm. transversi abdominis).
- De therapeut moet erop letten of de cursist de bekkenbodem niet als compensatiemechanisme gaat inzetten bij verminderde lagerug- en bekkenstabiliteit of bij een te zeer belaste oefening.
- Let op het doorademen tijdens activiteiten.
- Zolang cursisten nog in staat zijn normaal te praten tijdens de training, is de trainingsbelasting normaliter niet te hoog.

– De cursist moet leren luisteren naar het eigen lichaam en zo nodig pauzes inlassen.

1.3 Contra-indicaties – relatieve contra-indicaties

(Relatieve) contra-indicaties zijn gelijk aan die voor oefenen met lagerug- en bekkenpijn, heup- en liesklachten, bursitisklachten of bekkenbodemdisfuncties, en door de fysiotherapeut zelf te bepalen voor de individuele cursist. Hieronder kunnen eveneens vallen:
- hartafwijking, hartritmestoornis;
- hoge bloeddruk, bloedarmoede (anemie);
- schildklierafwijking, diabetes mellitus;
- extreem ondergewicht;
- neurologische aandoeningen;
- verleden van weinig actief bewegen;
- pre- en postpartumperiode (zie verderop).

Zwangerschap of pas bevallen zijn (pre-, postpartum), is geen absolute contra-indicatie om aan een training deel te nemen. Wel moet de begeleidende therapeut over aanvullende kennis beschikken om vrouwen peripartum deskundig te kunnen trainen. De NVFB-ZwangerFit®-trainerscursus leidt fysiotherapeuten hier speciaal voor op. De lijst van (relatieve) contra-indicaties is met name in geval van zwangerschap uitgebreider.

Het is belangrijk te letten op waarschuwingssignalen van iedere cursist bij zich onwel gaan voelen.

Waarschuwingssignalen onwel voelen
- pijn in de buik
- duizeligheid of flauwvallen
- extreme vermoeidheid
- een erg rode of juist bleke gelaatsuitdrukking
- lagerug- en bekkenpijnklachten
- gevoelloosheid of tintelingen in handen en/of voeten
- wazig zien of licht in het hoofd worden
- ademnood of snel buiten adem zijn
- hartkloppingen
- aanhoudende misselijkheid of overgeven
- vochtophoping of oedeem
- gezichtsuitdrukking (verkrampt, grimas, pijn)

1.4 Oefenen en muziek

Muziek roept emotie op: het kan inspireren, motiveren of een gevoel van ontspanning oproepen. Tijdens het oefenen kan de therapeut gebruik maken van het bewust oproepen van deze emoties: ontspanning creëren, motiveren of het laten verstommen van geroezemoes door de cursist(en) 'bij de les' te houden door muziek aan te zetten, of door aandacht te vragen van de cursist(en) door juist de muziek zachter te zetten.

Bij de muziekkeuze kan worden uitgegaan van:
- regelmaat; om lekker te kunnen bewegen, is het prettig om regelmatige muziek wat betreft het tempo en de maatsoort te gebruiken;
- sterk metrum; de beat (het basisritme) moet duidelijk hoorbaar zijn (bijv. housemuziek);
- juist tempo; voor een warming-up heb je een wat steviger tempo nodig dan wanneer je spierversterkende oefeningen doet;
- constant tempo; een wisselend tempo kan voor cursisten moeilijk te volgen zijn, zeker wanneer de muziek ineens versnelt;
- twee- of vierkwartsmaat;
- zowel instrumentaal als vocaal (hoewel vocaal kan afleiden van de oefeningen);
- voldoende variatie.

Oefenen met muziek

Bij oefenen mét muziek wordt de muziek als achtergrond gebruikt. De nadruk ligt op de oefeningen en de muziek moet niet storend aanwezig zijn. Oefenen met muziek kan bijvoorbeeld gebruikt worden tijdens het derde oefenblok Bekken*bodem*Fit: coolingdown, ademhalings- of ontspanningsoefeningen. De muziek heeft geen nadrukkelijk ritme. Ook kan een docent zonder ervaring met het gebruik van muziek deze manier van oefenen met muziek als achtergrond hanteren bij alle vervolgoefeningen. Het maakt de actieve les echter wel wat saai.

Oefenen op muziek

Bij oefenen óp muziek wordt muziek ook als achtergrond gebruikt. Echter, nu gebruikt de docent wel het ritme van de muziek om erop te kunnen oefenen, maar dit wordt niet dwingend toegepast. Oefenen op muziek kan bijvoorbeeld gebruikt worden tijdens het tweede oefenblok Bekken*bodem*Fit: krachttraining en coördinatietraining (stabilisatie), of tijdens bekkenbodemoefeningen of veneuze pompoefeningen. De muziek heeft een duidelijk, niet-dwingend ritme. De docent zonder aerobicsachtergrond kan ook laten oefenen op muziek in het eerste blok Bekken*bodem*Fit: warming-up. Er kan dan geoefend worden op alleen het ritme van de muziek en dus niet op de maateenheid van het muziekthema. Voor cursisten die bekend zijn met aerobics, kan het echter verwarrend zijn dat er niet wordt geoefend op de maateenheid.

Oefenen ín muziek

De muziek wordt hierbij ingezet als volwaardig onderdeel van het oefenen. Er wordt geoefend op de maateenheid: beats per minute (BPM). Het muziekstuk wordt gevolgd in de verschillende muziekthema's (choreografie). Dit oefenen ín muziek wordt voornamelijk gebruikt in het eerste oefenblok Bekken*bodem*Fit: warming-up. Oefenen in muziek is iets wat docenten met een aerobicsachtergrond goed kunnen toepassen. Toch kan ook de therapeut die minder bekend is met aerobics zich enkele veelgebruikte aerobicspassen eigen maken (V-steps, grapevine). Deze oefeningen zijn relatief simpel toe te passen en zijn bij muziek met een rustige beat goed uit te voeren.

MUZIEKGEBRUIK

Een muziekstuk heeft een bepaalde *maat*, bijvoorbeeld de vierkwartsmaat (4/4; vier tellen in een maat) of de driekwartsmaat (3/4; drie tellen in een maat) of een maat in

2/4 of 6/8. Meestal wordt voor het gebruik van muziek bij aerobics uitgegaan van vier of acht tellen in een maat (4/4).

Een muziekstuk is veelal opgebouwd uit *thema's* (voorbeeld: coupletten van een lied) die binnen een bepaalde *maateenheid* worden verteld. Steeds als het thema van de maateenheid (bijvoorbeeld het couplet) is beëindigd, volgt een ander thema (bijvoorbeeld het refrein). Dit begin van de volgende maateenheid is te horen aan een verandering in de beat of melodie, bijvoorbeeld door de start van een muzieksolo of iets dergelijks.

Thema's
- introductie: start van het muziekstuk, vaak alleen instrumentaal
- vers: eerste thema (couplet)
- refrein: terugkerende melodie (refrein)
- instrumentaal: solothema (instrumentaal) in het muziekstuk
- brug: opvulling tussen twee thema's, vaak instrumentaal of met drums
- eind: afsluiting van het muziekstuk

BEATS PER MINUTE (BPM)

Het tempo van een (modern) muziekstuk wordt vaak aangegeven in het aantal tikken per minuut: beats per minute (BPM). Een BPM van 60 betekent dat er elke seconde een beat (tik) is. Op speciale aerobics- of dance-cd's staat het aantal BPM vermeld. Als de maat van een muziekstuk niet duidelijk is: tel het aantal tikken gedurende tien seconden en vermenigvuldig dit met zes om het aantal beats per minute (BPM) te bepalen.

Ideaal tempo voor de verschillende lesonderdelen BekkenbodemFit:
- warming-up: 116-120 BPM;
- aerobe training: 120-128 BPM;
- krachttraining: 90-110 BPM;
- coolingdown: = 90 BPM (liever geen hoorbare beat).

Voor het gebruik van aerobicselementen in de groepslessen BekkenbodemFit is het handig om muziek te gebruiken met een maateenheid van 32 beats per thema, dus vier of acht tellen in één maat. Standaard aerobicsoefeningen zijn daar ook op afgestemd.

Maateenheid 32 beats = 4 maten van elk 8 tellen of 8 maten van elk 4 tellen.

Het gebruik van muziek in een oefenruimte moet opgegeven worden aan Buma/Stemra, de auteursrechtenorganisatie van componisten, tekstdichters en muziekuitgevers in Hoofddorp.

2 Warming-up

BekkenbodemFit kan als zelfstandig oefenprogramma worden uitgevoerd met een vaste opbouw:

start	warming-up, trainen fitheid, conditie
midden	trainen kracht en coördinatie, bekkenbodemoefeningen
eind	coolingdown, ademhalings- en ontspanningsoefeningen

In dit hoofdstuk wordt ingegaan op het eerste blok: de warming-up. Dit is de start van intensief bewegen en voorkomt onnodige spierpijn, een verhoogde kans op blessures en uiteindelijk een minder goede prestatie. De warming-up is een totaaloefening, bedoeld om zo veel mogelijk spiergroepen te laten werken en het lichaam voor te bereiden op een situatie waarin het optimaal kan presteren. De warmte die wordt geproduceerd (mede door de spiercontracties en de toename van de werking van het hart-longsysteem) geeft een betere doorbloeding en daardoor een betere arbeidsbereidheid van de spieren.

tijd	15 minuten
muziek	116-120 BPM
doel	- fysiek opwarmen
	- mentaal opwarmen
	- prettige sfeer creëren
	- uitwisselen van ervaringen
	- plezier
materiaal	geen

2.1 Belang warming-up

De warming-up heeft verschillende fysiologische effecten op het lichaam. Door de verhoging van de lichaamstemperatuur kunnen stofwisselingsprocessen gemakkelijker en beter plaatsvinden. Bovendien ontstaat door een toename van de activiteit van het orthosympathische zenuwstelsel, onder invloed van noradrenaline en adrenaline, een algehele vaatvernauwing. Dit zorgt voor een herverdeling van het bloedvolume, waardoor de bloedcirculatie in de huid, het maag-darmkanaal en de nieren afneemt en die in de actieve spieren kan toenemen (hiertoe behoren ook de bekkenbodemspieren).

Door verhoging van de temperatuur en toename van de stofwisselingsproducten (melkzuur en adenosine) ontstaat echter ook vaatverwijding, namelijk in de kleinere bloedvaten van actieve spieren. Hierdoor neemt de doorbloeding in deze spieren toe en kunnen ze beter functioneren. De toename van de spiertemperatuur veroorzaakt per graad een versnelling van de stofwisselingsprocessen in de spier van 10%. Tevens vindt door deze temperatuurstijging het vervoer van zuurstof naar de spiercel gemakkelijker plaats. Door de toegenomen gewrichtstemperatuur neemt de viscositeit van de synovia af, waardoor de gewrichten soepeler bewegen. Daarnaast neemt ook de dempfunctie van het gewrichtkraakbeen toe, omdat het kraakbeen vocht opneemt en iets dikker wordt. Het hartminuutvolume neemt toe. Hierdoor neemt de systolische bloeddruk tijdens het sporten toe en wordt de ademhaling automatische dieper en frequenter.

Fysiologische voordelen

- hoger metabolisme
- hogere snelheid van zuurstofuitwisseling tussen bloed en spieren
- hogere kwantiteit zuurstof in de spieren inclusief het diaphragma pelvis
- snellere zenuwimpulstransmissies en een toename van snelheid en kracht van spiercontracties (zoals een hogere reactiesnelheid van de bekkenbodemspieren via de n. pudendus)
- toename van spierelasticiteit
- toename van flexibiliteit van pezen in ligamenten
- afname van de viscositeit in de gewrichten

Door een goede warming-up wordt zowel lichaam als geest voorbereid op prestatie en wordt de kans op blessures door de ontstane fysiologische effecten geminimaliseerd. De warming-up is vrijwel altijd low-impact (zonder springen) en moet (minimaal) acht tot ongeveer twaalf minuten duren. Hart en longen hebben hierbij minstens twee tot drie minuten nodig om zich aan te passen aan de verhoogde vraag naar energie. Beginners hebben een wat langere warming-up nodig.

2.2
Start warming-up: instellen houding

Bij het beschrijven van een goede of ideale houding wordt ervan uitgegaan dat er een gelijke spanning in de banden is aan de voor- en achterkant van de wervelkolom. Er behoort een gelijke druk te zijn over alle delen van de tussenwervelschijven en andere gewichtdragende gewrichten, zoals de heup, de knie en de enkel. Ook behoort er evenveel spanning in de spiergroepen aan alle kanten van het lichaam te zijn (voor-, achter-, zijkanten). Een goede of ideale lichaamshouding is rechtop en ergonomisch, dus met zo min mogelijk energieverbruik.
Corrigeer zo nodig de stand van het bekken. Een forse anteflexie van het bekken (voorover gekanteld) geeft meer druk op het diaphragma urogenitalis (voorste deel bekkenbodem). Asymmetrisch staan geeft asymmetrische belasting. Overstrekking van de knieën maakt het moeilijker om de bekkenbodem te contraheren. Hyperextensie en endorotatie in de heupen geven ontspanning van de mm. obturatorii interni, maar verminderen hierdoor het vermogen tot aanspannen van de bekkenbodem. Een torsie van de schoudergordel ten opzichte van het bekken kan wijzen op een overmatige spanning van de m. iliopsoas, wat idiopathische pijn kan geven in het bekkengebied.

Criteria voor een goede houding

- Het lichaam staat ontspannen rechtop en strekt zich uit tot de volledige lengte.
- De loodlijn loopt aan de zijkant van het lichaam door het oor, midden door de schouder, midden langs de flank, midden langs de heup en verder enigszins achterlangs de knieholte en een beetje aan de voorkant van het enkelgewricht.
- Er is een gelijkmatige kromming in de wervelkolom en geen enkel gewricht staat in de uiterste stand (niet overstrekt).
- Het hoofd staat in balans, loodrecht boven de schouders.

- De schouders nemen een middenstand in, ze hangen niet voorover en omlaag en worden niet actief naar achteren getrokken.
- Het borstbeen vormt de voorste contour van het lichaam.
- De helling van het bekken is normaal tussen de 60 en 70°.
- De knieën zijn licht gestrekt, maar niet overstrekt.
- De voeten wijzen recht vooruit of vormen een zeer kleine hoek uit elkaar.

2.3 Warming-up: trainen conditie/fitheid

Begin met eenvoudige oefeningen zoals lopen, armen zwaaien, kniebuigingen en oefeningen met een grote bewegingsuitslag. Het tempo wordt geleidelijk opgevoerd. Hierdoor kunnen het hart en de ademhalingsorganen zich aanpassen aan de toenemende activiteit en de zuurstofbehoefte van het lichaam. Een combinatie van veel armbewegingen en grotere passen, samen met het aanspannen en loslaten van de bekkenbodem (zoals bij squats, step-zij, grapevine, hiel-back, kick-it), zorgt ervoor dat de intensiteit op de gewenste hoogte komt. In deze fase kunnen passen aangeleerd worden die later terugkomen in het aerobe gedeelte. Dit zorgt voor een 'rehersal effect': het lichaam oefent patronen die later in de les gebruikt worden.

Het middendeel van de warming-up kan gebruikt worden voor het trainen van de fitheid (conditie). Omdat de warming-up zelf een aerobe training bevat, heeft het de voorkeur om de eveneens aerobe fitheids- of conditietraining meteen achter de warming-up te plaatsen. Dit is namelijk het meest intensieve deel wat betreft belasting. In dit stadium van de actieve les zijn het lichaam en de geest nog niet moe, waardoor de cursisten zich goed kunnen concentreren. Omdat bij deze oefeningen de neuromusculaire coördinatie het hardst nodig is, is concentratie van belang om blessures te voorkomen. De aerobe fitheids- of conditietraining bestaat uit combinaties van lopen, joggen, huppen, knieën optillen en eventueel vormen van springen, afhankelijk van eventuele lagerug- en bekken(bodem)klachten in de voorgeschiedenis. Belangrijk bij huppen is dat de cursisten dit niet op de tenen doen, maar dat de hiel bij elke sprong neerkomt om te voorkomen dat de korte kuitspieren overbelast worden.

Doel conditie-/fitheidstraining

- Verbeteren van de algemene belastbaarheid, met name het cardiovasculair uithoudingsvermogen en het verbeteren van de coördinatie tussen de grote spiergroepen.
- Verbeteren van de coördinatie en functie van de spieren van de lage rug en het bekken en de bekkenbodemspieren.

Door fitheids- of conditietraining kan ook de lichaamssamenstelling verbeteren door vetvermindering. Om vetstofwisseling aan te spreken, is minimaal twintig minuten trainen nodig. Ook de aerobicsoefeningen worden op een middelmatige intensiteit gedaan om vetverbruik te stimuleren (bijvoorbeeld tussen de 70 en 85% van de maximale hartslag). De intensiteit kan worden opgevoerd door meer armbewegingen, meer springvormen of door snellere muziek. Tijdens dit deel kan eventueel een- of tweemaal de hartslag gemeten worden ter controle van de trainingszone.

Aerobics

Verbeteren van de algehele conditie en fitheid kan prima door een warming-up met aerobics. Aerobicsoefeningen hebben allemaal een eigen naam. Voor wie geen aerobicsachtergrond heeft, is het wellicht handig om de termen te kennen, omdat er ongetwijfeld cursisten in de lessen zijn die wel een aerobicsachtergrond hebben en de oefeningen herkennen. De hierna beschreven oefeningen zijn niet volledig en zijn bedoeld om de belangrijkste termen en aerobicsoefeningen te kunnen herkennen.

Bij Bekken*bodem*Fit kan de intensiteit van de aerobicspassen aangepast worden, omdat de cursisten met bekken(bodem)klachten moeite kunnen hebben met springen en veeroefeningen. Bij cursisten ouder dan 40 jaar of herstellend na een operatie, aandoening of ziekbed is een te hoge BPM niet aan te raden. Dit geldt ook voor vrouwen tijdens of na de zwangerschap, maar zij kunnen beter naar de cursus NVFB-ZwangerFit® gaan.

CRITERIA

- Letten op doorademen, geen adem vastzetten.
- Letten op het bekken: niet 'waggelen', maar recht blijven bewegen.
- Er mag geen lagerug- of bekkenpijn ontstaan of verergeren.

March	stappen op de plaats: rustig marcheren	
Bounce	veren op de plaats	
Charleston	stap rechtsvoor, linksvoor, tik voor rechts – terug stap linksachter, rechtsachter, tik achter links – terug	4 beats
Easy walk	stap rechtsvoor, linksvoor, rechtsachter, linksachter	4 beats
Easy walk: box step	stap rechtsvoor, links kruist over rechtsvoor stap rechtsachter, links sluit achter	4 beats
Grapevine	stap rechts opzij, kruis linksachter, stap rechts opzij, tik links bij	4 beats
Hamstring curl	vanuit side step: stap op rechts, breng linkerhak naar linkerbil	2 beats
Hiel lift	stap rechts, linker hiel naar de bil – stap links, rechterhiel naar de bil	4 beats
Knie lift (links/rechts)	stap rechts, til linkerknie op – stap links, til rechterknie op	4 beats
Knie lift dubbel	stap rechts, til linkerknie 2 keer op – stap links, til rechterknie 2 keer op	8 beats
Lopen	stap rechts – links – rechts naar voren, links tikt bij stap rechts – links – rechts naar achter, links tikt bij	8 beats
Lunge	(uitvalspas naar voren, achteren of opzij) gewicht op standbeen houden en terug	2 beats
Lunge dubbel	gewicht op uitvalbeen en terug	4 beats
Mambo	stap met rechts naar voren, tik links aan, stap rechts terug, tik links aan	4 beats
Side step	stap rechts opzij, links sluit aan	2 beats
Side step dubbel	stap rechts opzij, links sluit, rechts zij, links sluit aan	4 beats
Slow turn	stap rechts opzij, links tikt rechts aan met 180° draai rechtsom stap links opzij, rechts sluit – terug	8 beats

Squat	vanuit stand op heupbreedte: buig met rechte rug voorover vanuit de heupen en knieën, met de schouders boven de knieën en voeten; gewicht op de hielen; daarna weer strekken: aanspannen billen en bovenbenen		
Variatiemogelijkheden	1 tel neer – 1 tel op	2 beats	
	2 tel neer – 2 tel op	4 beats	
	1 tel neer – 3 tel op	4 beats	
	3 tel neer – 1 tel op	4 beats	
	4 tel neer – 4 tel op	8 beats	
	voetbreedte variëren (op heupbreedte, bij elkaar)		
	combineren met armbewegingen (Brügger 2, zwaaibewegingen)		
	combineren met armoefeningen en hulpmiddelen (Dyna Bands, dumbells, stokken)		

Dit kan verwerkt worden in een 8-tels maat, bijvoorbeeld:

1-2-3-4-5-6-7-8	1-2-3-4-5-6-7-8	1-2-3-4-5-6-7-8	1-2-3-4-5-6-7-8
2 keer V-step	1 keer grapevine	2 keer V-step	1 keer grapevine

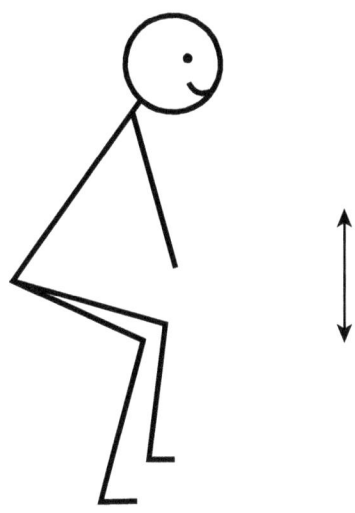

Figuur 2.1
Squat.

Squat opzij	in de squat: stap rechts opzij, sluit links bij (benen blijven gebogen) stap links terug en sluit rechts	4 beats
Squat slide	in de squat: stap rechts opzij, sleep links bij (benen blijven gebogen) stap links terug en sluit rechts	4 beats
Tik aan	stap rechtsvoor, links tikt aan stap linksachter, rechts tikt aan	4 beats
Tik zij	tik rechts opzij – rechts sluit	2 beats
Tik achter	tik rechtsachter – rechts sluit	2 beats
Tik voor	tik rechtsvoor – rechts sluit	2 beats
V-step	stap rechts schuin naar voren stap links schuin links naar voren stap rechts schuin naar terug stap links schuin terug (maak de letter V)	4 beats

Tellen

De BekkenbodemFit-docent stimuleert de cursisten door middel van de eigen lichaamstaal, intonatie, toonhoogte en geluid. Het tijdig aangeven van de opdrachten is een aparte presentatietechniek. Goed aangeven van de tellen zorgt dat de les soepel en gemakkelijk loopt, en creëert een energieke sfeer.

VERBAAL

Verbaal aangeven:
- Technisch: de beweging of pas benoemen, de richting aangeven, het aantal herhalingen aangeven: 'Grapevine naar rechts 4 keer'.
- Instructief: aangeven hoe de oefeningen uitgevoerd moeten worden: 'Houd de buikspieren gespannen! Vergeet niet te ademen!'
- Motiverend: het gebruik van stimulerende woorden: 'Prima! Dat gaat goed zo! Fantastisch!'
- Interactief: het praten met de mensen: 'Fijn dat je er bent! Gaat het goed daar achterin?'

NON-VERBAAL

Non-verbaal aangeven:
- Beweging: het gebruik maken van de armen, handen of een hoofdbeweging om aan te geven welke pas of oefening komt: aftellen met de vingers, 'knippen' met de duim, gebruik maken van handgebaren of armbewegingen (vuist maken bij aanspanning vragen, hand openen bij ontspannen, draaibeweging bij laten draaien cursisten).
- Oogcontact: probeer met iedere cursist oogcontact te maken: glimlachen, een knikje met je hoofd.
- Houding: let op dat je zelf als docent een actieve houding hebt! Straal enthousiasme en zin in de les uit, geen passiviteit of lusteloosheid.

Let bij het aangeven van de oefening op:
- Timing: let op goed aftellen, ondersteun dit verbaal en non-verbaal.
- Instructie: geef de beweegrichting aan, benoem dat wat aangespannen of opgetild moet worden.
- Doel: leg uit waar een oefening voor dient, dit helpt cursisten te interesseren in wat ze gaan doen.
- Lichaamshouding: vertel wat de startpositie en de lichaamshouding moeten zijn en hoe er geademd moet worden: 'Sta met voeten op heupbreedte, licht gebogen knieën en de buik licht ingetrokken.'

2.4
Eind warming-up: mobiliseren en rekken

Aan het eind van de warming-up zijn mobiliserende oefeningen en rekoefeningen van belang. Een goede spierlengte geeft een betere arbeidsbereidheid. De meningen verschillen in hoeverre iemand moet rekken vóór inspanning en hoe men moet rekken. De huidige meningen opteren merendeels voor een verende rek in het begin. Dit zorgt ervoor dat de spier een hogere tonus opbouwt, wat nodig is in het vervolg van de actieve les. Te rekken spieren kunnen zijn: de kuitspieren, de hamstrings, m. quadriceps, m. iliopsoas, de lage rugspieren en de gluteale musculatuur.

Mobiliserende bewegingen

De mobiliserende bewegingen zijn voornamelijk grote beenbewegingen om de veneuze afvoer te bevorderen en circulatieoefeningen voor de nek- en schouderspieren. Dit wordt bereikt door de bewegingsuitslagen te verminderen en de high-impactoefeningen te vervangen door low-impactaerobics. De grotere vraag naar zuurstof in het piekgedeelte wordt nu afgebouwd. Dit is belangrijk om verzuring van de spieren te voorkomen en om de afvoer van afvalproducten te stimuleren. Een geleidelijke afname van de intensiteit is belangrijk om voldoende bloedtoevoer naar het hart te behouden na de hoge hartfrequentie en hoge trainingsintensiteit. Als er te abrupt wordt gestopt met actief bewegen, tot stilstaan toe, is er kans op 'pooling'. Dit is stuwing van bloed in de onderste extremiteiten, met als gevolg dat er te weinig bloed wordt teruggevoerd naar het hart en naar de hersenen. Hierdoor kunnen duizeligheid, flauwvallen of hartstoornissen optreden, in extreme gevallen kan dit zelfs tot een hartstilstand leiden. Het is daarom belangrijk dat de oefeningen in deze fase dynamisch worden uitgevoerd en niet statisch. Goede oefeningen zijn lichte squats en lunges in combinatie met lichte armbewegingen zoals biceps curl- of tricepsoefeningen. Lichte aerobe activiteiten zoals uitwandelen en stappen op de plaats kunnen eveneens gebruikt worden.

Een ander doel van de coolingdown is het verlagen van de hartslag, ademhalingsfrequentie en spiertonus. Mensen ouder dan veertig jaar en zwangere of pas bevallen vrouwen hebben meer tijd nodig om hun hartslag te verlagen dan niet-zwangeren (m/v) van twintig tot veertig jaar. Getraindheid speelt hierbij ook een rol. Bij mensen met een betere conditie kan de hartslag sneller dalen tot de normaalwaarde. De hartslag moet aan het eind van deze fase (die ongeveer 4 minuten duurt) bij de onderste intensiteitsrange van de gemiddelde hartfrequentie liggen. Dit is onder 120 BPM.

Rekoefeningen

In de coolingdownfase komen de rekoefeningen na de mobiliserende oefeningen. Het is belangrijk om in ieder geval rekoefeningen te doen voor die spieren die intensief gebruikt waren tijdens het aerobe gedeelte. Dit geldt allereerst voor de beenspieren: de spieren aan de voorkant van het bovenbeen (quadriceps), spieren aan de achterkant van het bovenbeen (hamstrings) en de spieren aan de buiten- en binnenkant van de heup (abductoren en adductoren). Het voordeel van rekken na een aeroob gedeelte is dat de spieren en gewrichten warm zijn, wat zorgt voor een optimale rekkingstoestand. Let op dat er niet gerekt wordt tot aan de eindgrens!

Twee minuten rust en even wat drinken.

In hoofdstuk 4 (deel 3) staan meer mobilisatie- en rekoefeningen.

3 Kracht en coördinatie

BekkenbodemFit kan als zelfstandig oefenprogramma worden uitgevoerd met een vaste opbouw:

start	warming-up, trainen fitheid, conditie
midden	trainen kracht en coördinatie, bekkenbodemoefeningen
eind	coolingdown, ademhalings- en ontspanningsoefeningen

In dit hoofdstuk wordt ingegaan op het middenblok: kracht en coördinatie. Dit vormt het hart van de oefeningen en wordt verdeeld in:
- krachtoefeningen;
- coördinatieoefeningen (stabilisatieoefeningen);
- aandacht voor: bekkenbodem, buikdrukregulatie, ademhaling en ontspanning.

tijd	20-30 minuten
muziek	90-110 BPM
doel	
	– spierversterken met aandacht voor bekken(bodem)
	– houdingsspieren versterken – leren ontspannen
	– verbeteren stabilisatie en coördinatie
	– uithoudingsvermogen verbeteren
	– accentueren van juiste technische uitvoering
materiaal	matjes, stokken, dumbells, Bobath-bal, fitnessapparatuur

3.1 Krachttraining

Na het aerobe begindeel in de warming-up, worden in het middendeel specifieke spierversterkende oefeningen gedaan: de krachttraining. Het doel van dit deel van de les is het verbeteren van kracht, spieruithoudingsvermogen en flexibiliteit van de grote spiergroepen inclusief de bekkenbodemspieren. Een optimale spiertonus van de bekkenbodem biedt een goede ondersteuning voor de organen in het kleine bekken. De rusttonus wordt verbeterd door regelmatig progressieve training met opbouwende weerstand of duur te doen. Verschillende oefenvormen van diverse spiergroepen behoren elkaar niet negatief te beïnvloeden.

Om een verbetering van kracht te bewerkstelligen, moet men een trainingsvorm kiezen waarbij de spier zo zwaar wordt belast dat deze binnen 20-25 herhalingen in twee tot drie series vermoeid raakt, waarbij na elke serie een pauze van 5 seconden plaatsvindt. De oefeningen dienen langzaam en geconcentreerd uitgevoerd te worden, met een wisselende weerstand.

Tijdens de oefeningen moet de adem ontspannen blijven. Een juiste ademtechniek is belangrijk voor een goede verdeling van de druk in de abdominale holte en om buikdrukverhoging (valsalva-manoeuvre) te voorkomen. Door een lichte contractie van de bekkenbodemspieren tijdens de uitademing (expiratie) wordt de veneuze afvoer bevorderd en dus de circulatie gestimuleerd. Een disfunctie van de bekkenbodem kan dan ook een relatie hebben met een verminderde circulatie of doorbloedingsklachten in het kleine bekken of de onderste extremiteiten. Door de afvoer van veneus bloed uit het bekken wordt de proprioceptie aangesproken en ook verbeterd. Veel mensen hebben de gewoonte om in te ademen tijdens kracht zetten. Het is belangrijk om cursisten tijdens de les te (blijven) wijzen op uitademen of doorademen tijdens een activiteit. Correct ademhalingsgedrag is van belang bij kracht zetten, zoals bij tillen, bukken, gaan zitten of opstaan, met betrekking tot het functioneren van de bekkenbodem en bij lagerug- of bekkenpijnklachten. Feitelijk traint men met oefeningen voor grote spiergroepen altijd indirect de buikspieren, als er een correcte basishouding is.

Zie tabel 3.1.

Tabel 3.1 Duurkracht en snelkracht.

duurkracht		snelkracht	
belasting	50% 1RM	belasting	80-90% 1RM
herhaling	15-25 keer	herhaling	5 keer
series	3	series	3
hersteltijd	30-45 seconden	hersteltijd	1-2 minuten
frequentie	2 keer per week	frequentie	2 keer per week
muziek bij krachttraining: 90-110 BPM			
muziek bij aerobe krachttraining: 120-128 BPM			

Doel

- Spierversterken.
- Uithoudings- en duurkrachtvermogen verbeteren.
- Accentueren van juiste technische uitvoering.
- Een juiste ademhaling.
- Een goede opvang van de buikdruk.
- Getrainde cursist:
  - vasthouden en, als dat mogelijk is, vergroten van het aeroob uithoudingsvermogen;
  - individueel in de gaten houden wat kan qua intensiteit en duur en eventueel afremmen; of stimuleren.
- Ongetrainde cursist:
  - vergroten van het aeroob uithoudingsvermogen;
  - vergroten van het lichaamsbewustzijn;
  - controle over bewegen;
  - stimuleren om te bewegen.

Criteria

- Gebruik maken van de gevoelsinspanning: 'op een prettige manier net iets buiten adem' of nog kunnen praten, maar in korte zinnen (Borg-schaal).
- Minimaal 15-20 minuten aerobe arbeid.
- Getrainde cursist: 80-85% HF-max (hartslag in lage trainingszone).
- Ongetrainde cursist: 60-75% HF-max.

Uitvoering

- Correcte uitgangshouding.
- Controle over de bewegingen en technisch juist uitvoeren.
- Maak hele bewegingsuitslagen: van volledig buigen naar volledig strekken, maar niet overstrekken.
- Werken in functionele ketens van spieren.
- Streven naar spiervermoeidheid binnen 20-25 herhalingen in twee tot drie series en bij elke serie een pauze van 45 seconden.
- Rechte buikspieren alleen indirect trainen.
- Aangepast aan de verschillende startniveaus van de deelnemers.

SPECIALE AANDACHT

Speciale aandacht wordt besteed aan:
- houding;
- bekkenbodem (spannen en ontspannen);
- stabiliseren;
- tiltechnieken;
- functionele (ADL-)oefeningen.

OPLETTEN EN VERMIJDEN

Let op of vermijd de volgende bewegingen:
- schokkende bewegingen;
- snelle tempoversnellingen;
- snelle richtingveranderingen.

REKENING HOUDEN

Houd extra rekening met:
- isometrische belasting van stabilisatoren;
- niet te lang in één houding blijven; isometrische contracties werken bloeddrukverhogend;
- zo veel mogelijk werken vanuit een symmetrische uitgangshouding;
- letten op ongelijke druk op het bekken (stabiliseren);
- wisselend energieniveau per deelnemer per les;
- de verschillen in beginniveau en leerbaarheid van de deelnemers;
- niet-vastzetten van de ademhaling, maar uitblazen bij het kracht zetten;
- vermijden van de valsalvamanoeuvre (persademhaling).

Richtlijnen cardiotraining

Wanneer tevens gebruik wordt gemaakt van cardiotraining, zijn de volgende richtlijnen van belang:
- maximale hartfrequentie: HF 220 (0,9 x leeftijd);
- ongetrainde cursist: 60-75% van HF-max (+ Borg-schaal);
- getrainde cursist: 70-85% van HF-max (+ Borg-schaal);
- herhalingen =25: underloaded, maar wel coördinatief;
- herhalingen 20-25 keer: extensieve kracht uithoudingsvermogen;
- herhalingen 13-20 keer: intensieve kracht uithoudingsvermogen;
- herhalingen 8-13 keer: bodybuilding.

In hoofdstuk 5 (deel 3) staan meer spierversterkende oefeningen voor lage rug en bekken.

3.2
Coördinatie- en stabilisatieoefeningen

Bij coördinatieoefeningen gaat het met name om het aanleren van een juiste stabilisatietechniek voor het bekken en de lage rug en een goede coördinatie van spiergroepen in deze regio. Stabiliteit en coördinatie kunnen in allerlei houdingen en bewegingen geoefend worden.

Bij coördinatie- en stabilisatieoefeningen voor lage rug en bekken is het belangrijk te letten op:
- Gebruik dwarse buikspieren (m. transversus abdominis) als primaire stabilisator.
- Het aanspannen van de m. transversus abdominis moet *licht* gebeuren! Een lichte intrekking is al voldoende om de juiste stabiliteit te bewerkstelligen; te veel aanspanning leidt tot compensatiemechanismen.
- Letten op compensatiemechanismen: vaak wordt de bekkenbodem als compensatiespier gebruikt, dit is te herkennen door:
  - het bij elkaar willen klemmen van de benen: adductie benen (knieën tegen elkaar willen drukken), palmairflexie (endorotatie) voeten;
  - verhoging van de buikdruk (adem vastzetten);
  - te veel aanspanning (overactiviteit) van de bekkenbodem.
- Ook de gluteale musculatuur wordt vaak als compensatiemechanisme gebruikt:
  - billen (te) snel (te) krachtig aangespannen, benen klemmen.
- Ademhaling: op de uitademing een inspanning leveren; fout is:
  - adem vastzetten of inademen bij een inspanning (toename buikdrukverhoging).
- Ontspanning: een inspanning volgt het beste op een goede ontspanning, en na inspanning volgt weer ontspanning.

Doel

- Aanleren/behouden van stabilisatie rond lage rug en bekken.
- Bewust worden van mogelijke compensatiemechanismen (bekkenbodem, bilspieren, adem vastzetten).
- Aanleren/behouden juiste coördinatie bij stabilisatie rond lage rug en bekken.

Criteria

- Geen klachten: contractie van de dwarse buikspieren (m. transversus abdominis) uitlokken door een inspanning uit te voeren op een uitademing.
- Bij klachten: bewuste, lichte contractie van de dwarse buikspieren (m. transversus abdominis) vlak voor iedere activiteit (aanleren stabilisatie).
- Vermijden compensatiemechanismen bij een verminderde lagerug- en bekkenstabiliteit (bekkenbodem, gluteale musculatuur).
- Letten op uitademen of dooradem tijdens de activiteit!

In hoofdstuk 5 (deel 3) wordt dieper ingegaan op coördinatie- en stabilisatieoefeningen.

3.3
Bekkenbodemoefeningen

Bekkenbodemspieren worden getraind ter verbetering van de verschillende spierfuncties: snelkracht ('fast twitch'), duurkracht ('slow twitch'), uithoudingsvermogen/fitheid en coördinatie/timing, waarna bewuste relaxatie moet volgen. De bekkenbodem wordt tijdens oefeningen vaak in zijn totaliteit getraind, maar er kunnen ook accenten gelegd worden op:
- bewuster aanspannen voorkant bekkenbodem (diaphragma urogenitale) door intrekken vagina/plasbuis of plasbuis/balzak;
- bewuster aanspannen achterkant bekkenbodem (m. evator ani, externe anale sfincter) door intrekken anus; vooral het 'lifteffect' kan dorsaal sterk voelbaar zijn;
- voor- en achterkant samen (bekkenbodem totaal);
- bewust weer loslaten! (rustig weer dooradem en).

Ook is het goed om regelmatig de bekkenbodem te oefenen in combinatie met de ademhaling:
- inademen – ontspannen van de bekkenbodem en lage buik:
  • de bekkenbodem daalt vanzelf en de lage buik bolt wat op: niet forceren!;
- uitademen – aanspannen van:
  • bekkenbodem (accent vagina/plasbuis, anus, totaal);
  • lage buik (m. transversus abdominis);
  • bekkenbodem en lage buik;
  (zeg 'uitademen en aanspannen' en niet: 'intrekken', dat wekt verwarring met inademen).

Zoals elke spier moet ook de bekkenbodemspier deskundig worden getraind. Verkeerd trainen kan eveneens leiden tot disfuncties: overactiviteit, onderactiviteit, coördinatiestoornis, relaxatiestoornis.

Overactiviteit

Overactiviteit (vroeger: 'hypertonie') is een continu verhoogde spierspanning hebben, wat bij langdurig aanhouden disfunctioneel kan zijn of worden. Deze overactiviteit kan mogelijk ontstaan of verergeren door:
- het overtrainen van de bekkenbodemspieren (ook door continu buik inhouden);
- het te weinig letten op een goede relaxatie na contractie, waardoor de basistonus van de spieren na iedere contractie iets kan oplopen;
- het gebruik als compensatiemechanismen bij veranderde stabiliteit van lage rug en bekken;
- een veranderde buikdrukregulatie, een continu verhoogde druk op de bekkenbodem;
- pijn, (lichamelijk of psychische) stressfactoren;
- een slecht bekkenbodemspiergevoel, een slecht bekkenbodembewustzijn.

Onderactiviteit

Met de term onderactiviteit (vroeger: 'hypotonie') wordt bedoeld dat de bekkenbodemspieren een te lage basistonus hebben, wat bij langdurig aanhouden disfunctioneel kan zijn of worden. Deze onderactiviteit kan mogelijk ontstaan of verergeren door:
- het veelvuldig te zwaar belasten van de spieren;

- veranderde buikdrukregulatie, continu verhoogde druk op de bekkenbodem;
- slecht bekkenbodemspiergevoel, slecht bekkenbodembewustzijn.

Coördinatiestoornis

Bij een coördinatiestoornis kan er een normale spieractiviteit zijn, maar er is sprake van een verkeerde timing: net te vroeg of net te laat (snelheid) of met te veel of te weinig kracht. Dit kan bij langdurig aanhouden disfunctioneel zijn of worden. Vaak komt een coördinatiestoornis gemengd voor, samen met een over- of onderactiviteit. Dit kan mogelijk ontstaan of verergeren door:
- alle genoemde factoren die een rol spelen bij het ontstaan van een over- of onderactiviteit.

Relaxatie

Trainen op ontspanning is minstens zo belangrijk als trainen op aanspanning! Echter, dit lijkt vaak een ondergeschoven stukje van de training. Toch is bekend dat zowel overactiviteit als discoördinatie kan ontstaan door te veel training (overtrainen) en zelfs onderactiviteit kan ontstaan door langdurig te zwaar belasten.

> **Let op**
> Na aanspanning volgt altijd weer ontspanning!
> Pas na een goede ontspanning volgt een effectieve aanspanning!

Twee minuten rust en even wat drinken.

In hoofdstuk 6 (deel 3) staan meer bekkenbodemoefeningen.

4 Coolingdown, ademhaling en ontspanning

BekkenbodemFit kan als zelfstandig oefenprogramma worden uitgevoerd met een vaste opbouw:

start	warming-up, trainen fitheid, conditie
midden	trainen kracht en coördinatie, bekkenbodemoefeningen
eind	coolingdown, ademhalings- en ontspanningsoefeningen

In dit hoofdstuk wordt ingegaan op het laatste blok: de coolingdown. Dit derde en afsluitende blok van de training bestaat uit:
- coolingdown;
- ontspanningsoefeningen;
- ademhalingsoefeningen.

tijd	10-15 minuten
muziek	1-90 BPM
doel	
	– actieve lichaam terugbrengen in rusttoestand
	– hartslag op rustniveau terugbrengen
	– ritmisch blijven bewegen om de veneuze bloedstroom te bevorderen
	– geestelijk en lichamelijk ontspannen
	– aandacht voor ademhalingstechnieken
materiaal	matjes en kussens

4.1 Coolingdown

Coolingdown brengt het actieve lichaam terug in rusttoestand en de hartslag terug naar het niveau van voor de training. Tijdens de coolingdown kan rustig ritmisch worden bewogen om de veneuze bloedstroom langzaam te laten verminderen en om de spieren te kunnen stretchen. Pas op voor te veel afkoeling; laat cursisten bij ontspanningsoefeningen eventueel een extra kledingstuk aantrekken. Er wordt bij coolingdown niet veel materiaal gebruikt: meestal zijn oefenmatjes en wat kussens voldoende.

De lenigheid van bepaalde gewrichten is van belang in verband met blessurepreventie en het onderhouden van de normale beweeglijkheid van de gewrichten. Rekken of stretchen is bedoeld om de soepelheid van de spieren te behouden en de doorbloeding van de spieren te verbeteren. De rekoefeningen worden geconcentreerd en in een langzaam tempo uitgevoerd. De spieren worden statisch gerekt gedurende ongeveer 10-15 seconden. De bedoeling is de spiertonus die tijdens de actieve les is opgebouwd weer langzaam af te bouwen. Leg de cursisten goed uit waar ze wel en waar
ze juist niet de rek mogen voelen en hoe die dan aanvoelt (trekkend, rekkend, niet brandend of stekend). De belangrijkste spieren om te rekken (en bij bekken- of

bekkenbodemproblematiek) zijn vooral die spieren die actief zijn geweest in het middendeel van de krachttraining.

Doel

- Het actieve lichaam terugbrengen in rusttoestand.
- De hartslag terugbrengen naar rustniveau.
- Ritmisch blijven bewegen om de veneuze bloedstroom te bevorderen.
- Geestelijk en lichamelijk ontspannen.
- Aandacht voor ademhalingstechnieken.

Waarmee rekening moet worden gehouden

- Verslappen van pezen en banden en afname van spiertonus
- Eerder optredende spiervermoeidheid
- Rustig stretchen van de warme spieren
- De verschillen in beginniveau en leerbaarheid van de deelnemers.

Uitvoering

- Bij stretchoefeningen een stevige uitgangshouding kiezen.
- Stimuleer de veneuze terugstroom (bijvoorbeeld door circulatieoefeningen).
- Ademhalingsoefeningen, vooral de buikademhaling.
- Ontspanningsoefeningen (de methode van Jacobson of Schulz is erg geschikt).

Mobiliseren

Er kunnen bijvoorbeeld mobiliserende oefeningen worden gegeven voor de volgende gewrichten:

schouder	pols	heup
enkel	elleboog	wervelkolom
knie		

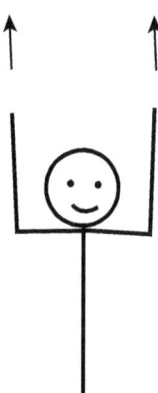

Figuur 4.1 Kleermakerszit met de armen gestrekt langs de oren.

SCHOUDER: ANTEVERSIE

Uitvoering: Til de armen zo hoog mogelijk op en beweeg verder naar achteren (dorsaal).
Verzwaren: Armen in een V-vorm.
Anders: Kortzit / langzit / ruglig / stand / spreidstand met het bovenlichaam met het lichaam horizontaal en, als dat mogelijk is, de benen gestrekt: zwaai de armen vanuit schuin voor omhoog (bij rugproblemen met één arm steunen op een wandrek of tafel) / armen tegelijk omhoog: daarna twee armen tegelijk hoger / armen alternerend omhoog brengen / materiaal in de handen.
Materialen: Blokken, kleine ballen (zwaaibeweging), knotsen, stokken.
Criteria: Let op compensatiemechanisme (adem vastzetten, benen naar endorotatie), blijf rechtop.

Figuur 4.2 Kleermakerszit met de armen in exorotatie naar achteren.

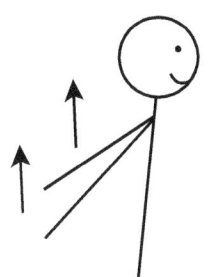

SCHOUDER: RETROVERSIE

Uitvoering: Kleermakerszit met de armen in exorotatie naar achter. Beweeg de armen zo ver mogelijk over de grond naar achteren en duw de borst naar voren. De rug moet recht blijven.
Anders: Kortzit / langzit / stand / lichte spreidstand: zwaai met beide armen van voren via beneden naar achteren en omhoog / stand met één arm omhoog en één arm omlaag: breng beide armen naar achteren (combinatieoefening voor ante- en retroversie) / materiaal in de handen.
Materialen: Bal, blokken, knotsen, stokken.
Criteria: Let op compensatiemechanisme (adem vastzetten, benen naar endorotatie), blijf rechtop, armen tegelijk: anders romprotatie.

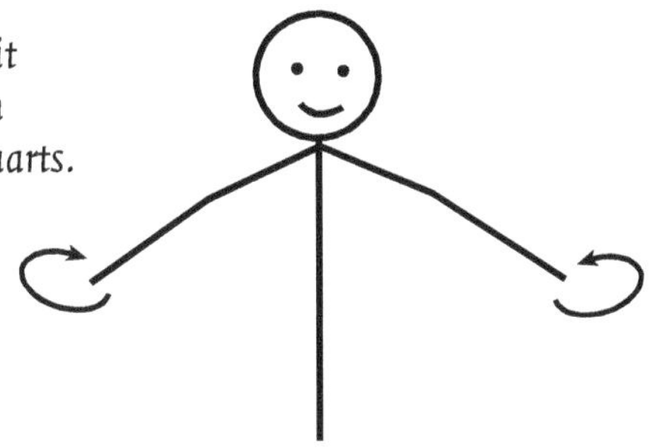

Figuur 4.3 Kleermakerszit met de armen gestrekt zijwaarts.

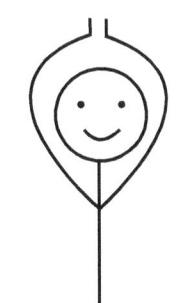

SCHOUDER: EXO- EN ENDOROTATIE

Uitvoering: Endorotatie en exorotatie van de schouders (rondjes draaien).
Anders: Materiaal in de handen / kortzit / langzit / stand / twee armen tegelijk / twee armen alternerend.
Materialen: Knotsen, stokken.
Criteria: Let op compensatiemechanisme (adem vastzetten, benen naar endorotatie), blijf rechtop.

Figuur 4.4 Kleermakerszit met abductie schouders.

SCHOUDER: ABDUCTIE

Uitvoering: Breng de armen zijwaarts omhoog tot de handpalmen elkaar raken/kruisen.
Anders: Kortzit / langzit / ruglig: breng de armen vanaf de zij langs het lichaam omhoog tot boven het hoofd / stand / spreidstand (voeten op heupbreedte): zwaai de armen gekruist van onderen via zijwaarts naar omhoog / materiaal in de handen.
Materialen: Ballen, blokken, knotsen, stokken.
Criteria: Let op compensatiemechanisme (adem vastzetten), blijf rechtop.

Figuur 4.5 Kleermakerszit met de armen zijwaarts, handen op de schouder, ellebogen naar buiten. Roteren.

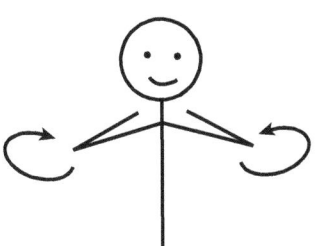

SCHOUDER: COMBINATIEBEWEGINGEN

Uitvoering: Maak zo groot mogelijke kringen met de ellebogen (rondjes draaien schouders) naar voren en naar achteren, zodat er een rollende beweging ontstaat in alle assen van het schoudergewricht
Anders: Kortzit / langzit.
Materialen: Geen.
Criteria: Let op compensatiemechanisme (adem vastzetten), blijf rechtop.

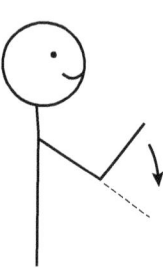

Figuur 4.6
Zit met armen naar voren in 90° abductie in de schouder, ellebogen gebogen. Extensie ellebogen.

ELLEBOOG: EXTENSIE

Uitvoering: Onderarmen strekken, bovenarmen blijven in dezelfde positie.
Anders: Zit / stand met materiaal in de handen: stoot dit weg naar omlaag / één arm / twee armen tegelijk / twee armen alternerend / wegstootbeweging op de uitademing.
Materialen: Bal, stok, lichte dumbell.
Criteria: Let op compensatiemechanisme (adem vastzetten), blijf rechtop.

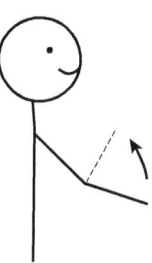

Figuur 4.7
Zit, armen gestrekt. Breng de handen bij de schouders.

ELLEBOOG: FLEXIE

Uitvoering: Onderarmen strekken, bovenarmen blijven in dezelfde positie.
Anders: Zit / stand met materiaal in de handen: beweeg dit naar omhoog / één arm / twee armen tegelijk / twee armen alternerend / bal: eerst vangen, dan flexieoefening / trekbeweging op de uitademing.
Materialen: Bal, stok, lichte dumbell.
Criteria: Let op compensatiemechanisme (adem vastzetten), blijf rechtop.

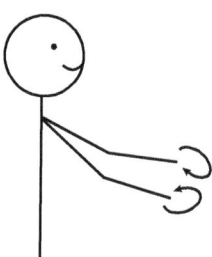

Figuur 4.8
Zit met de onderarmen op een tafel.
Pronatie – supinatie handen.

ELLEBOOG: PRO- EN SUPINATIE

Uitvoering: Leg afwisselend de handruggen en handpalmen op de tafel (pro- en supinatie).
Anders: Idem met zwaarder materiaal in de handen (knots) / Dyna Band in het midden vasthouden: laten rekken bij pro- en supinatie / rol een grote bal zijwaarts heen en weer tussen beide handen / één hand / twee handen tegelijk / twee handen alternerend.
Materialen: Tafel en stoel (of kruk), Dyna Bands, ballen, dumbell, knotsen, stokken.
Criteria: Let op compensatiemechanisme (adem vastzetten), romprotatie, blijf rechtop.

POLS: DORSAALFLEXIE

Uitvoering: Handen in middenstand, tik met de handrug iets aan of om.
Anders: Armen op schouderhoogte naar voren gestrekt met de handrug naar boven: strek de handen omhoog en naar je toe, terwijl de armen recht blijven / armen gestrekt boven het hoofd met de handpalmen tegen elkaar, beweeg de handen richting de handrug omlaag terwijl de polsen elkaar blijven raken / stand / materiaal in de handen.
Materialen: Tafel en stoel (of kruk), ballen, dumbell, knotsen, stokken.
Criteria: Let op compensatiemechanisme (adem vastzetten), romprotatie, blijf rechtop.
Zie figuur 4.8, nu met dorsaalflexie-anteflexie van de handen.

Figuur 4.9
Kleermakerszit met de handen op de rug. Flexie romp.

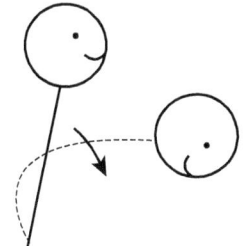

WERVELKOLOM: FLEXIE

Uitvoering: Buigbeweging hoofd, nek en romp (afrollen van de wervelkolom).
Anders: Langzit / spreidstand met armen hangend: breng de handen tijdens de rompflexie zo ver mogelijk tussen beide voeten door naar achteren, knieën mogen licht buigen / materiaal in de handen.
Materialen: Bal, stok, dumbell.
Criteria: Let op compensatiemechanisme (adem vastzetten, benen naar endorotatie).

Figuur 4.10
Ruglig met de benen gebogen. Rug hol-bol maken.

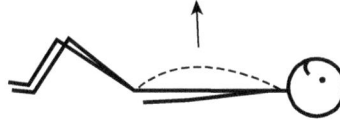

WERVELKOLOM: EXTENSIE

Uitvoering: Ruglig: flexie knieën en heupen, knieën op heupbreedte, voeten plat en iets naar buiten. Maak de rug hol – weer bol.
Anders: Kleermakerszit met de handen achterwaarts in exorotatie op de grond, druk de borst naar voren en terug / knie-hielzit: rug hol-bol maken / handen- en knieënstand: de hele rug hol-bol maken (zie figuur 5.9).
Materialen: Ballen, stokken.
Criteria: Let op: altijd bij holle rug hoofd omhoog, bij bolle rug hoofd omlaag (kin op de borst). Let op compensatiemechanisme (adem vastzetten, benen naar endorotatie, voeten naar binnen).

Figuur 4.11
Ruglig met de benen gespreid. Draaien romp.

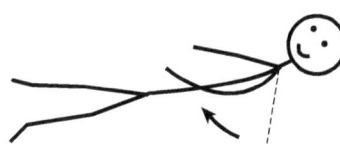

WERVELKOLOM: ROTATIES

Uitvoering: Armen naar één kant brengen, draaien romp naar dezelfde kant (homolateraal), zodat beide handen elkaar plat kunnen raken: bekken blijft plat liggen.
Anders: Verlichten: met gebogen knieën (knieën op heupbreedte, voeten plat, benen iets in exorotatie) / verzwaren: materiaal in de handen / kleermakerszit: schuif één hand over de grond zo ver mogelijk naar achteren en opzij, kijk de hand homolateraal achterwaarts na / handen- en knieënstand: breng één hand zo ver mogelijk onder de romp door naar de andere (heterolaterale) kant en kijk na, daarna weer terug en beweeg de hand zo ver mogelijk naar homolateraal boven opzij en kijk hand na / spreidstand: beweeg beide armen samen (naast elkaar) afwisselend naar rechts en naar links, kijk de armen na.
Materialen: Bal, stok.
Criteria: Let op compensatiemechanisme (adem vastzetten, benen naar endorotatie), bekken moet recht blijven, hoofd draait mee naar de homolaterale kant.

*Figuur 4.12
Ruglig met gespreide benen, armen uit elkaar. Beweeg zijwaarts.*

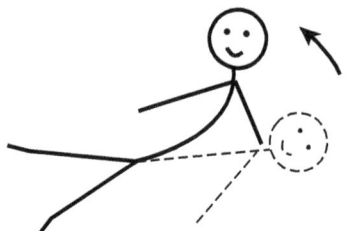

WERVELKOLOM: LATEROFLEXIE

Uitvoering: Breng één hand zo ver mogelijk richting de homolaterale voet (been blijft recht), het lichaam schuift hierbij zijwaarts over de grond. Goed uitstrekken hetrolateraal.
Anders: Kleermakerszit met de handen op de schouders, ellebogen wijzen naar buiten: breng de ellebogen om de beurt zo ver mogelijk naar de grond / materiaal in de handen.
Materialen: Ballen, stokken.
Criteria: Goed blijven uitstrekken / beweeg in een plat vlak (geen rotaties maken). Let op compensatiemechanisme (adem vastzetten).

*Figuur 4.13
Ruglig: bekken achter- en voorover kantelen.*

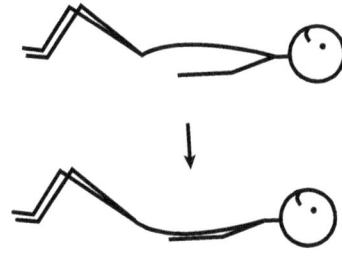

WERVELKOLOM: BEKKENKANTELEN

Uitvoering: Ruglig, benen en knieën gebogen op heupbreedte, voeten plat, iets naar exorotatie. De rug wordt afwisselend hol-bol gemaakt. Bij holle rug: hoofd beweegt wat naar achteren, bij bolle rug: hoofd zakt weer naar de normale positie.
Anders: Handen- en knieënstand / stand: om beurten door de ene en de andere knie zakken ('sambadans').
Materialen: Geen.
Criteria: Let op! Bij holle rug: hoofd naar achteren; bij bolle rug: hoofd beweegt naar voren (kin op de borst). Let op compensatiemechanisme (adem vastzetten, benen naar endorotatie).

*Figuur 4.14
Ruglig: breng één knie naar de borst, terwijl het andere been gestrekt op de grond blijft liggen.*

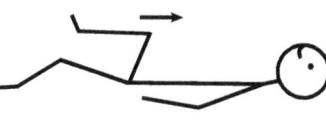

HEUP: ANTEVERSIE

Uitvoering: Ruglig: één been blijft gestrekt of (bij rug-bekkenklachten) knie gebogen en voet plat, buig één been naar de borst. Met de handen de buigende knie meehelpen is toegestaan.
Anders: Zijlig met het onderste been licht gestrekt: bovenste been met de handen trekken naar de borst / handen- en knieënstand: één knie naar de borst brengen zonder dat de rug flecteert / stand: één knie naar de borst optillen, andere been blijft gestrekt, mag ook met een zwaaibeweging.
Materialen: Geen.
Criteria: Let op compensatiemechanisme (adem vastzetten, benen naar endorotatie).

*Figuur 4.15
Ruglig: spreid de benen met de voeten omhoog gericht.*

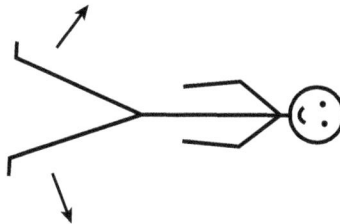

HEUP: ABDUCTIE

Uitvoering: Ruglig, benen en armen recht, spreid de benen symmetrisch zijwaarts met de voeten omhoog gericht.
Anders: Stand: zwaai één been zijwaarts op vanuit adductie en met de voet recht naar boven.
Materialen: Geen.
Criteria: Let op compensatiemechanisme (adem vastzetten).

*Figuur 4.16
Ruglig: met gestrekte benen de voeten in dorsaalflexie naar buiten draaien.*

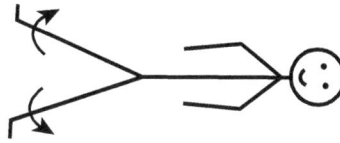

HEUP: EXOROTATIE

Uitvoering: Ruglig, met rechte benen en voeten in dorsaalflexie. De benen symmetrisch naar buiten draaien (exorotatie heupen).
Anders: Ruglig met gebogen knieën: voeten naast elkaar / kortzit: zit op de mat met de knieën gebogen en de voeten plat naast elkaar: knieën naar buiten draaien / stand: draai vanuit de middenpositie de voeten (hielen zijn steunpunt) naar buiten, heupen draaien mee.
Materialen: Mat.
Criteria: Let op compensatiemechanisme (adem vastzetten), bekken blijft recht.

*Figuur 4.17
Ruglig: met gespreide benen de voeten in dorsaalflexie naar binnen draaien.*

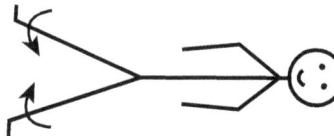

HEUP: ENDOROTATIE

Uitvoering: Ruglig, met gespreide benen en voeten in dorsaalflexie. De benen symmetrisch naar binnen draaien (endorotatie heupen).
Anders: Ruglig met gebogen knieën, voeten ver uit elkaar: knieën naar elkaar draaien / kortzit: zit op de mat met de knieën gebogen en de voeten ver uit elkaar: idem / stand, voeten op heupbreedte: draai vanuit de middenpositie de voeten naar binnen, heupen draaien mee.
Materialen: Mat.
Criteria: Let op compensatiemechanisme (adem vastzetten), bekken blijft recht.

*Figuur 4.18
Handen- en
knieënstand.*

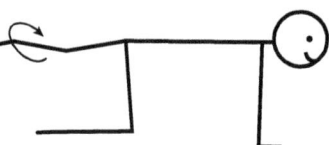

HEUP: COMBINATIEBEWEGINGEN

Uitvoering: Eén been achterwaarts omhoog brengen tot heuphoogte. Draai kringetjes met dit been.
Anders: Kringetjes: klein-groot, linksom-rechtsom / stand: één been gebogen opzwaaien naar voren, naar zijwaarts, naar achteren en weer naar voren / stand: idem, nu met de handen leunen op een tafel en met één been in kringen bewegen / stand: idem, nu met één voet hoger gaan staan (opstapje) en kringetjes draaien met het andere been.
Materialen: Mat, opstapje.
Criteria: Let op compensatiemechanisme (adem vastzetten), romp blijft recht.

*Figuur 4.19
Langzit: trek de
hiel zo ver
mogelijk naar
de bil.*

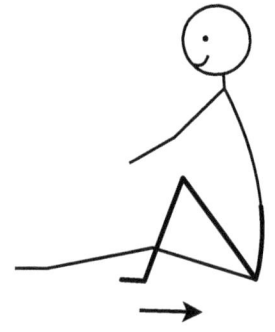

KNIE: FLEXIE

Uitvoering: Langzit: benen recht (bij rug-bekkenklachten: rolletje onder één knie). Eén been (zonder rolletje) naar de bil toe laten glijden. Armen mogen ook achter het lichaam steunen.
Anders: Zijlig, knieën gebogen: breng de hiel van het bovenste been naar de bil toe, alleen knie buigen (geen heupbeweging)! / buiklig: trek de hiel van één been naar de bil toe, andere been blijft recht / handen-knieënstand: probeer naar achteren te leunen zodat je op de hielen kunt gaan zitten / stand: zak zo ver mogelijk door beide knieën (eventueel met steun wandrek of stoel) tot hurkzit.
Materialen: Mat, rolletje: handdoek of bankrol, steunpunt (wandrek, stoel).
Criteria: Let op compensatiemechanisme (adem vastzetten), benen recht houden (niet naar endorotatie), rug blijft recht.

*Figuur 4.20
Zit: probeer het
been zo ver
mogelijk te
strekken.*

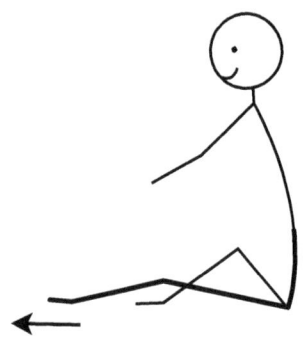

KNIE: EXTENSIE

Uitvoering: Kortzit: knieën gebogen, één been laten wegglijden tot het zo ver mogelijk gestrekt is.
Anders: Zit op een kruk of stoel / zijlig met gebogen knieën: het bovenste been zo veel mogelijk strekken / langzit: de knieën afwisselend zo ver mogelijk omlaag drukken in de mat / handen- en knieënstand: strek één been met gestrekte knie naar achteren.
Materialen: Mat, stoel of kruk.
Criteria: Let op compensatiemechanisme (adem vastzetten), rug blijft recht.

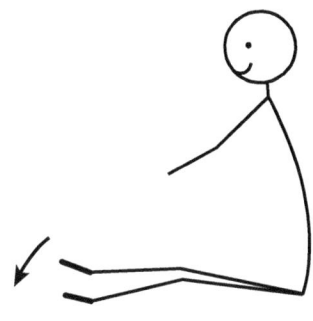

Figuur 4.21
Zit: voeten zo ver mogelijk strekken.

ENKEL: PLANTAIRFLEXIE

Uitvoering: Langzit, benen recht (bij rug-bekkenklachten: rolletje onder de knieën), voeten omlaag bewegen (strekken) naar plantairflexie.
Anders: Zit op stoel of kruk: benen gestrekt / stand: op een wiebelplank, maak een maximale plantairflexie (plank naar voren) / stand op opstapje of onderste traptrede: sta op de voorvoet (hielen steken uit), ga op de tenen staan (zwaar door eigen gewicht) / lopen op de tenen.
Materialen: Mat, opstapje (traptrede, blokken), wiebelplank, oefentol.
Criteria: Let op compensatiemechanisme (adem vastzetten, benen naar endorotatie).

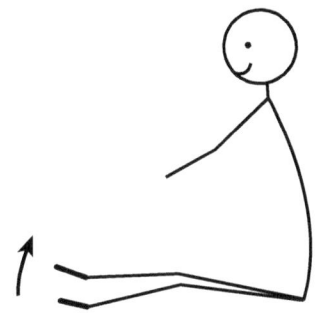

Figuur 4.22
Zit: voeten zo ver mogelijk optrekken.

ENKEL: DORSAALFLEXIE

Uitvoering: Langzit, benen recht (bij rug-bekkenklachten: rolletje onder de knieën), voeten omhoog bewegen (optrekken) naar dorsaalflexie.
Anders: Zit op stoel of kruk: benen gestrekt / zit of stand: een bal tussen onderbeen en voet klemmen / stand: op een wiebelplank, maak een maximale dorsaalflexie (plank naar achteren) / stand op opstapje of onderste traptrede: sta op de voorvoet (hielen steken uit), laat de hielen zakken (zwaar door eigen gewicht) / lopen op de hielen.
Materialen: Mat, opstapje (traptrede, blokken), bal, wiebelplank, oefentol.
Criteria: Let op compensatiemechanisme (adem vastzetten, benen naar endorotatie).

Lenigheidsoefeningen

Er kunnen lenigheidsoefeningen worden gegeven voor de volgende gebieden:
- hals;
- rug;
- billen en heupen;
- kuitspieren;
- schouders;
- borst;
- bovenbenen;
- buik.

Figuur 4.23
Rekken: met name m. sternocleidomastoideus.

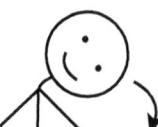

HALS: REKOEFENING

Uitvoering: Sta actief rechtop: voeten op heupbreedte, licht gebogen knieën, ontspannen schouders. Beweeg één oor naar de homolaterale schouder: rek – los. Let op: alleen het hoofd beweegt, niet de schouder optillen. Let op: alleen lateroflexie, geen rotatie.
Anders: Zit, één hand ligt op het te rekken oor (heterolateraal) en rekt lichtjes verder.
Materialen: Stoel, kruk.
Criteria: Let op doorademen, schouder blijft recht!

Figuur 4.24
Rekken: met name m. deltoideus, m. latissimus dorsi, m. obliquus.

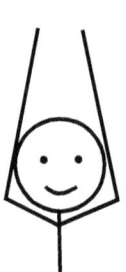

SCHOUDERS: REKOEFENING BOVEN HET HOOFD

Uitvoering: Sta actief rechtop: voeten op heupbreedte, licht gebogen knieën. Strek de armen vanaf zijwaarts zo ver mogelijk boven het hoofd, de handpalmen tegen elkaar. Strek de armen naar achteren: rek – los.
Anders: De polsen kruisen met de handpalmen tegen elkaar / zit.
Materialen: Stoel, kruk.
Criteria: Let op doorademen, blijf rechtop.

Figuur 4.25
Rekken: met name m. deltoideus, m. latissimus dorsi, m. obliquus.

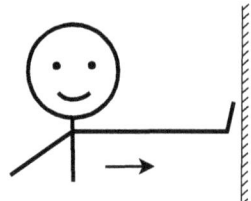

SCHOUDERS: ZIJWAARTS ARM REKKEN

Uitvoering: Sta zijwaarts van een muur op ongeveer 60 cm afstand: actief rechtop, voeten op heupbreedte, licht gebogen knieën. Leg één handpalm plat tegen de muur met de arm zo hoog mogelijk gestrekt. Druk de oksel naar de muur: rek – los.
Anders: Niet.
Materialen: Muur.
Criteria: Let op doorademen, blijf rechtop.

Figuur 4.26
Rekken: met name m. deltoideus, m. latissimus dorsi.

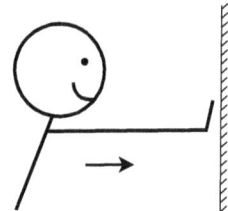

SCHOUDERS: VOORWAARTS ARM REKKEN

Uitvoering: Sta actief rechtop, op ongeveer 60 cm van een muur met het gezicht ernaar toe: voeten op heupbreedte, licht gebogen knieën. Doe een stap achteruit en leg één handpalm tegen de muur met de vingers naar boven. Druk de oksel naar de muur: rek – los.
Anders: Twee armen tegen de muur / verder van de muur af staan.
Materialen: Muur.
Criteria: Let op doorademen, blijf rechtop.

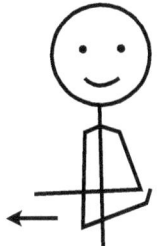

Figuur 4.27
Rekken: met name
m. triceps,
m. deltoideus.

ARMEN: REKOEFENING TRICEPS

Uitvoering: Sta actief rechtop: voeten op heupbreedte, licht gebogen knieën, ontspannen schouders. Leg één arm schuin over de borst en leg de andere hand tegen de achterkant van de gebogen (heterolaterale) elleboog en bovenarm. Druk de arm voorbij mediaal: rek – los.
Anders: Eén arm buigen bij de elleboog: hand heterolateraal tussen de schouderbladen laten zakken, elleboog naar voren laten komen. Leg de andere hand tegen de achterkant van de gebogen (heterolaterale) elleboog en bovenarm. Druk de arm naar dorsaal: rek – los.
Materialen: Geen.
Criteria: Let op doorademen, blijf rechtop.

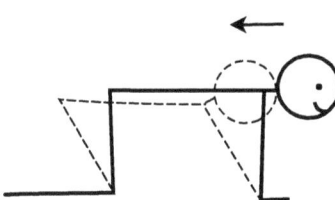

Figuur 4.28
Rekken: met name
m. brachialis.

ARMEN: REKOEFENING ONDERARM

Uitvoering: Handen- en knieënstand: handen recht onder de schouders, met de vingers naar achteren (dus naar je toe). Rustig iets naar achteren hellen vanuit de heupen. Voel hierbij de spanning in de onderarm: rek – los.
Anders: Sta actief rechtop: voeten op heupbreedte, licht gebogen knieën, ontspannen schouders. Strek beide armen: één pols naar achter gebogen (palmairflexie), andere hand pakt de eerste hand en drukt deze via de handpalm verder naar achteren: rek – los / zit.
Materialen: Mat, stoel of kruk.
Criteria: Let op doorademen. Houd de rug recht.

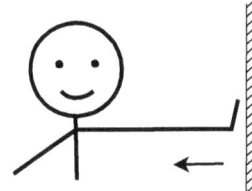

Figuur 4.29
Rekken: met name
m. trapezius,
m. deltoideus,
m. triceps.

RUG: STAANDE REKOEFENING 1

Uitvoering: Sta actief rechtop zijwaarts van een muur op ongeveer 60 cm afstand: voeten op heupbreedte, licht gebogen knieën. Leg één hand plat tegen de muur op schouderhoogte en de vingers naar boven wijzend. Houd de hand op de muur en beweeg met de romp loodrecht van de muur af: rek – los.
Anders: Niet.
Materialen: Muur.
Criteria: Let op doorademen, elleboog niet 'op slot' laten schieten.

Figuur 4.30
Rekken: met name
m. trapezius,
m. triceps,
m. rhomboideus.

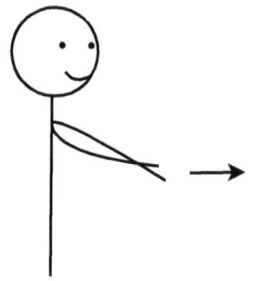

RUG: STAANDE REKOEFENING 2

Uitvoering: Sta actief rechtop: voeten op heupbreedte, licht gebogen knieën, ontspannen schouders. Strek beide armen op borsthoogte: kruis de armen en plaats de handen op elkaar met de handpalmen naar buiten. Strek beide armen langzaam naar voren, bovenste deel van de rug: rek – los.
Anders: Niet.
Materialen: Geen.
Criteria: Let op doorademen, rug blijft recht (niet: schouders optrekken).

Figuur 4.31
Rekken: met name
m. erector spinae.

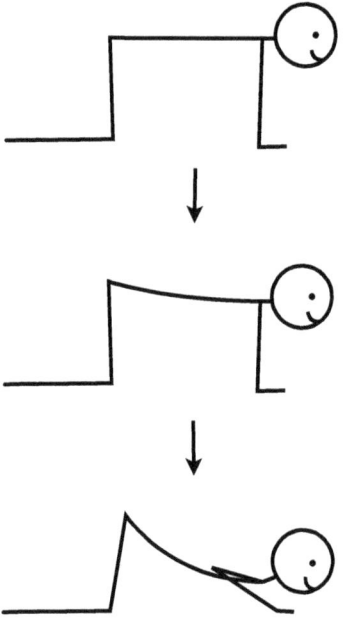

RUG: KNIELENDE REKOEFENING

Uitvoering: Handen- en knieënstand, de knieën onder de heupen, de handen onder de schouders, benen iets naar exorotatie. De rug wat hol maken (bekken licht voorover gekanteld): op een uitademing de borst naar de vloer bewegen: rek – los.
Anders: Niet.
Materialen: Mat.
Criteria: Let op doorademen. Let op compensatiemechanisme (benen naar endorotatie).

Figuur 4.32
Rekken: met name
mm. pectorales.

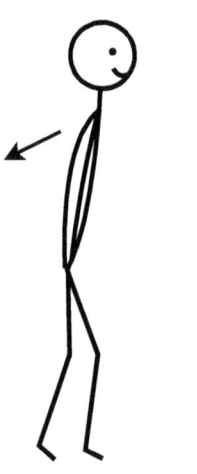

BORST: STAANDE REKOEFENING

Uitvoering: Sta actief rechtop: voeten op heupbreedte, licht gebogen knieën, ontspannen schouders. Leg de handen zijwaarts op de heupen. Druk de schouderbladen naar achteren en naar elkaar toe, terwijl de handen naar de billen bewegen. Lichte spanning in de borst: rek – los.
Anders: Zit.
Materialen: Stoel of kruk.
Criteria: Let op doorademen, rug blijft recht.

*Figuur 4.33
Rekken: met name
mm. pectorales,
m. deltoideus.*

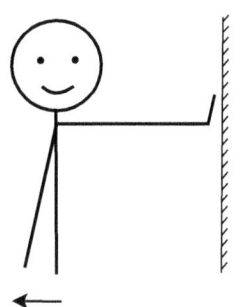

BORST

Uitvoering: Sta actief rechtop zijwaarts van een muur op ongeveer 60 cm afstand: voeten op heupbreedte, licht gebogen knieën. Leg één hand plat tegen de muur op schouderhoogte en de vingers naar boven wijzend. Beweeg rustig van de muur af terwijl de hand op de muur blijft. Er komt spanning op de schouder: rek – los.
Anders: Niet.
Materialen: Muur.
Criteria: Let op doorademen.

*Figuur 4.34
Rekken: met name
mm. glutei.*

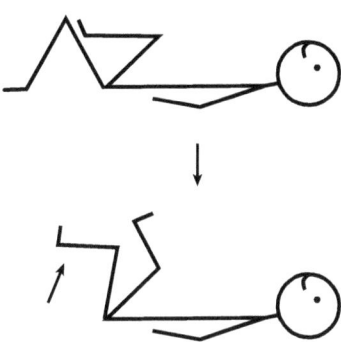

BILLEN EN HEUPEN: REKOEFENING BILSPIEREN

Uitvoering: Ruglig, de knieën gebogen, voeten plat op de grond op heupbreedte, schouders ontspannen. Zet één voet tegen de andere knie: til de voet die nog op de vloer staat langzaam op, terwijl de knieën naar de borst worden opgetrokken. Rek – los.
Anders: Laat één been recht liggen en til het andere been op: vouw de handen om het opgetilde bovenbeen en trek het gestrekt naar de borst / idem: pak met de homolaterale hand de knie van het gebogen been vast en met de heterolaterale hand de enkel: trek het gebogen been rustig schuin richting de heterolaterale schouder.
Materialen: Mat.
Criteria: Let op doorademen.

*Figuur 4.35
Rekken: met name
m. quadriceps,
m. sartorius.*

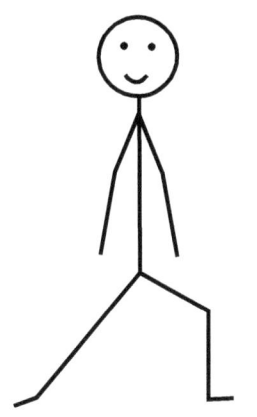

LIES: STAANDE REKOEFENING

Uitvoering: Sta actief rechtop, voeten op heupbreedte. Houd één been recht en maak een grote stap zijwaarts met het andere been. Buig de knie van het zijwaartse been en draai de tenen 45° naar buiten. Houd het zwaartepunt in het midden: rek – los.
Anders: Niet.
Materialen: Geen.
Criteria: Let op doorademen.

Figuur 4.36
Rekken: met name
mm. adductores,
hamstrings,
m. erector spinae.

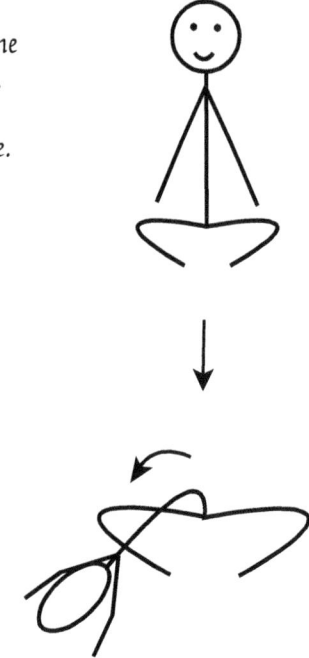

LIES

Uitvoering: Zit rechtop op de mat: rechte rug, de benen wat gespreid met gebogen knieën. De handen rusten op de binnenkant van de bovenbenen. Oprichten vanuit het middel, dan vooroverbuigen vanuit de heupen om de handen plat op de vloer te plaatsen.
Anders: Niet.
Materialen: Mat.
Criteria: Let op doorademen.

Figuur 4.37
Rekken: met name
mm. adductores.

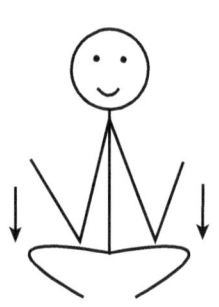

BOVENBENEN: ADDUCTOREN (ZITTENDE REKOEFENING)

Uitvoering: Zit rechtop op de mat: rechte rug, benen gespreid, voetzolen tegen elkaar. Leg de ellebogen op de knieën en druk de knieën rustig naar beneden. Blijf normaal ademhalen.
Anders: Duwen met de handen (let op: schouders blijven laag).
Materialen: Mat.
Criteria: Let op doorademen, rechte rug, benen blijven ontspannen.

Figuur 4.38
Rekken: met name
m. quadriceps.

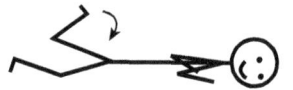

BOVENBENEN: QUADRICEPS (ZIJLIG)

Uitvoering: Zijlig met licht gebogen benen, voeten en knieën liggen op elkaar, onderste hand onder het hoofd. Bovenste been langzaam buigen in de knie: hiel naar de billen. Hulp: trek met de bovenste hand om de enkel de voet dichter bij de billen: rek – los.
Anders: Niet.
Materialen: Mat.
Criteria: Let op doorademen. Let op uitgangshouding: onderste been gebogen in verband met stabiliteit.

Figuur 4.39
Rekken: met name m. quadriceps.

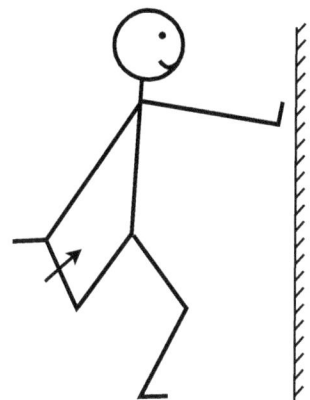

BOVENBENEN: QUADRICEPS (STAAND)

Uitvoering: Sta actief rechtop: voeten op heupbreedte. Buig licht door een knie en til het andere been op. Pak met de homolaterale hand de enkel van het gebogen been en trek de voet rustig naar de billen toe. De knieën blijven evenwijdig aan elkaar.
Anders: Niet.
Materialen: Steunpunt: muur of stoel.
Criteria: Let op doorademen. Niet de voet vastpakken, maar de enkel (anders rekken enkelgewricht). Rug blijft recht, bovenbenen blijven evenwijdig: niet de knieën naar buiten laten draaien (overbelasten kniebanden).

Figuur 4.40
Rekken: met name hamstrings.

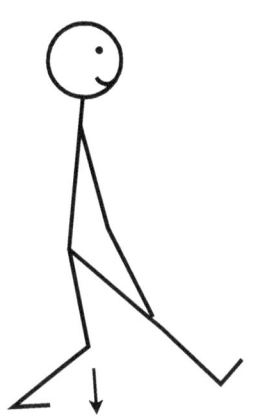

BOVENBENEN: HAMSTRINGS (STAAND)

Uitvoering: Sta actief rechtop: voeten op heupbreedte, tenen naar voren gericht. Doe één stap naar voren en houd het voorste been gestrekt, buig de knie van het achterste been. Buig vanuit de heupen naar voren en houd hierbij de rug recht. Zet de handen op het midden van het gestrekte bovenbeen.
Anders: Trek de tenen van het gestrekte been omhoog (rekken kuitspieren).
Materialen: Geen.
Criteria: Let op doorademen. Houd de voeten recht: draai niet naar binnen of buiten.

Figuur 4.41
Rekken: met name hamstrings.

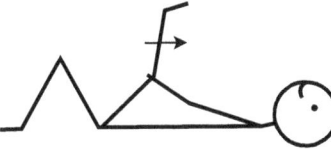

BOVENBENEN: HAMSTRINGS (LIGGEND)

Uitvoering: Ruglig: gebogen knieën, voeten op heupbreedte plat op de grond, iets naar exorotatie. Houd de billen op de vloer en til één been naar de borst (buig de knie). Leg beide handen om het gebogen bovenbeen, strek de knie en trek het rustig naar de borst toe: rek – los.
Anders: Trek de tenen van het gestrekte been omhoog (rekken kuitspieren).
Materialen: Mat.
Criteria: Let op doorademen. Houd het bekken en de benen recht.

Figuur 4.42
Rekken: met name m. gastrocnemius.

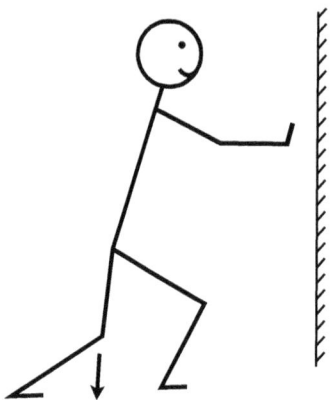

KUITSPIEREN: BOVENSTE KUITSPIEREN

Uitvoering: Sta actief rechtop: voeten op heupbreedte, tenen wijzen naar voren. Zet één voet evenwijdig aan de andere iets naar achteren: voeten op één lijn. Buig de knie van het voorste been. Breng het lichaamsgewicht naar voren en druk de hiel van het achterste been in de grond: rek – los.
Anders: Grotere stap geeft meer rek.
Materialen: Steunpunt: stoel of muur.
Criteria: Let op dooradem, voeten blijven naar voren wijzen.

Figuur 4.43
Rekken: met name m. soleus, m. gastrocnemius.

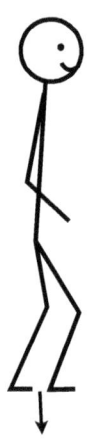

KUITSPIEREN: ONDERSTE KUITSPIEREN

Uitvoering: Sta actief: voeten op heupbreedte, tenen wijzen naar voren. Zet één voet evenwijdig aan de andere iets naar achteren: voeten op één lijn. Buig de knieën tot boven de tenen, houd het gewicht aan de voorkant van de voeten. Voel rek in de achterste kuitspier: rek – los.
Anders: Grotere stap geeft meer rek.
Materialen: Geen.
Criteria: Let op dooradem, voeten blijven naar voren wijzen.

Figuur 4.44
Rekken: met name mm. obliquus, m. quadratus lumborum.

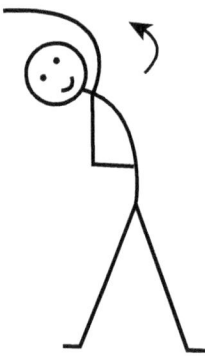

SCHUINE BUIKSPIEREN: STAANDE REKOEFENING

Uitvoering: Sta actief rechtop: voeten op meer dan heupbreedte, knieën licht gebogen en de tenen 45° naar buiten gedraaid. Ontspannen schouders: rechtop, niet roteren. Eén hand op de heup of in de zij. Strek de andere hand boven het hoofd. Beweeg het bovenlichaam naar die kant waar de hand op de heup rust: rek – los.
Anders: Met materiaal in de vrije hand boven het hoofd.
Materialen: Lichte dumbell, knots.
Criteria: Let op dooradem, blijf recht, geen rotatie in de wervelkolom.

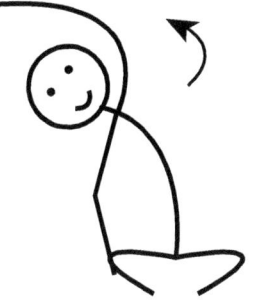

Figuur 4.45
Rekken: met name m. obliquus externus.

SCHUINE BUIKSPIEREN:
ZITTENDE REKOEFENING

Uitvoering: Kleermakerszit: rechtop, ontspannen schouders. Eén hand op de heup, in de zij of op de vloer. Strek de andere hand boven het hoofd. Beweeg het bovenlichaam naar die kant waar de steunhand rust: rek – los.
Anders: Met materiaal in de vrije hand boven het hoofd.
Materialen: Lichte dumbell, knots.
Criteria: Let op doorademen, blijf recht, geen rotatie in de wervelkolom.

4.2 Ontspanningsoefeningen

Bij de coolingdown kunnen ook ontspanningsoefeningen behoren. Ontspannen is bewust en gecontroleerd spanning loslaten. Aanvullende waarde van ontspannen is tijd voor jezelf nemen, iets wat op zichzelf al waardevol is in ons drukke leven. Ontspanningsoefeningen leren je het verschil te voelen tussen aanspanning en ontspanning. Wanneer je immers altijd een lichte aanspanning hebt in je lichaam (buik altijd ingetrokken, schouders te hoog), past het lichaam zich hieraan aan, zodat je niet meer ervaart dat je buik of schouders aangespannen zijn. Juist door bewust te leren ontspannen, ervaar je de restspanning die in je lijf aanwezig is. Pas als je die kunt loslaten, kunnen de spieren zich goed ontspannen, zodat de doorbloeding en de voeding weer optimaal kunnen worden.

Voorwaarden voor ontspanningsoefeningen:
- rustige omgeving, aangename temperatuur en ventilatie (geen tocht);
- goede onderlaag en zo nodig veel kussens;
- makkelijke kleding, geen knellende banden, geen grote sieraden;
- aangename houding.

Bekende ontspanningsoefeningen binnen de fysiotherapie zijn: de methode Jacobson, de methode Laura Mitchell en de autogene training volgens Schultz.

Ontspanningsoefeningen kunnen vanuit verschillende invalshoeken gegeven worden:
- ontspannen door inspanning;
- ontspannen door aandacht;
- ontspannen door aanspannen en ontspannen (volgens Jacobsen, Mitchell);
- ontspannen door concentratie (autogene training volgens Schultz);
- ontspannen door visualiseren;
- ontspannen met behulp van je ademhaling.

In hoofdstuk 8 staan deze ontspanningsoefeningen in uitgewerkte vorm.

4.3
Ademhalingsoefeningen

Bij de coolingdown kunnen ook ontspanningsoefeningen behoren. Een rustige diepe ademhaling werkt ontspannend en draagt bij aan een optimale bloedcirculatie. Dit is positief voor herstelprocessen en de doorbloeding van de buikorganen. Ademhaling heeft ook te maken met buikdrukregulatie: het middenrif en de bekkenbodemspieren zijn twee spierplaten die tegenover elkaar liggen, met de buikinhoud ertussen. Samen beïnvloeden ze de buikdruk. Beide spierplaten hebben een reciproke functie en kunnen zich uitsluitend door contractie afvlakken. De buikspieren staan in relatie met beide spierplaten.

Soorten ademhaling

De *buikademhaling* is een ontspannen, lage ademhaling in rust:
– inspiratie of inademing: de lage buik bolt op en de bekkenbodem daalt licht.
– expiratie of uitademing: de lage buik vlakt weer af en de bekkenbodem veert terug.
De *flankademhaling* is eigenlijk het gevolg van een lage buikademhaling:
– Na het opbollen van de onderbuik zetten de flanken beiderzijds licht uit.
De *borstademhaling* vindt met name bij activiteit plaats:
– Er is een opbollen van de borst te zien en een aanspannen van de ademhalings- spieren bij de inademing.
– De buik beweegt weinig tot niet mee.

In hoofdstuk 8 staan deze ademhalingsoefeningen in uitgewerkte vorm.

5 Oefenen: bekken

BekkenbodemFit-oefeningen kunnen zoals bekend geïntegreerd worden binnen de individuele oefentherapie. De nadruk ligt op stabilisatie- en coördinatieoefeningen voor lage rug en bekken en altijd in relatie met bekkenbodem, ademhaling en buikdrukregulatie. Tevens wordt gelet op compensatiemechanismen en ontspanning. In dit hoofdstuk wordt ingegaan op oefeningen, meer gericht op lage rug en bekken, maar met aandacht voor alle genoemde punten.

Spierketens die bij BekkenbodemFit-oefeningen extra aandacht krijgen in verband met hun direct of indirect stabiliserende of coördinerende functie rond bekken en lage rug zijn:
- mm. obliquus abdominis externus en internus;
- m. transversus abdominis (TA);
- mm. gluteus medius en maximus;
- m. biceps femoris;
- m. multifidus;
- m. erector trunci;
- m. latissimus dorsi;
- m. serratus anterior;
- mm. rhomboidei;
- m. trapezius;
- bekkenbodemspieren.

Andere spiergroepen die aandacht krijgen zijn:
- m. rectus abdominis;
- gluteale musculatuur;
- m. obturatorius;
- mm. adductores.

Daarnaast de extensieketen (in combinatie met de bekkenbodem):
- m. extensor hallucis longus;
- m. biceps femoris;
- m. obturatorius internus;
- m. latissimus dorsi.

5.1 Kennis bekken

Het is belangrijk dat de cursist kennis heeft van de stabilisatie van lage rug en bekken en weet hoe dit te verbeteren, als dat nodig is. Kennis is het begin van wijsheid: pas als iemand weet dat hij/zij een risicofactor heeft voor het mogelijk ontstaan van lagerug- en bekkenpijn, kan hierop geanticipeerd worden. Bijvoorbeeld na een herniaoperatie: extra aandacht besteden aan stabilisatie door middel van de m. transversus abdominus en letten op mogelijke klachten door compensatiemechanismen.

Bij BekkenbodemFit kan de cursist informatie, inzicht en bewustwording gegeven worden over:
- de functionele anatomie en stabiliteit van bekken en lage rug:
  - primaire stabilisator (dwarse buikspieren: TA, lage rugspieren: m. multifidus);
  - secundaire stabilisatoren (bekkenbodemspieren, schuine buikspieren: mm. obliquus externus en internus);
- mogelijke klachten van veranderde stabilisatie:
  - verandering aanspanningspatroon van onder andere dwarse buikspieren en bekkenbodem;
  - mogelijke bekkenbodemdisfunctie bij veranderde bekkenstabilisatie;
- de mogelijke persoonlijke risicofactoren voor lage rug en bekkenklachten;
- de relatie tussen bekken en bekkenbodem;
- de relatie tussen bekken en buikdrukregulatie, tiladviezen;
- de adviezen ten aanzien belasting-belastbaarheid;
- aanvullende competenties van de geregistreerd bekkenfysiotherapeut bij ernstige disfuncties van de bekkenbodem.

Voor uitleg over lage rug en bekken kan gebruik worden gemaakt van:
- folders van de NVFB (zie www.nvfb.nl), bijvoorbeeld: bekkenpijn, NVFB-ZwangerFit®, bekkenfysiotherapie (voordeel: niet alle informatie hoeft zelf verteld te worden door de therapeut);
- dvd van de NVFB (zie www.nvfb.nl): herkenbare film (10 minuten) over bekkenbodemdisfuncties als patiëntenvoorlichting;
- plaatmateriaal van bekken en bekkenbodem: medische atlas, platenmap, naslagwerk;
- fantoom (mannelijk/vrouwelijk);
- eigen voorlichtingsmateriaal.

Zie deel 2, hoofdstuk 1, 2 en 3.

5.2 Stabilisatie- en coördinatieoefeningen

Bij stabilisatie- en coördinatieoefeningen rond lage rug en bekken wordt bij BekkenbodemFit-oefeningen aandacht besteed aan:
- Als er geen klachten zijn: voorspanning uitlokken door uitademing tijdens de activiteit.
- Als er wel klachten zijn: uitlokken voorspanning en/of letten op voorspanning van de primaire stabilisatoren door bewust de lage buikspieren (TA) aan te spannen:
  - lage buik iets aantrekken (liefst op de uitademing); 'ritsje dichtdoen';
  - zelfcontrole: vingers net hoog mediaal van de SIAS-punten zetten; je voelt een lichte opbolling bij stevig uitademen of aanspannen van de dwarse buikspieren onder de vingers;
  - bij slecht voelen TA: in kruiphouding (handen- en knieënstand) staan en de lage buik laten vallen ('hangbuikje maken'), daarna buik aanspannen ('buik plat maken'), liefst op een uitademing: uitlokken onbewuste aanspanning TA.
- Voorkomen compensatiemechanismen bij coördinatiestoornis.
- Spierfunctie verbeteren en aanleren bewuste relaxatie (vooral bij overactieve spieren).
- Spierfunctie verbeteren en uithoudingsvermogen verhogen (vooral bij onderactieve spieren).

Opbouw stabilisatie- en coördinatieoefeningen

De volgende oefeningen kunnen goed gebruikt worden om stabilisatie en coördinatie van de spieren in de lagerug- en bekkenregio aan te leren. Hierbij worden met name de m. transversus abdominis (TA) en de mm. obliquus externus en internus getraind.

1	abductie benen in kortlig	onbelast	symmetrisch
2	abductie benen in kortlig	onbelast	asymmetrisch
3	één been heffen in kortlig	half belast	asymmetrisch
4	bruggetje	belast	symmetrisch
5	bruggetje met één been heffen	belast	asymmetrisch

Een opbouw van stabilisatie- en coördinatieoefeningen voor lage rug en bekken kan zijn:
- van symmetrisch onbelast naar symmetrisch belast (1 en 4);
- van asymmetrisch onbelast naar asymmetrisch belast (2, 3 en 5);
- van onbelast naar belast en van symmetrisch naar asymmetrisch (1, 2, 3, 4, 5 of 3 en 5);
- daarnaast is er de keuze om wel of niet gebruik te maken van oefenmateriaal.

Vaak worden stabilisatieoefeningen uitgevoerd met (onopgemerkte) compensatie via de bekkenbodem en met een buikdrukverhoging: adem vastzetten, benen naar binnen gedraaid (klemmen), aanspannen bekkenbodem. Oók in fysiotherapiepraktijken. Het is bij stabilisatieoefeningen van groot belang om goed op deze compensatiemechanismen te letten!

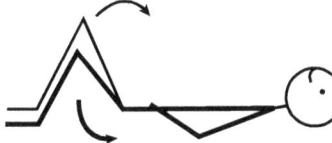

Figuur 5.1 Abductieoefening in kortlig, onbelast, symmetrisch.

ABDUCTIEOEFENING, ONBELAST, SYMMETRISCH

Uitvoering: Ruglig: knieën 90° gebogen op heupbreedte, voeten plat en iets naar buiten, armen naast het lichaam. Stabiliseren: lage buik aanspannen (onbewust: uitademen / bewust: licht aanspannen TA) en beide benen symmetrisch naar buiten bewegen. Stop. Aanspannen en terug.
Extra: Onbewuste stabilisatie: benen bewegen tijdens uitademing. Bewuste stabilisatie: span de TA aan (kan ook op uitademing), daarna pas benen bewegen.
Anders: Verzwaren door iets verder naar buiten te bewegen.
Criteria: Let op compensatie van bekkenbodem en buikdrukverhoging: adem vastzetten, voeten naar binnen draaien, aanspannen bekkenbodem. Het bekken blijft recht: wanneer het bekken scheef dreigt te zakken, verlies je juist stabilisatie van bekken en lage rug. Niet te ver naar abductie: het bekken moet gestabiliseerd kunnen blijven; er mag geen pijn op het schaambeen ontstaan.

Figuur 5.2
Abductieoefening
in kortlig,
onbelast,
asymmetrisch.

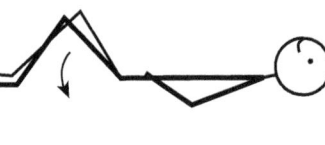

ABDUCTIEOEFENING, ONBELAST, ASYMMETRISCH

Uitvoering: Ruglig: knieën 90° gebogen op heupbreedte, voeten plat en iets naar buiten, armen naast het lichaam. Stabiliseren: lage buik aanspannen (onbewust: uitademen / bewust: licht aanspannen TA) en één been rustig iets naar buiten bewegen. Het andere been blijft staan. Stop. Aanspannen en terug.
Extra: Onbewuste stabilisatie: benen bewegen tijdens uitademing. Bewuste stabilisatie: span de TA aan (kan ook op uitademing), daarna pas been bewegen.
Anders: Verzwaren door iets verder naar buiten te bewegen.
Criteria: Let op compensatie van bekkenbodem en buikdrukverhoging: adem vastzetten, voeten naar binnen draaien, aanspannen bekkenbodem. Let op: staande been mag niet naar binnen gaan! Het bekken blijft recht: wanneer het bekken scheef dreigt te zakken, verlies je juist stabilisatie van bekken en lage rug. Niet te ver naar abductie: het bekken moet gestabiliseerd kunnen blijven; er mag geen pijn op het schaambeen ontstaan.

Figuur 5.3
Beenhefoefening
in kortlig,
half belast,
asymmetrisch.

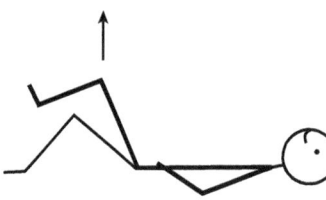

BEENHEFOEFENING, HALF BELAST, ASYMMETRISCH

Uitvoering: Ruglig: knieën 90° gebogen op heupbreedte, voeten plat en iets naar buiten, armen naast het lichaam. Stabiliseren: lage buik aanspannen (onbewust: uitademen / bewust: licht aanspannen TA) en één been rustig iets optillen (begin met 1 cm, daarna iets hoger). Het andere been blijft staan. Stop. Rustig weer terug.
Extra: Onbewuste stabilisatie: benen optillen tijdens uitademing. Bewuste stabilisatie: span de TA aan (kan ook op uitademing), daarna pas been optillen.
Anders: Opbouw: gewicht verdelen; voet 1 mm proberen op te tillen (coördinatie). Idem, maar nu voet 1 cm proberen op te tillen. Verzwaren: idem, maar nu voet nog iets hoger optillen.
Criteria: Let op compensatie van bekkenbodem en buikdrukverhoging: adem vastzetten, voeten naar binnen draaien, aanspannen bekkenbodem. Let op: staande been mag niet naar binnen gaan! Het bekken blijft recht: wanneer het bekken scheef dreigt te zakken, verlies je juist stabilisatie van bekken en lage rug. Niet te ver naar abductie: het bekken moet gestabiliseerd kunnen blijven; er mag geen pijn op het schaambeen ontstaan.

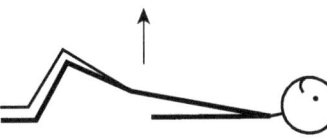

Figuur 5.4
Bruggetje, belast,
symmetrisch.

BRUGGETJE, BELAST, SYMMETRISCH

Uitvoering: Ruglig, gebogen knieën op heupbreedte en voeten plat op de vloer, iets naar buiten gedraaid. Armen gestrekt naast het lichaam. Stabiliseren: lage buik aanspannen (onbewust: uitademen / bewust: licht aanspannen TA) en de billen rustig optillen; afzet armen mag (aanspannen rugspieren). Doorademen. Stop. Rustig weer terug.
Extra: Onbewuste stabilisatie: billen heffen tijdens uitademing. Bewuste stabilisatie: span de TA aan (kan ook op uitademing), daarna pas billen optillen.
Anders: Bij klachten: voeten dichter bij de billen plaatsen of iets meer druk zetten op de achterkant en buitenkant van de voeten (voeten wel plat laten staan). Een Dyna Band om de knieën kan helpen om de benen bewust licht naar buiten gedrukt te houden.
Criteria: Let op compensatie van bekkenbodem en buikdrukverhoging: adem vastzetten, voeten naar binnen draaien, aanspannen bekkenbodem. Let op: benen mogen niet naar binnen draaien! Het bekken blijft recht: wanneer het bekken scheef dreigt te zakken, verlies je juist stabilisatie van bekken en lage rug. De oefening wordt dan te zwaar.

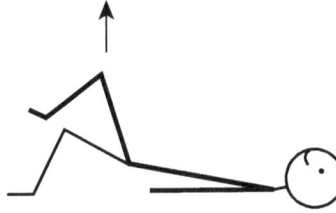

Figuur 5.5
Bruggetje met
één been heffen,
belast,
asymmetrisch.

BRUGGETJE, BELAST, ASYMMETRISCH

Uitvoering: Ruglig, knieën gebogen en iets uit elkaar (niet klemmen), voeten plat op de vloer en iets naar buiten gedraaid. Armen gestrekt naast het lichaam. Eerst stabiliseren en een bruggetje maken: lage buik aanspannen (onbewust: uitademen / bewust: licht aanspannen TA) en de billen rustig optillen, afzet armen mag (aanspannen rugspieren). Doorademen.
Daarna: Bekken stabiel houden, gewicht verdelen en één voet rustig iets (1 mm, 1 cm, iets hoger) heffen, daarna weer recht en rustig omlaag. Idem voor andere been.
Extra: Onbewuste stabilisatie: billen of één been heffen tijdens uitademing. Bewuste stabilisatie: span de TA aan (kan ook op uitademing), daarna pas billen of been optillen.
Anders: Bij klachten: voeten dichter bij de billen plaatsen, iets meer druk zetten op de achterkant en buitenkant van de voeten (wel plat laten staan). Te zwaar: hef minder hoog (1 mm tot 1 cm) 'net alsof' (uitlokken stabilisatie).
Criteria: Let op compensatie van bekkenbodem en buikdrukverhoging: adem vastzetten, voeten naar binnen draaien, aanspannen bekkenbodem. Let op: benen mogen niet naar binnen draaien! Het bekken blijft recht: wanneer het bekken scheef dreigt te zakken, verlies je juist stabilisatie van bekken en lage rug. De oefening is dan te zwaar.

Oefenmateriaal: geen

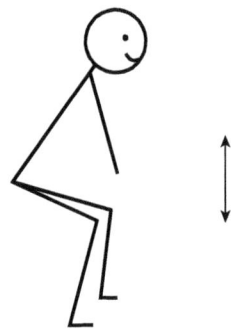

Figuur 5.6
Squat.

SQUAT-OEFENING

Uitvoering: Sta actief: rechtop, voeten recht op heupbreedte, ontspannen schouders. Buig met rechte (of licht holle) rug voorover vanuit de heupen en knieën, blijf met de schouders boven de knieën en voeten. Houd het gewicht op de hielen. Daarna weer opkomen.
Extra: Dalen op inademing, opkomen op uitademing. Bij klachten: let op aanspannen TA bij dalen, loslaten na opkomen. Commando: adem uit, span aan!
Criteria: Let op compensatiemechanisme (adem vastzetten, voeten naar binnen gedraaid).

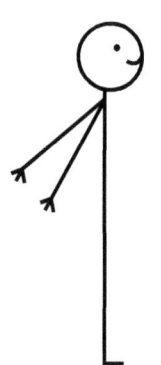

Figuur 5.7
Brügger I.

BRÜGGER I

Uitvoering: Sta actief: rechtop, voeten recht op heupbreedte, ontspannen schouders. Schouders en handen naar achteren brengen, vingers spreiden en handruggen omhoog brengen.
Extra: Commando: adem uit, span aan!
Criteria: Let op compensatiemechanisme (adem vastzetten, voeten naar binnen gedraaid).

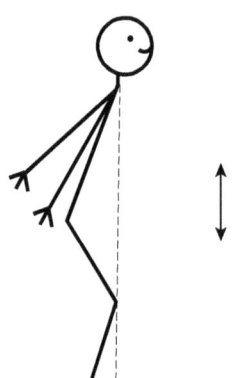

Figuur 5.8
Brügger II:
combinatie
Brügger I en
squat.

BRÜGGER II

Uitvoering: Sta actief: rechtop, voeten recht op heupbreedte, ontspannen schouders. Schouders en handen naar achteren brengen, vingers spreiden en handruggen omhoog brengen (Brügger I). Daarna: buig met rechte rug voorover vanuit de heupen en knieën, blijf met de schouders boven de knieën en voeten. Houd het gewicht op de hielen. Daarna weer opkomen (squat).
Extra: Dalen op inademing, opkomen op uitademing. Bij klachten: let op aanspannen TA bij dalen, loslaten na opkomen. Commando: adem uit, span aan!
Criteria: Let op compensatiemechanisme (adem vastzetten, voeten naar binnen gedraaid).

LATERAL LEG LIFT

Uitvoering: Sta actief: rechtop, voeten recht op heupbreedte, ontspannen schouders. Breng het gewicht naar één been: andere been iets heffen.
Extra: Let op onbewuste stabilisatie: been heffen op uitademing. Bewuste stabilisatie: span de TA aan (kan ook op uitademing), daarna pas been heffen. Commando: adem uit, span aan! Of: adem uit, til been!
Criteria: Let op compensatiemechanisme (adem vastzetten, voeten naar binnen gedraaid).

LUNGE

Uitvoering: Schredestand: achterste hiel los. Buig beide knieën, voorste knie mag niet voor voorste voet komen.
Extra: Let op onbewuste stabilisatie: knieën buigen op uitademing. Bewuste stabilisatie: span de TA aan (kan ook op uitademing), daarna pas knieën buigen. Commando: adem uit, span aan! Of: adem uit, buig!
Criteria: Let op compensatiemechanisme (adem vastzetten, voeten naar binnen gedraaid).

HAMSTRING CURL

Uitvoering: Sta actief: rechtop, voeten recht op heupbreedte, ontspannen schouders. Leun iets naar voren met de handen gesteund. Breng één been iets naar achteren: buig en strek in de knie.
Materiaal: Steunmateriaal: stoelleuning, muur.
Extra: Let op onbewuste stabilisatie: voet optillen op uitademing. Bewuste stabilisatie: span de TA aan (kan ook op uitademing), daarna pas voet optillen. Commando: adem uit, til op!
Criteria: Let op compensatiemechanisme (adem vastzetten, voeten naar binnen gedraaid).

STABILISATIE HEUPEN

Uitvoering: Sta actief: rechtop, voeten recht op heupbreedte, ontspannen schouders. Breng gewicht naar één been, hef andere been iets op en tik de vloer aan naar voren, opzij of achteren.
Extra: Let op onbewuste stabilisatie: knie strekken op uitademing. Bewuste stabilisatie: span de TA aan (kan ook op uitademing), daarna pas knie strekken. Commando: adem uit, span aan! Of: adem uit, strek knie!
Criteria: Let op compensatiemechanisme (adem vastzetten, voeten naar binnen gedraaid).

Oefenmateriaal: mat, in kruiphouding

Figuur 5.9
Bekkenkantelen.

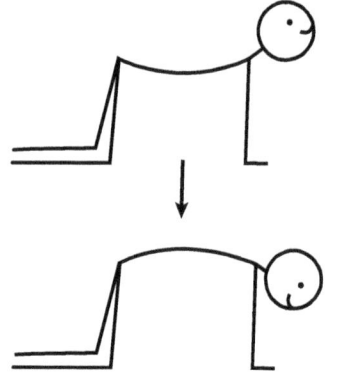

BEKKENKANTELEN

Uitvoering: Handen- en knieënstand: handen recht onder schouders, knieën op heupbreedte, voeten iets naar binnen gedraaid. Maak holle en bolle rug: altijd bij holle rug hoofd omhoog, bij bolle rug hoofd omlaag (kin op de borst); hoofd volgt kromming wervelkolom.
Criteria: Let op compensatiemechanisme (adem vastzetten, voeten naar binnen gedraaid).

Figuur 5.10
Kruiphouding (links) en been buig-strek (rechts).

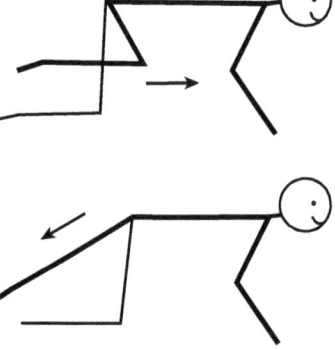

DONKEY KICK

Uitvoering: Handen- en knieënstand: handen recht onder schouders, knieën en voeten op heupbreedte. Gewicht verdelen (stabiliseren) en één been iets optrekken naar de borst – wegstrekken vanuit de bil, met gestrekt been tot de voet de grond aantikt. Terug: ontspannen, herhalen.
Extra: Let op onbewuste stabilisatie: been optillen op uitademing. Bewuste stabilisatie: span de TA aan (kan ook op uitademing), daarna pas optillen. Commando: adem uit, span aan! Of: adem uit, hef been!
Anders: Puppyhouding (op ellebogen gesteund in plaats van op handen).
Criteria: Let op compensatie van bekkenbodem en buikdrukverhoging: adem vastzetten, benen naar binnen draaien, aanspannen bekkenbodem. Het bekken blijft recht, geen 'zwanenstandjes' met het been ver omhoog.

Figuur 5.11
Kruiphouding en been heffen.

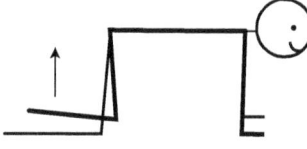

GLUTEAL RAISE

Uitvoering: Handen- en knieënstand: handen recht onder schouders, knieën en voeten op heupbreedte. Gewicht verdelen (stabiliseren) en één been iets heffen met licht gebogen knie. Terug: ontspannen, herhalen.
Extra: Let op onbewuste stabilisatie: been heffen op uitademing. Bewuste stabilisatie: span de TA aan (kan ook op uitademing), daarna pas been heffen. Commando: adem uit, span aan! Of: adem uit, hef been!
Anders: Puppyhouding (op ellebogen gesteund in plaats van op handen); idem, maar dan één arm naar voren: rustig strekken, niet hoger dan de schouder.
Criteria: Let op compensatie van bekkenbodem en buikdrukverhoging: adem vastzetten, benen naar binnen draaien, aanspannen bekkenbodem. Het bekken blijft recht, geen 'zwanenstandjes' met het been (of arm) ver omhoog.

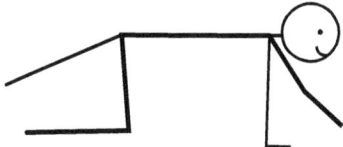

Figuur 5.12
Kruiphouding en heffen arm en been.

ARM EN BEEN HEFFEN

Uitvoering: Handen- en knieënstand: handen recht onder schouders, knieën en voeten op heupbreedte. Gewicht verdelen en één been en (daarna) één arm iets optillen, respectievelijk naar achteren en naar voren. Terug: ontspannen, herhalen.
Extra: Let op onbewuste stabilisatie: been optillen op uitademing. Bewuste stabilisatie: span de TA aan (kan ook op uitademing), daarna pas optillen. Commando: adem uit, span aan! Of: adem uit, hef been!
Anders: Eerst één arm, dan één been erbij / puppyhouding (op ellebogen gesteund in plaats van op handen).
Criteria: Volgorde: eerst gluteal raise voor één been, dan apart voor één arm, dan samen. Let op compensatie van bekkenbodem en buikdrukverhoging: adem vastzetten, benen naar binnen draaien, aanspannen bekkenbodem. Het bekken blijft recht, geen 'zwanenstandjes' met het been ver omhoog.

Oefenmateriaal: mat, ruglig met gebogen knieën

TOE TAPS

Uitvoering: Ruglig: gebogen knieën op heupbreedte, voeten plat en iets naar buiten gedraaid, ontspannen schouders. Til de voorvoet iets op en zet weer terug. Herhalen.
Anders: Gewicht verdelen en één been iets heffen. Dit is een goede stabilisatievoorbereiding vóór het maken van een bruggetje met één been geheven.
Extra: Let op onbewuste stabilisatie: til op op uitademing. Bewuste stabilisatie: span de TA aan (kan ook op uitademing), daarna pas voet optillen. Commando: adem uit, span aan! Of: adem uit, til op!
Criteria: Goede basis vóór het oefenen van een bruggetje met heffen van één been! Let op compensatie van de bekkenbodem en buikdrukverhoging: adem vastzetten, benen naar binnen draaien, aanspannen bekkenbodem.
Aanpassen: Te zwaar: heffen voet met 1 cm tot 1 mm – 'net alsof' (stabilisatie uitlokken).

Figuur 5.13
Bruggetje: stabiliseren lage rug en bekken.

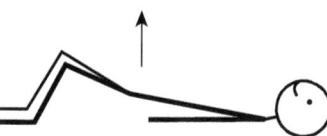

BACK PRESS: BRUGGETJE MAKEN

Uitvoering: Ruglig, gebogen knieën op heupbreedte en voeten plat op de vloer, iets naar buiten gedraaid. Armen gestrekt naast het lichaam. Lage buik licht intrekken (liefst op de uitademing), daarna rustig de billen optillen (bruggetje maken). Doorademen. De benen blijven licht uit elkaar, afzet armen mag (aanspannen rugspieren). Op het hoogste punt even vasthouden (5 sec.), de schouderbladen blijven op de vloer. Rustig laten zakken. Doorademen, ontspannen, herhalen.
Extra: Let op onbewuste stabilisatie: billen optillen op uitademing. Bewuste stabilisatie: span de TA aan (kan ook op uitademing), daarna pas optillen. Commando: adem uit, span aan! Of: adem uit, til op!
Criteria: Het bruggetje wordt (ook in fysiotherapiepraktijken!) vaak uitgevoerd met veel compensatie van bekkenbodem en buikdrukverhoging: adem vastzetten, benen naar binnen gedraaid, aanspannen bekkenbodem. Let hierop! Tevens: het bekken blijft recht, niet naar één kant weg laten zakken (dan is de oefening dus te zwaar).

Figuur 5.14
Bruggetje met één been heffen.

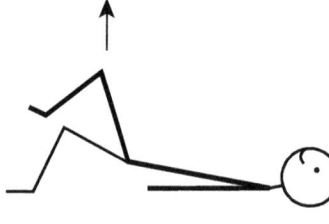

BACK PRESS AND LEG LIFT

Uitvoering: Eerst stabiliseren en bruggetje maken: ruglig, gebogen knieën op heupbreedte en voeten plat op de vloer, iets naar buiten gedraaid. Armen gestrekt naast het lichaam. Lage buik licht intrekken (liefst op de uitademing), daarna rustig de billen optillen (bruggetje maken). Doorademen. De benen blijven licht uit elkaar, afzet armen mag (aanspannen rugspieren).
Daarna: Bekken stabiel houden, gewicht verdelen en één voet rustig iets (1 cm) heffen, daarna weer recht en rustig omlaag. Doorademen, ontspannen, herhalen. Idem voor andere been.
Extra: Let op onbewuste stabilisatie: billen optillen op uitademing. Bewuste stabilisatie: span de TA aan (kan ook op uitademing), daarna pas optillen. Commando: adem uit, span aan! Of: adem uit, til op!
Criteria: Het bruggetje wordt (ook in fysiotherapiepraktijken!) vaak uitgevoerd met veel compensatie van bekkenbodem en buikdrukverhoging: adem vastzetten, benen naar binnen gedraaid, aanspannen bekkenbodem. Let hierop! Tevens: het bekken blijft recht, niet naar één kant weg laten zakken (dan is de oefening dus te zwaar).
Aanpassen: Eerst oefenen toe taps: heffen één voet in ruglig. Te zwaar: 'net alsof' (uitlokken stabilisatie) – 1 mm – 1 cm – hoger.

CRUNCH

Uitvoering: Ruglig: gebogen knieën op heupbreedte, voeten plat en iets naar buiten gedraaid, handen onder het hoofd, ontspannen schouders. Hoofd en schouders iets optillen (liefst op de uitademing), even vasthouden (blijf uitademen of dooradementen) en terug.
Extra: Let op onbewuste stabilisatie: hoofd optillen op uitademing. Bewuste stabilisatie: span de TA aan (kan ook op uitademing), daarna pas hoofd optillen. Commando: adem uit, span aan! Of: adem uit, hef hoofd!
Criteria: Let op compensatie van de bekkenbodem en buikdrukverhoging: adem vastzetten, benen naar binnen draaien, aanspannen bekkenbodem.

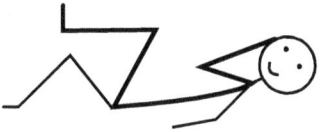

Figuur 5.15
Schuine buikspieren.

OBLIQUE CRUNCH

Uitvoering: Ruglig: gebogen knieën op heupbreedte, voeten plat en iets naar buiten gedraaid, ontspannen schouders. Plaats enkel op andere knie (heterolateraal). Kom met hoofd en schouders (liefst op de uitademing) schuin op, naar de kant van het opgetilde been.
Extra: Let op onbewuste stabilisatie: hoofd optillen op uitademing. Bewuste stabilisatie: span de TA aan (kan ook op uitademing), daarna pas optillen. Commando: adem uit, span aan! Of: adem uit, til op!
Criteria: Let op compensatie van bekkenbodem en buikdrukverhoging: adem vastzetten, benen naar binnen draaien, aanspannen bekkenbodem.

Oefenmateriaal: mat, in buiklig

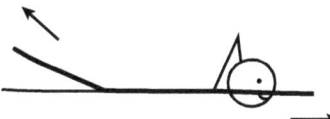

Figuur 5.16
Buiklig: arm en been tegengesteld heffen.

ARM EN BEEN HEFFEN

Uitvoering: Buiklig: benen gestrekt, voeten iets naar buiten gedraaid. Leg één hand onder het hoofd, andere hand gestrekt naar voren. Til de gestrekte hand iets op (liefst op een uitademing) en terug. Til tegengestelde (heterolaterale) been gestrekt iets op en terug. Til zowel de arm als het tegengestelde been iets op en terug.
Extra: Let op onbewuste stabilisatie: optillen op uitademing. Bewuste stabilisatie: span de TA aan (kan ook op uitademing), daarna pas optillen. Commando: adem uit, span aan! Of: adem uit, til op!
Criteria: Let op compensatie van bekkenbodem en buikdrukverhoging: adem vastzetten, benen naar binnen draaien, aanspannen bekkenbodem.

DWARSE BUIKSPIEREN

Uitvoering: Puppyhouding. Gebogen knieën op heupbreedte, leun op de ellebogen, ontspannen schouders. Trek de lage buik iets aan: 'navel intrekken' (liefst op de uitademing), even vasthouden (blijf uitademen of dooradem en) en terug.
Anders: In handen- en knieënstand (kruiphouding). Let op onbewuste stabilisatie: trek buik in op uitademing. Bewuste stabilisatie: span de TA aan (kan ook op uitademing), daarna pas buik intrekken. Commando: adem uit, span aan! Of: adem uit, trek in!
Criteria: Let op compensatie van de bekkenbodem en buikdrukverhoging: adem vastzetten, benen naar binnen draaien, aanspannen bekkenbodem.

REVERSE FLY

Uitvoering: Buiklig: benen gestrekt, voeten iets naar buiten gedraaid, ontspannen schouders. Leg de armen zijwaarts op schouderhoogte, gebogen ellebogen met onderarm naast het hoofd. Hef de armen symmetrisch, gestrekt op (liefst op een uitademing) en beweeg ze wat naar achteren, even vasthouden (blijf uitademen of doorademen) en terug.
Extra: Let op onbewuste stabilisatie: hef armen op uitademing. Bewuste stabilisatie: span de TA aan (kan ook op uitademing), daarna pas opheffen armen. Commando: adem uit, hef op!
Criteria: Let op compensatie van de bekkenbodem en buikdrukverhoging: adem vastzetten, benen naar binnen draaien, aanspannen bekkenbodem.

FLY AND ADDUCT

Uitvoering: Buiklig: benen gestrekt, voeten iets naar buiten gedraaid, ontspannen schouders. Leg de armen gestrekt naast het hoofd. Hef de armen symmetrisch, gestrekt op (liefst op een uitademing) en beweeg ze wat naar achteren, even vasthouden (blijven uitademen of doorademen) en terug.
Extra: Let op onbewuste stabilisatie: hef armen op uitademing. Bewuste stabilisatie: span de TA aan (kan ook op uitademing), daarna pas opheffen armen. Commando: adem uit, hef op!
Criteria: Let op compensatie van de bekkenbodem en buikdrukverhoging: adem vastzetten, benen naar binnen draaien, aanspannen bekkenbodem.

GLUTEAL PRESS

Uitvoering: Buiklig: benen gestrekt, voeten iets naar buiten gedraaid, ontspannen schouders. Hoofd op de handen. Hef één gestrekt been (liefst op een uitademing) iets op van de grond, even vasthouden (blijf uitademen of doorademen) en terug.
Extra: Let op onbewuste stabilisatie: hef been op uitademing. Bewuste stabilisatie: span de TA aan (kan ook op uitademing), daarna pas been heffen. Commando: adem uit, hef op!
Criteria: Let op compensatie van de bekkenbodem en buikdrukverhoging: adem vastzetten, benen naar binnen draaien, aanspannen bekkenbodem.

Oefenmateriaal: stok

Figuur 5.17
Kniebuigingen
met stok.

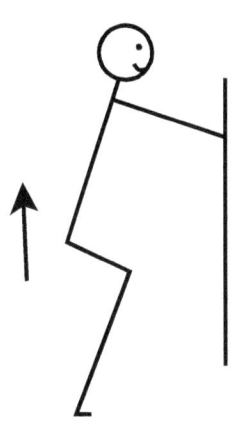

LUNGES

Uitvoering: Schredestand (asymmetrisch, voeten achter elkaar) met stok rechtop in de hand. Zet stok op armlengte afstand neer. Maak kniebuigingen (buigen van heupen en knieën).
Extra: Of: symmetrisch als squat-beweging, met stok als steunpunt. Let op onbewuste stabilisatie: opkomen op uitademing. Bewuste stabilisatie: span de TA aan (kan ook op uitademing), daarna pas buigen en opkomen. Commando: adem uit, span aan! Of: adem uit, strek op!
Criteria: Let op compensatie van bekkenbodem en buikdrukverhoging: adem vastzetten, benen naar binnen draaien, aanspannen bekkenbodem.

Figuur 5.18
Rotatie
wervelkolom
met stok.

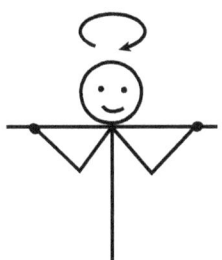

OEFENEN RUG

Uitvoering: Sta actief rechtop: voeten iets naar buiten gedraaid op heupbreedte, ontspannen schouders. Stok in de nek, houd met beide handen vast aan de uiteinden. Maak een draaibeweging naar één kant (liefst op een uitademing), draai terug en maak een draaibeweging naar de andere kant. Hoofd draait gelijkmatig mee met de wervelkolom.
Extra: Let op onbewuste stabilisatie: draaien op uitademing. Bewuste stabilisatie: span de TA aan (kan ook op uitademing), daarna pas draaien en terug. Commando: adem uit, draai!
Criteria: Let op compensatie van bekkenbodem en buikdrukverhoging: adem vastzetten, benen naar binnen draaien, aanspannen bekkenbodem.

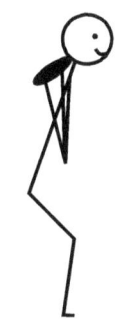

OEFENEN SCHOUDERS

Uitvoering: Sta actief rechtop: voeten iets naar buiten gedraaid op heupbreedte, ontspannen schouders. Stok horizontaal voor het lichaam, houd beide handen vast aan de uiteinden (handpalmen omlaag). Beweeg de stok omhoog (liefst op de uitademing), over het hoofd heen, houd even vast (blijven uitademen of dooradem en) en terug.
Extra: Let op onbewuste stabilisatie: til stok op de uitademing op. Bewuste stabilisatie: span de TA aan (kan ook op uitademing), daarna pas stok optillen. Commando: adem uit, hef op!
Criteria: Let op compensatiemechanisme: adem vastzetten, benen naar binnen draaien.

SQUAT

Uitvoering: Sta actief: rechtop, voeten recht op heupbreedte, ontspannen schouders. Stok in de nek, houd met beide handen vast aan de uiteinden. Buig met rechte rug voorover vanuit de heupen en knieën, blijf met de schouders boven de knieën en voeten. Billen naar achteren. Houd het gewicht op de hielen. Daarna weer opkomen.
Extra: Dalen op inademing, opkomen op uitademing. Commando: adem uit, kom op!
Criteria: Let op compensatiemechanisme (adem vastzetten, voeten naar binnen gedraaid).

TILTECHNIEK

Uitvoering: Sta actief: rechtop, voeten recht op heupbreedte, ontspannen schouders. Stok horizontaal voor de buik, houd met beide handen vast aan de uiteinden. Buig met rechte rug voorover vanuit de heupen en knieën (squat), billen naar achteren. Leg de stok voor je op een stoel, opstapje of vloer. Daarna weer opkomen.
Materiaal: Stoel, opstapje.
Extra: Dalen op uitademing, opkomen op uitademing. Commando: adem uit, kom op!
Criteria: Let op compensatiemechanisme (adem vastzetten, voeten naar binnen gedraaid).

5.3 Stabiliseren en spierversterken

Hoewel uiteraard bij al het spierversterkend oefenen aandacht moet worden besteed aan correcte stabilisatie, zijn onderstaande oefeningen bij uitstek geschikt om zowel spierversterkend als stabiliserend te oefenen.

Oefenmateriaal: Dyna Band

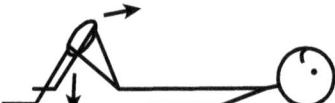

Figuur 5.19
Ruglig: abductie benen.

ABDUCTIE BENEN

Uitvoering: Ruglig, met Dyna Band om de knieën: gebogen knieën op heupbreedte, voeten plat en iets naar buiten gedraaid. Druk de benen symmetrisch (liefst op een uitademing) rustig naar buiten toe tot de Dyna Band op enige rek is. Even vasthouden, dooradem, rustig laten zakken. Dooradem, ontspannen, herhalen.
Extra: Let op onbewuste stabilisatie: benen wegdrukken op uitademing. Bewuste stabilisatie: span de TA aan (kan ook op uitademing), daarna pas wegdrukken. Commando: adem uit, span aan! Of: adem uit, druk weg!
Criteria: Let op symmetrie en op compensatie van bekkenbodem en buikdrukverhoging: adem vastzetten, benen naar binnen gedraaid, aanspannen bekkenbodem. Tevens: het bekken blijft recht, niet gaan 'wrikken' in het bekken (dan is de oefening te zwaar).

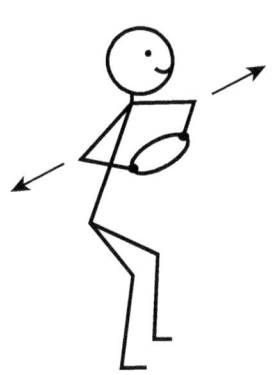

*Figuur 5.20
Stand: arm zijwaarts heffen met Dyna Band.*

ARM EXTENSION

Uitvoering: Sta actief rechtop: voeten iets naar buiten gedraaid op heupbreedte, ontspannen schouders. Houd de Dyna Band met beide handen vast (ellebogen naar buiten), met de band op lichte spanning, horizontaal voor de borst. Trek de band symmetrisch (liefst op een uitademing) rustig naar buiten toe tot de Dyna Band op enige tot stevige rek is. Even vasthouden, doorademen, rustig laten terugveren. Doorademen, ontspannen, herhalen. Let op: schouders blijven laag en de polsen recht.
Extra: Let op onbewuste stabilisatie: draaien op uitademing. Bewuste stabilisatie: span de TA aan (kan ook op uitademing), daarna pas uittrekken en terug. Commando: adem uit, trek!
Criteria: Let op compensatie van bekkenbodem en buikdrukverhoging: adem vastzetten, benen naar binnen draaien, aanspannen bekkenbodem.

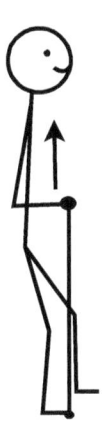

*Figuur 5.21
Stand: biceps-oefening met Dyna Band.*

BICEPS CURL

Uitvoering: Sta actief rechtop: voeten iets naar buiten gedraaid op heupbreedte, ontspannen schouders. Houd één arm 90° gebogen in de elleboog, met het uiteinde van de Dyna Band in de hand (met supinatie hand); het andere uiteinde ligt onder de (homolaterale) voet: band staat op lichte spanning. Elleboog mag ook in de zij steunen. Trek de band (liefst op een uitademing) rustig omhoog, door de onderarm te buigen (buigen biceps), tot de Dyna Band op enige tot stevige rek is. Even vasthouden, doorademen, rustig laten terugveren. Doorademen, ontspannen, herhalen. Let op: schouders blijven laag en de polsen recht.
Extra: Let op onbewuste stabilisatie: trekken op uitademing. Bewuste stabilisatie: span de TA aan (kan ook op uitademing), daarna pas uittrekken en terug. Commando: adem uit, trek!
Criteria: Let op compensatie van bekkenbodem en buikdrukverhoging: adem vastzetten, benen naar binnen draaien, aanspannen bekkenbodem.

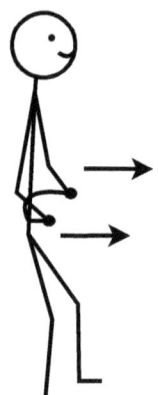

Figuur 5.22
Stand: Dyna Band om de billen en trekken naar ventraal.

CHEST PRESS

Uitvoering: Sta actief rechtop: voeten iets naar buiten gedraaid op heupbreedte, ontspannen schouders. De Dyna Band loopt achter de billen langs op heuphoogte en wordt met beide handen vastgehouden aan de uiteinden. Band op lichte spanning. Trek de band symmetrisch (liefst op een uitademing) rustig naar voren toe tot de Dyna Band op enige tot stevige rek is. Even vasthouden, doorademen, rustig laten terugveren. Doorademen, ontspannen, herhalen. Let op: schouders blijven laag en de polsen recht.
Extra: Let op onbewuste stabilisatie: trekken op uitademing. Bewuste stabilisatie: span de TA aan (kan ook op uitademing), daarna pas uittrekken en terug. Commando: adem uit, trek!
Criteria: Let op compensatie van bekkenbodem en buikdrukverhoging: adem vastzetten, benen naar binnen draaien, aanspannen bekkenbodem.

DOUBLE STEP TOUCH

Uitvoering: Sta actief rechtop: voeten recht op heupbreedte, ontspannen schouders. Dyna Band om de enkels geknoopt, op enige spanning. Gewicht verdelen. Til één voet iets op naar opzij (liefst op uitademing) en tik zijwaarts de vloer aan en terug. Wisselen van been.
Extra: Let op onbewuste stabilisatie: til voet op op de uitademing. Bewuste stabilisatie: span de TA aan (kan ook op uitademing), daarna pas voet optillen. Commando: adem uit, hef op!
Criteria: Let op compensatiemechanisme (adem vastzetten, voeten naar binnen gedraaid). Let op: bekken blijft recht (anders is de oefening te zwaar)!

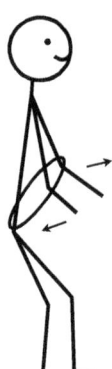

Figuur 5.23
Stand: Dyna Band om de billen en trekken naar ventraal.

DOWN PRESS

Uitvoering: Sta actief rechtop: voeten iets naar buiten gedraaid op heupbreedte, ontspannen schouders. Knoop de Dyna Band-uiteinden vast. Laat de Dyna Band achterlangs lopen, net onder de billen door naar voren toe, en steek de armen erdoor met de handpalmen omhoog (supinatie). Houd de Dyna Band op elleboogshoogte, met de band op lichte spanning. Druk (liefst op een uitademing) de ellebogen naar boven en tegelijkertijd de onderarmen naar beneden. Niet overstrekken. Even vasthouden, doorademen, rustig laten terugveren. Doorademen, ontspannen, herhalen. Let op: schouders blijven laag en de polsen recht.
Extra: Let op onbewuste stabilisatie: trekken op uitademing. Bewuste stabilisatie: span de TA aan (kan ook op uitademing), daarna pas uittrekken en terug. Commando: adem uit, trek!
Criteria: Let op compensatie van bekkenbodem en buikdrukverhoging: adem vastzetten, benen naar binnen draaien, aanspannen bekkenbodem.

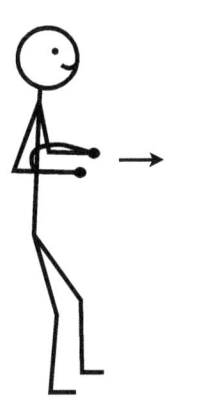

Figuur 5.24
Stand: Dyna Band onder de schouders en trekken naar ventraal.

ELBOW FLOW

Uitvoering: Sta actief rechtop: voeten iets naar buiten gedraaid op heupbreedte, ontspannen schouders. De Dyna Band ligt op schouderhoogte en loopt onder de schouders door naar voren. Houd met beide handen vast aan de uiteinden, band op lichte spanning. Trek de band symmetrisch (liefst op een uitademing) rustig naar voren toe tot de Dyna Band op enige tot stevige rek is. Even vasthouden, doorademen, rustig laten terugveren. Doorademen, ontspannen, herhalen. Let op: schouders blijven laag en de polsen recht.
Extra: Let op onbewuste stabilisatie: trekken op uitademing. Bewuste stabilisatie: span de TA aan (kan ook op uitademing), daarna pas uittrekken en terug. Commando: adem uit, trek!
Criteria: Let op compensatie van bekkenbodem en buikdrukverhoging: adem vastzetten, benen naar binnen draaien, aanspannen bekkenbodem.

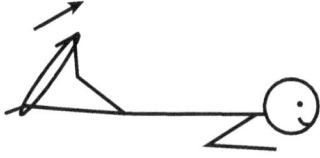

Figuur 5.25
Buiklig: Dyna Band om de voeten en hef been.

HAMSTRING CURL

Uitvoering: Buiklig: benen recht, Dyna Band om de enkels geknoopt, band is op enige spanning. Buig (liefst op een uitademing) één knie tot de Dyna Band op enige tot stevige rek is. Even vasthouden, doorademen, rustig laten terugveren. Doorademen, ontspannen, herhalen. Let op: bekken blijft recht.
Extra: Let op onbewuste stabilisatie: buigen op uitademing. Bewuste stabilisatie: span de TA aan (kan ook op uitademing), daarna pas knie buigen en terug. Commando: adem uit, buig knie!
Criteria: Let op compensatie van bekkenbodem en buikdrukverhoging: adem vastzetten, benen naar binnen draaien, aanspannen bekkenbodem.

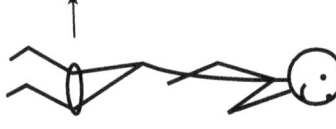

Figuur 5.26
Zijlig: Dyna Band om de knieën en hef been.

SIDE LEG RAISE

Uitvoering: Zijlig: benen licht gebogen, Dyna Band om de knieën geknoopt. Eén arm is onder het hoofd, de andere arm steunt naar voren, hand op de vloer. Hef (liefst op een uitademing) het bovenste been tot de Dyna Band op enige tot stevige rek is, parallel aan onderbeen. Even vasthouden, doorademen, rustig laten terugveren. Doorademen, ontspannen, herhalen. Let op: bekken blijft recht. Wisselen van houding (andere zijde) en been.
Extra: Let op onbewuste stabilisatie: buigen op uitademing. Bewuste stabilisatie: span de TA aan (kan ook op uitademing), daarna pas been heffen en terug. Commando: adem uit, hef op!
Criteria: Let op compensatie van bekkenbodem en buikdrukverhoging: adem vastzetten, benen naar binnen draaien, aanspannen bekkenbodem.

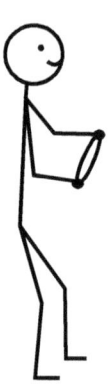

Figuur 5.27
Stand: Dyna Band schuin uittrekken.

LAT PULL DOWN

Uitvoering: Sta actief rechtop: voeten iets naar buiten gedraaid op heupbreedte, ontspannen schouders. Houd de Dyna Band met beide handen vast, met beide armen schuin uit elkaar (de ene hoger, de andere lager). Band op lichte spanning. Trek de band met twee handen tegelijk (liefst op een uitademing) rustig naar schuin omhoog en schuin omlaag tot de Dyna Band op enige tot stevige rek is. Even vasthouden, doorademen, rustig laten terugveren. Doorademen, ontspannen, herhalen. Let op: schouders blijven laag en de polsen recht.
Anders: Verlichten: in zit: onderste hand met Dyna Band steunt op de knie, bovenste hand met Dyna Band trekt (liefst op uitademing) de band schuin op rek naar boven.
Extra: Let op onbewuste stabilisatie: draaien op uitademing. Bewuste stabilisatie: span de TA aan (kan ook op uitademing), daarna pas uittrekken en terug.
Commando: adem uit, trek!
Criteria: Let op compensatie van bekkenbodem en buikdrukverhoging: adem vastzetten, benen naar binnen draaien, aanspannen bekkenbodem.

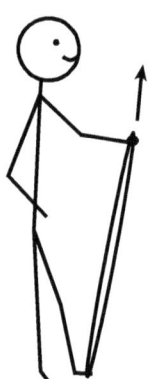

Figuur 5.28
Stand: Dyna Band vanaf de voet recht uittrekken.

FRONT RAISE

Uitvoering: Sta actief rechtop: voeten iets naar buiten gedraaid op heupbreedte, ontspannen schouders. Houd de Dyna Band met één hand (in pronatie) vast, andere uiteinde onder homolaterale voet. Band op lichte spanning. Hef de arm met licht gebogen elleboog (liefst op een uitademing) rustig recht omhoog tot de Dyna Band op enige tot stevige rek is. Even vasthouden, doorademen, rustig laten terugveren. Doorademen, ontspannen, herhalen. Let op: schouders blijven laag en de pols recht.
Extra: Let op onbewuste stabilisatie: draaien op uitademing. Bewuste stabilisatie: span de TA aan (kan ook op uitademing), daarna pas uittrekken en terug.
Commando: adem uit, trek!
Criteria: Let op compensatie van bekkenbodem en buikdrukverhoging: adem vastzetten, benen naar binnen draaien, aanspannen bekkenbodem.

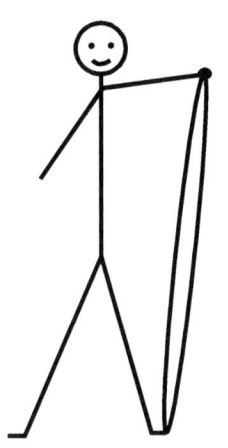

Figuur 5.29
Stand: Dyna Band vanaf de voet schuin uittrekken.

SIDE RAISE

Uitvoering: Sta actief rechtop: voeten iets naar buiten gedraaid op heupbreedte, ontspannen schouders. Houd de Dyna Band met één hand (in pronatie) vast, andere uiteinde onder homolaterale voet. Band op lichte spanning. Hef de arm met licht gebogen elleboog (liefst op een uitademing) rustig naar schuin opzij tot schouderhoogte tot de Dyna Band op enige tot stevige rek is. Even vasthouden, doorademen, rustig laten terugveren. Doorademen, ontspannen, herhalen. Let op: schouders blijven laag en de pols recht.
Extra: Let op onbewuste stabilisatie: draaien op uitademing. Bewuste stabilisatie: span de TA aan (kan ook op uitademing), daarna pas uittrekken en terug.
Commando: adem uit, trek!
Criteria: Let op compensatie van bekkenbodem en buikdrukverhoging: adem vastzetten, benen naar binnen draaien, aanspannen bekkenbodem.

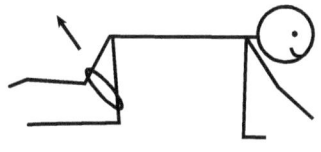

Figuur 5.30
Kruiphouding: been heffen met Dyna Band.

KNEELING LEG RAISE

Uitvoering: Handen- en knieënstand: knieën en voeten op heupbreedte, voeten iets naar binnen gedraaid. Handen onder de schouders. Dyna Band om de bovenbenen geknoopt, op lichte spanning. Gewicht verdelen (stabiliseren) en één been rustig heffen (liefst op een uitademing) tot de Dyna Band op enige tot stevige rek is. Even vasthouden, doorademen, rustig laten terugveren. Doorademen, ontspannen, herhalen.
Extra: Let op onbewuste stabilisatie: been heffen op uitademing. Bewuste stabilisatie: span de TA aan (kan ook op uitademing), daarna pas heffen en terug.
Commando: adem uit, hef op!
Criteria: Let op compensatie van bekkenbodem en buikdrukverhoging: adem vastzetten, benen naar binnen draaien, aanspannen bekkenbodem.

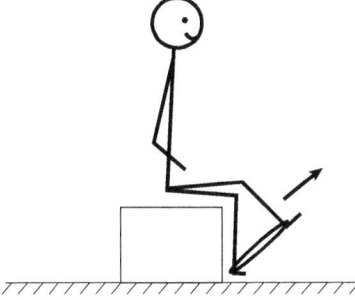

Figuur 5.31
Zit: Dyna Band om de benen, schuin uittrekken.

LEG EXTENSION

Uitvoering: Zit actief rechtop: knieën wat uit elkaar en benen iets naar buiten gedraaid. Knoop de Dyna Band om de enkels, band op lichte spanning. Stabiliseren en één voet iets heffen (liefst op een uitademing) tot de Dyna Band op enige tot stevige rek is. Even vasthouden, doorademen, rustig laten terugveren. Doorademen, ontspannen, herhalen. Let op: bekken blijft recht.
Extra: Let op onbewuste stabilisatie: draaien op uitademing. Bewuste stabilisatie: span de TA aan (kan ook op uitademing), daarna pas uittrekken en terug.
Commando: adem uit, trek!
Criteria: Let op compensatie van bekkenbodem en buikdrukverhoging: adem vastzetten, benen naar binnen draaien, aanspannen bekkenbodem.

REVERSE FLY

Uitvoering: Sta actief rechtop: voeten iets naar buiten gedraaid op heupbreedte, ontspannen schouders. Houd de Dyna Band met beide handen vast, band op lichte spanning, laag voor het bekken. Trek de band symmetrisch (liefst op een uitademing) rustig naar opzij of achter toe tot de Dyna Band op enige tot stevige rek is. Even vasthouden, doorademen, rustig laten terugveren. Doorademen, ontspannen, herhalen. Let op: schouders blijven laag en de polsen recht.
Extra: Let op onbewuste stabilisatie: draaien op uitademing. Bewuste stabilisatie: span de TA aan (kan ook op uitademing), daarna pas uittrekken en terug. Commando: adem uit, trek!
Criteria: Let op compensatie van bekkenbodem en buikdrukverhoging: adem vastzetten, benen naar binnen draaien, aanspannen bekkenbodem.

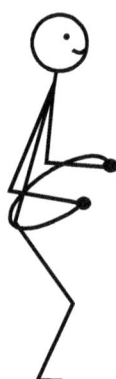

Figuur 5.32
Squat met Dyna Band.

SQUAT

Uitvoering: Sta actief: rechtop, voeten recht op heupbreedte, ontspannen schouders. Dyna Band onder de billen door, uiteinden in beide handen, band op enige spanning. Buig met rechte rug voorover vanuit de heupen en knieën (squat) en trek gelijktijdig (liefst op een uitademing) de Dyna Band van enige tot stevige rek. Blijf met de schouders boven de knieën en voeten en houd de band op spanning. Houd het gewicht op de hielen. Daarna weer opkomen en de spanning op de band verminderen.
Extra: Let op onbewuste stabilisatie: daal omlaag en trek op de uitademing. Bewuste stabilisatie: span de TA aan (kan ook op uitademing), daarna pas dalen en uittrekken en terug. Commando: adem uit, trek!
Criteria: Let op compensatie van bekkenbodem en buikdrukverhoging: adem vastzetten, benen naar binnen draaien, aanspannen bekkenbodem.

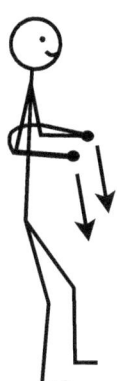

Figuur 5.33
Stand: Dyna Band om de schouders en uittrekken.

TRICEPS EXTENSION

Uitvoering: Sta actief rechtop: voeten iets naar buiten gedraaid op heupbreedte, ontspannen schouders. De Dyna Band loopt onder de schouders door en wordt met beide handen op schouderhoogte vastgehouden, ellebogen zijn gebogen. Band op lichte spanning. Trek de band symmetrisch (liefst op een uitademing) rustig naar beneden toe tot de Dyna Band op enige tot stevige rek is. Even vasthouden, doorademen, rustig laten terugveren. Doorademen, ontspannen, herhalen. Let op: schouders blijven laag en de polsen recht.
Extra: Let op onbewuste stabilisatie: trekken op uitademing. Bewuste stabilisatie: span de TA aan (kan ook op uitademing), daarna pas uittrekken en terug. Commando: adem uit, trek!
Criteria: Let op compensatie van bekkenbodem en buikdrukverhoging: adem vastzetten, benen naar binnen draaien, aanspannen bekkenbodem.

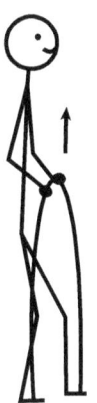

Figuur 5.34
Stand: Dyna Band vanaf twee voeten uittrekken.

UPRIGHT ROW

Uitvoering: Sta actief rechtop: voeten iets naar buiten gedraaid op heupbreedte, ontspannen schouders. Houd de Dyna Band-uiteinden in iedere hand (in pronatie) vast en laat hem onder de voeten door lopen. Band op lichte spanning. Trek de band met gebogen ellebogen (liefst op een uitademing) rustig naar omhoog tot de Dyna Band op enige tot stevige rek is. Let op: ellebogen blijven hoger dan de handen! Even vasthouden, doorademen, rustig laten terugveren. Doorademen, ontspannen, herhalen. Let op: schouders blijven laag en de pols recht.
Extra: Let op onbewuste stabilisatie: draaien op uitademing. Bewuste stabilisatie: span de TA aan (kan ook op uitademing), daarna pas uittrekken en terug. Commando: adem uit, trek!
Criteria: Let op compensatie van bekkenbodem en buikdrukverhoging: adem vastzetten, benen naar binnen draaien, aanspannen bekkenbodem.

Oefenmateriaal: Dyna Band, in tweetallen

Figuur 5.35
Stand: met Dyna Band (één lange of twee) in tweetal huppen of recht naar voren trekken.

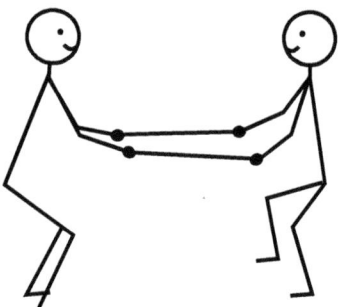

UITVOERING 1

Uitvoering: Sta actief rechtop tegenover elkaar: voeten iets naar buiten gedraaid op heupbreedte, ontspannen schouders. Houd allebei de Dyna Band vast in beide handen (in pronatie), handen iets uit elkaar, band op lichte spanning. Zak allebei wat door de knieën (hoogstens 90°) en veer tegelijk weer omhoog: licht huppen.
Extra: Tel samen hardop af: 1-2-3! Op de derde tel: huppen (uitlokken passieve contractie van de TA door onbewust krachtig uitademen).
Anders: Idem, maar dan asymmetrisch: van het ene been naar het andere licht huppen / in stand: met rechte rug ieder wat achterover hellen en terug / in stand: trek beiden de band (liefst op een uitademing) rustig naar je toe tot de Dyna Band op enige tot stevige rek is.
Criteria: Let op: schouders blijven laag en de pols recht. Let op compensatie van bekkenbodem en buikdrukverhoging: adem vastzetten, benen naar binnen draaien, aanspannen bekkenbodem.

UITVOERING 2

Figuur 5.36
Stand: met Dyna Band (één) in tweetal diagonaal trekken.

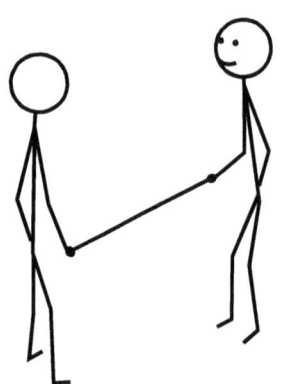 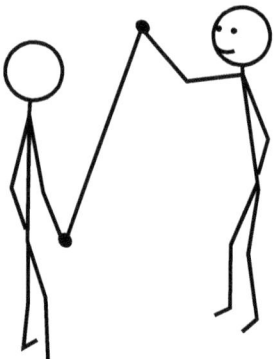

Uitvoering: Sta actief rechtop tegenover elkaar: voeten iets naar buiten gedraaid op heupbreedte, ontspannen schouders. Houd de Dyna Band met één hand (in pronatie) diagonaal vast (ieder in dezelfde hand: links of rechts). Band op lichte spanning. Trek nu ieder een andere kant op: de ene persoon schuin naar beneden-achter en de ander schuin naar boven-voren.
Extra: Tel samen hardop af: 1-2-3! Op de derde tel: trekken (uitlokken passieve contractie van de TA door onbewust krachtig uitademen). Druk met de vrije hand tegen de heup of bil aan (tegenwicht ter stabilisatie). Houd de romp stabiel (niet meedraaien).
Criteria: Let op: schouders blijven laag en de pols recht. Laat de te heffen arm niet boven de schouder uit komen. Let ook op compensatie van bekkenbodem en buikdrukverhoging: adem vastzetten, benen naar binnen draaien, aanspannen bekkenbodem.

Figuur 5.37
Stand: met Dyna Band (één of twee) in tweetal schuin naar achteren trekken.

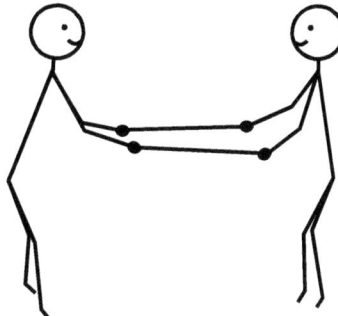

UITVOERING 3

Uitvoering: Sta actief rechtop tegenover elkaar: voeten iets naar buiten gedraaid op heupbreedte, ontspannen schouders. Houd allebei de Dyna Band met één hand (in pronatie) diagonaal vast (ieder in dezelfde hand: links of rechts). Band op lichte spanning. Trek gelijktijdig de band ieder met één arm naar achteren en draai de arm wat naar exorotatie tijdens het trekken. Houd de romp stabiel (niet meedraaien).
Extra: Tel samen hardop af: 1-2-3! Op de derde tel: trekken (uitlokken passieve contractie van de TA door onbewust krachtig uitademen). Druk met de vrije hand tegen de heup of bil aan (tegenwicht ter stabilisatie). Symmetrisch: met twee Dyna Bands.
Criteria: Let op: schouders blijven laag en de pols recht. Let ook op compensatie van bekkenbodem en buikdrukverhoging: adem vastzetten, benen naar binnen draaien, aanspannen bekkenbodem.

UITVOERING 4

Figuur 5.38
Stand: met Dyna Band (één lange of twee) in tweetal gebogen naar achteren trekken.

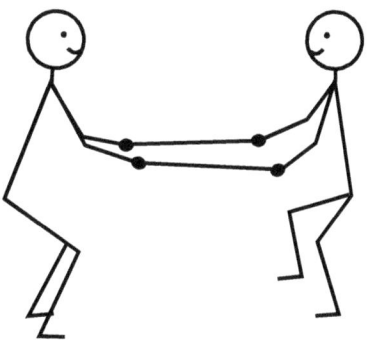 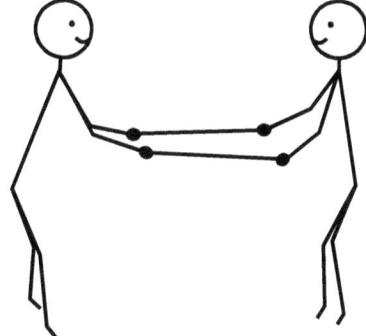

Uitvoering: Sta actief rechtop tegenover elkaar in een lichte squat: voeten iets naar buiten gedraaid op heupbreedte, lichte buiging in knieën en heupen, romp wat naar voren hellend, ontspannen schouders. Houd beiden de Dyna Band vast in beide handen (in pronatie) met licht gestrekte armen, band op lichte spanning. Trek (liefst op een uitademing) tegelijk aan de Dyna Band: beweeg de schouders naar achterbeneden.
Extra: Tel samen hardop af: 1-2-3! Op de derde tel: trekken (uitlokken passieve contractie van de TA door onbewust krachtig uitademen). Oefening voor met name de schouderbladspieren en rugspieren.
Anders: Niet.
Criteria: Let op: schouders blijven laag en de pols recht, armen blijven evenwijdig aan de wervelkolom. Let ook op compensatie van bekkenbodem en buikdrukverhoging: adem vastzetten, benen naar binnen draaien, aanspannen bekkenbodem.

5.4
Spierkracht verbeteren

Spierversterkende oefeningen van de stabilisatoren rond lage rug en bekken richten zich onder andere op:
- dwarse buikspieren (m. transversus abdominis (TA));
- lage rugspieren (mm. multifidi);
- schuine buikspieren (mm. obliquus externus en internus).

Met daarbij aandacht voor het voorkomen van bekkenbodemaanspanning ter compensatie van een veranderde bekkenstabiliteit.

Spierversterkend oefenen kan zonder materiaal, met oefenmateriaal (matten, dumbells, stokken) of met behulp van fitnessapparatuur. Oefeningen kunnen worden verzwaard door:
- grootte van de te overwinnen kracht;
- richting van de te overwinnen kracht;
- variatie uitgangshouding;
- schuineketenoefeningen;
- balanstraining.

Oefenmateriaal: mat

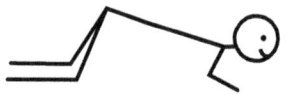

Figuur 5.39
Opdrukken in kruiphouding.

PUSH-UP

Uitvoering: Handen- en knieënstand: handen recht onder schouders, knieën op heupbreedte, voeten iets naar binnen gedraaid. Zak door de ellebogen heen zo laag als je kunt en terug.
Extra: Dalen: inademen. Opdrukken: uitademen (contractie van de TA door onbewust krachtig uitademen).
Anders: Knieën of handen verder wegzetten (neus blijft tussen de handen komen).
Criteria: Bij omlaaggaan: neus komt tussen de handen (niet naar achter of naar voren toe). Let op compensatie (adem vast, benen naar binnen draaien).

Oefenmateriaal: twee dumbells (in elke hand één)

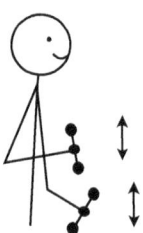

Figuur 5.40
Biceps alternerend trainen met dumbells in stand.

BICEP CURL ALTERNATING

Uitvoering: Sta actief rechtop: voeten op heupbreedte, licht gebogen knieën, ontspannen schouders. Houd in iedere hand een dumbell vast (pronatie handen), armen licht gebogen naast het lichaam. Beweeg de armen alternerend: buigen en strekken van de ellebogen. Niet overstrekken. Schouders blijven laag.
Extra: Onbewuste stabilisatie: arm buigen op uitademing. Bewuste stabilisatie: span de TA aan (kan ook op uitademing), daarna pas arm buigen. Commando: adem uit, span aan! Of: adem uit, buig!
Anders: Gelijktijdig ('Hammer curl') / zit.
Criteria: Let op compensatie (adem vast, benen naar binnen draaien).

*Figuur 5.41
Biceps alternerend
trainen met
dumbells in
stand.*

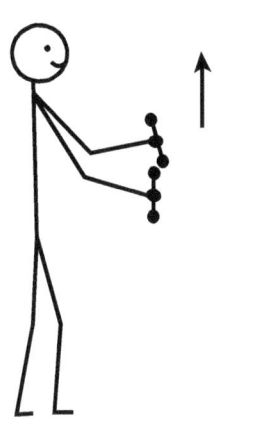

MILITARY PRESS

Uitvoering: Start hetzelfde als biceps curl alternerend: sta actief rechtop, in iedere hand een dumbell (pronatie handen) op borsthoogte. Maar nu: armen licht gebogen iets vóór het lichaam. Beweeg de armen alternerend: buigen en strekken van de ellebogen. Niet overstrekken.
Extra: Onbewuste stabilisatie: arm buigen op uitademing. Bewuste stabilisatie: span de TA aan (kan ook op uitademing), daarna pas arm buigen. Commando: adem uit, span aan! Of: adem uit, buig!
Anders: Gelijktijdig / zit.
Criteria: Let op compensatie (adem vast, benen naar binnen draaien).

*Figuur 5.42
Triceps trainen
met dumbells in
ruglig.*

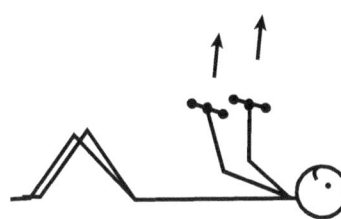

DUMBELL BENCH PRESS

Uitvoering: Ruglig: knieën gebogen op heupbreedte, voeten iets naar buiten gedraaid, ontspannen schouders. Houd in iedere hand een dumbell vast (pronatie handen), armen licht gebogen omhoog op borsthoogte. Beweeg de armen gelijktijdig omhoog: buigen en strekken van de ellebogen. Niet overstrekken: strekken tot licht gebogen houding.
Extra: Onbewuste stabilisatie: arm strekken op uitademing. Bewuste stabilisatie: span de TA aan (kan ook op uitademing), daarna pas arm strekken. Commando: adem uit, span aan! Of: adem uit, strek!
Anders: Alternerend.
Criteria: Let op compensatie (adem vast, benen naar binnen draaien).

*Figuur 5.43
Triceps trainen
met dumbells in
ruglig.*

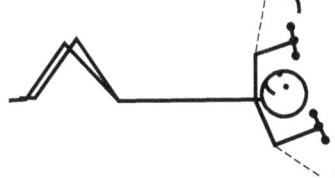

DUMBELL EXTENSION

Uitvoering: Ruglig: knieën gebogen op heupbreedte, voeten iets naar buiten gedraaid, ontspannen schouders. Houd in iedere hand een dumbell vast (pronatie handen), leg deze iets boven de oren naast het hoofd op de mat. Houd de onderarmen naast het hoofd. Strek de armen. Niet overstrekken: strekken tot licht gebogen houding.
Extra: Onbewuste stabilisatie: arm strekken op uitademing. Bewuste stabilisatie: span de TA aan (kan ook op uitademing), daarna pas arm strekken. Commando: adem uit, span aan! Of: adem uit, strek!
Anders: Alternerend.
Criteria: Let op compensatie (adem vast, benen naar binnen draaien).

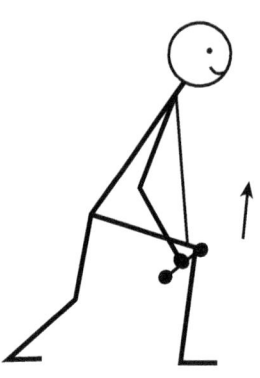

Figuur 5.44
Schredestand met dumbells.

DUMBELL ROW

Uitvoering: Schredestand: actief staan in squat-houding, nu met het ene been iets naar voren en het andere meer naar achteren. Houd in één hand (aan de kant van het achterste been) een dumbell vast (pronatie handen). Leg de andere hand op de knie (van het voorste been) ter ondersteuning. Trek de dumbell op vanuit de elleboog tot aan de schouder. Schouder blijft recht.
Extra: Onbewuste stabilisatie: arm buigen op uitademing. Bewuste stabilisatie: span de TA aan (kan ook op uitademing), daarna pas arm buigen. Commando: adem uit, span aan! Of: adem uit, buig!
Criteria: Let op compensatie (adem vast, benen naar binnen draaien).

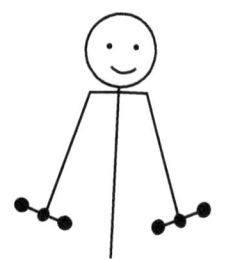

Figuur 5.45
Schouders heffen met dumbells.

DUMBELL SHRUG

Uitvoering: Sta actief rechtop: voeten op heupbreedte, licht gebogen knieën, ontspannen schouders. Houd in iedere hand een dumbell vast (pronatie handen), armen naast het lichaam. Trek de schouders gelijktijdig op en weer omlaag.
Extra: Onbewuste stabilisatie: schouders heffen op uitademing. Bewuste stabilisatie: span de TA aan (kan ook op uitademing), daarna pas heffen schouders. Commando: adem uit, span aan! Of: adem uit, hef!
Anders: Alternerend / zit.
Criteria: Let op compensatie (adem vast, benen naar binnen draaien), rug blijft recht.

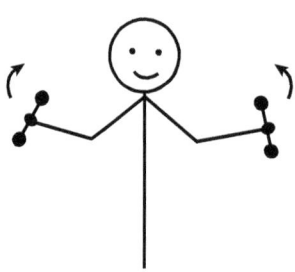

Figuur 5.46
Armen draaien met dumbells.

FORWARD DUMBELL RAISE

Uitvoering: Sta actief rechtop: voeten op heupbreedte, licht gebogen knieën, ontspannen schouders. Houd in iedere hand een dumbell vast (pronatie handen), armen licht gebogen en opzij naast het lichaam. Draai de onderarmen naar achteren tot schouderhoogte (exorotatie schouders), ellebogen blijven stil.
Extra: Onbewuste stabilisatie: arm wegdraaien op uitademing. Bewuste stabilisatie: span de TA aan (kan ook op uitademing), daarna pas arm wegdraaien. Commando: adem uit, span aan! Of: adem uit, draai!
Anders: Ellebogen in de zij fixeren (stabilisatie) / zit.
Criteria: Let op compensatie (adem vast, benen naar binnen draaien), rug blijft recht.

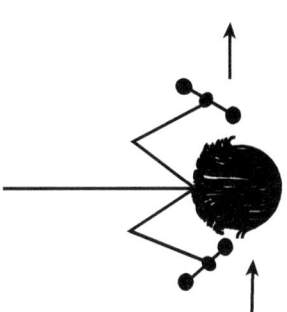

Figuur 5.47
Schouders naar achteren draaien met dumbells.

REVERSE FLY

Uitvoering: Buiklig: lig met de benen recht (desnoods rolletje onder de voeten), armen naast het lichaam op schouderhoogte met gebogen ellebogen, in iedere hand een dumbell (pronatie handen). Trek de schouderbladen aan (adductie), zodat de armen en dumbells iets opkomen van de mat, parallel met de ondergrond.
Anders: Kan ook in zit: dezelfde positie en uitvoering, maar nu in een ander vlak.
Materiaal: Mat (en rolletje), stoel, kruk.
Extra: Onbewuste stabilisatie: schouders aantrekken op uitademing. Bewuste stabilisatie: span de TA aan (kan ook op uitademing), daarna pas schouders aantrekken. Commando: adem uit, span aan! Of: adem uit, trek aan!
Criteria: Let op compensatie (adem vast, benen naar binnen draaien), rug blijft recht.

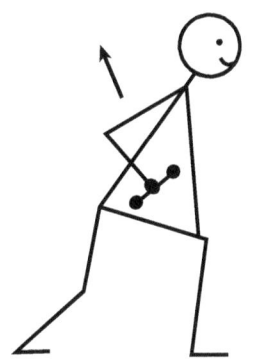

Figuur 5.48
Schredestand voor triceps met dumbells.

TRICEPS KICK BACK

Uitvoering: Schredestand: actief staan in squat-houding, nu met het ene been iets naar voren en het andere meer naar achteren. Houd in één hand (aan de kant van het achterste been) een dumbell vast (pronatie handen). Leg de andere hand (aan kant voorste been) op de knie ter ondersteuning. Beweeg de bovenarm met de dumbell naar achter-boven, de elleboog blijft stil.
Extra: Onbewuste stabilisatie: arm bewegen op uitademing. Bewuste stabilisatie: span de TA aan (kan ook op uitademing), daarna pas arm bewegen.
Commando: adem uit, span aan! Of: adem uit, trek!
Criteria: Let op compensatie (adem vast, benen naar binnen draaien).

Fitnessapparatuur

Er bestaan diverse soorten fitnessapparatuur: elk apparaat is bestemd voor een specifieke spier of spiergroep. In de volgende tabel staan de verschillende fitnessapparaten op een rijtje. Tevens is vermeld welke spier of spiergroep specifiek met welk apparaat wordt getraind.

abshaper	liever niet gebruiken, bedoeld voor buikspieren, echter vaak compensatie!
back stretcher	m. erector trunci, mm. glutei
bar bells	als verzwaring bij diverse oefeningen zonder apparatuur, zoals bij squat-oefeningen
body blade	- alleen te gebruiken bij al adequaat kunnen stabiliseren - wordt gebruikt voor alle stabiliserende spiergroepen
chest press	- m. deltoideus (anterior), m. serratus, pectoralisgroep, m. coracobrachialis - schuine ketenoefeningen (ventraal); op sisselkussen in zit, om en om bewegen
dorsal machine	schuine ketenoefeningen, dorsaal, op sisselkussen in zit, om en om bewegen
dorsi pecto	m. lattisimus dorsi, mm. rhomboidei
dumb bells	als verzwaring bij diverse oefeningen zonder apparatuur, zoals bij squat-oefeningen
end legcurl	m. biceps femoris, mm. glutei
gluteus kick	mm. glutei
home trainer	fietsen
legcurl	- alleen bij voldoende kunnen stabiliseren - hamstrings
legextension	- alleen bij voldoende kunnen stabiliseren - m. quadriceps (m. biceps femoris), mm. glutei
legpress	- oefenen in lig, eventueel met de rugleuning omhoog - m. quadriceps, hamstrings, mm. glutei, m. gastrocnemius, m. soleus
loopband	lopen, wandelen, joggen
lower back	m. erector trunci, m. trapezius, m. biceps, mm. glutei
low row	m. latissimus dorsi, m. deltoideus, mm. rhomboidei, m. teres major
pully	hiermee is veel variatie van te oefenen spierketens mogelijk, zoals: - mm. obliqui abdominis - m. transversus abdominis - m. latisimus dorsi - m. serratus anterior - m. biceps femoris - mm. glutei - bekkenbodemspieren
roeiapparaat	o.a. mm. obliqui abdominis, m. transversus abdominis, m. erector trunci en m. multifidus, m. lattisimus dorsi, m. serratus anterior, m. biceps femoris, mm. glutei en bekkenbodemspieren
rotary torso	mm. obliqui abdominis internus en externus
teca buik	te gebruiken voor de m. obliquus abdominis

Oefeningen met fitnessapparatuur

- hometrainer
- roeimachine
- loopband
- crosstrainer
- roeiapparaat
- front lat pull down
- incline flys
- seated rowing
- dumbell squat
- trampoline
- leg press
- easy rider
- lat pull down / vertical traction
- neck press voor
- seated bench press

Figuur 5.49
Hometrainer.

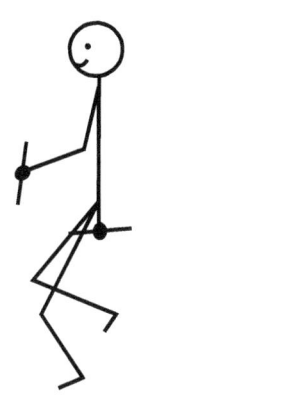

HOMETRAINER

Uitvoering: Zit actief rechtop. Zadelhoogte: knieën moeten net niet kunnen strekken wanneer de pedalen op het laagst zijn (of: hoogte zadel zodanig dat je met de hielen achteruit zou kunnen trappen). Fietsen.
Extra: Op een prettige manier flink doorfietsen. Let op kunnen blijven praten met korte zinnen.
Criteria: Let op doorademen (praten mogelijk). Bekken blijft recht; scheef: te zwaar ('zagen').

Figuur 5.50
Roeien.

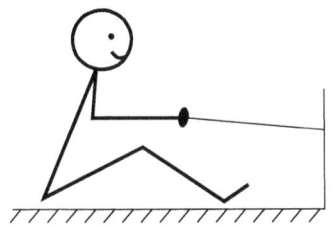

ROEIMACHINE

Uitvoering: Zit actief rechtop. Roeibeweging maken: armen strekken en benen buigen (liefst op een uitademing), armen aantrekken (op borsthoogte) en benen strekken. Niet overstrekken. Let op ademhaling.
Extra: Armen aantrekken op uitademing, armen strekken op inademing. Of op commando: adem uit, span aan! Of: adem uit, trek aan!
Criteria: Let op doorademen, rug blijft recht, voeten niet naar binnen draaien. Eventueel: bekkenbodem bewust aanspannen bij armen aantrekken (op uitademing) – los.

Figuur 5.51
Loopband.

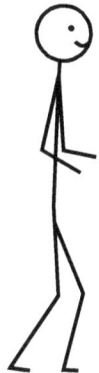

LOOPBAND

Uitvoering: Loop actief rechtop. Probeer de stang niet vast te houden, maar beweeg mee met de armen: rechterarm zwaait mee met het linkerbeen en omgekeerd.
Criteria: Let op goede voetafwikkeling: landen op de hak, afwikkelen naar voorvoet. Let op doorademen, rug blijft recht, voeten niet naar binnen draaien.

Figuur 5.52
Crosstrainer.

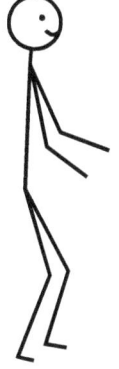

CROSSTRAINER

Uitvoering: Loop actief rechtop, armen maken rustige meezwaaibeweging.
Criteria: Let op goede voetafwikkeling: landen op de hak, afwikkelen naar voorvoet. Let op doorademen, rug blijft recht, voeten niet naar binnen draaien, soepel kunnen lopen.

Figuur 5.53
Front lat pull down.

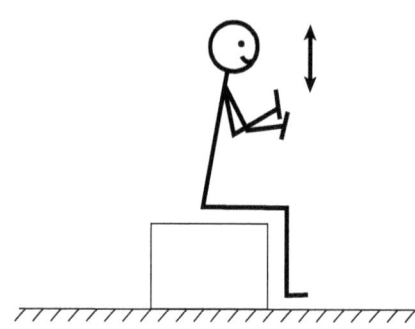

FRONT LAT PULL DOWN

Uitvoering: Zit actief rechtop: knieën op heupbreedte, voeten plat en iets naar buiten gedraaid. Trek de stang (liefst op een uitademing) omlaag: schouders bewegen naar achter-beneden.
Extra: Stang laag trekken op uitademing (onbewuste stabilisatie door TA op krachtige uitademing). Of op commando: adem uit, span aan! Of: adem uit, trek!
Criteria: Let op compensatie van bekkenbodem: adem vastzetten, buikdrukverhoging, benen naar binnen willen draaien, iets opkomen vanuit zit.

Figuur 5.54
Incline flys.

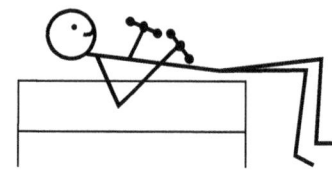

INCLINE FLYS

Uitvoering: Ruglig op bank: voeten plat op de grond, iets naar buiten gedraaid. Knieën niet klemmend, lichte exorotatie heupen. Dumbells in handen, loodrecht voor de borst. Beweeg de armen vanaf borsthoogte in een omvattende beweging, van binnen naar buiten (abductie) en terug. Niet overrekken.
Extra: Armen strekken op uitademing (onbewuste stabilisatie door TA op krachtige uitademing). Of op commando: adem uit, span aan! Of: adem uit, strek!
Criteria: Let op compensatie van bekkenbodem: adem vastzetten, buikdrukverhoging, benen naar binnen willen draaien.

Figuur 5.55
Dumbell squat (romp- en beenspieren).

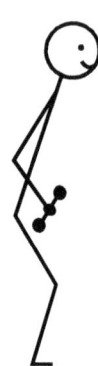

DUMBELL SQUAT

Uitvoering: Sta actief: rechtop, voeten recht op heupbreedte, ontspannen schouders. Houd in beide handen een dumbell vast: laat zakken tot vlak boven de knieën, armen licht gebogen. Buig met rechte rug voorover vanuit de heupen en knieën, blijf met de schouders boven de knieën en voeten (squat). Houd het gewicht op de hielen. Daarna weer opkomen.
Extra: Dalen op inademing, opkomen op uitademing (onbewuste stabilisatie door TA op krachtige uitademing). Of op commando: adem uit, span aan! Of: adem uit, kom op!
Criteria: Let op compensatie bekkenbodem: adem vastzetten, buikdrukverhoging, benen naar binnen willen draaien. Eventueel: bekkenbodem licht aanspannen op uitademing – los.

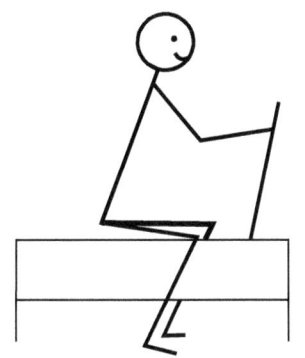

Figuur 5.56
Seated rowing
(bovenrugspieren).

SEATED ROWING

Uitvoering: Zit actief rechtop: voeten plat op de grond, iets naar buiten gedraaid. Knieën niet klemmend, lichte exorotatie heupen. Houd in beide handen de stang vast. Trek de stang (liefst op een uitademing) naar het lichaam toe (schouderbladen aantrekken, ellebogen naar achteren bewegen).
Extra: Aantrekken op uitademing (onbewuste stabilisatie door TA op krachtige uitademing). Of op commando: adem uit, span aan! Of: adem uit, trek aan!
Criteria: Let op compensatie van bekkenbodem: adem vastzetten, buikdrukverhoging, benen naar binnen willen draaien. Eventueel: bekkenbodem licht aanspannen op uitademing – los.

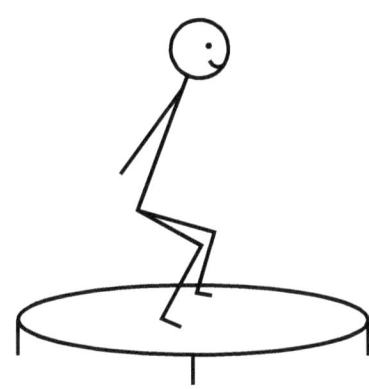

Figuur 5.57
Trampoline:
Squat – Brügger I
– Brügger II.

TRAMPOLINE

Uitvoering: Sta actief op een oefentrampoline in een lichte squat-houding: voeten op heupbreedte, ontspannen schouders. Houd het gewicht op de hielen. Anders: Brügger I: schouders en handen naar achteren brengen, vingers spreiden en handruggen omhoog brengen. Brügger II: buig met rechte rug voorover vanuit de heupen en knieën, blijf met de schouders boven de knieën en voeten, gewicht op de hielen en opkomen. Gewicht verdelen: één been iets heffen ('net alsof': 1 mm tot 1 cm).
Criteria: Let op stabilisatie: aanspannen lage buik (TA) vóór de balansverstoring. Let op compensatie van bekkenbodem: adem vastzetten, buikdrukverhoging, benen naar binnen willen draaien.

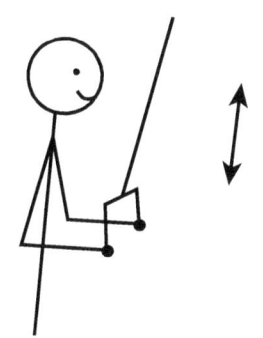

Figuur 5.58
Lat pull down,
vertical traction
(brede rugspieren).

LAT PULL DOWN VOOR

Uitvoering: Sta of zit actief rechtop: knieën op heupbreedte, voeten plat op de grond, iets naar buiten gedraaid. Houd in beide handen de stang vast. Trek de stang (liefst op een uitademing) met beide handen omlaag, niet overstrekken.
Extra: Aantrekken op uitademing (onbewuste stabilisatie door TA op krachtige uitademing). Of op commando: adem uit, span aan! Of: adem uit, trek aan!
Criteria: Let op compensatie van bekkenbodem: adem vastzetten, buikdrukverhoging, benen naar binnen willen draaien. Eventueel: bekkenbodem licht aanspannen op uitademing – los.

Figuur 5.59
Leg press (been- en bilspieren).

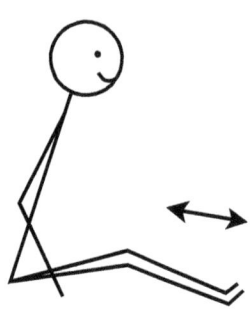

LEG PRESS

Uitvoering: Zit actief, licht voorover gebogen in de heupen. Voeten op heupbreedte, knieën buigen tot maximaal 90° flexie. Druk de voeten weg (liefst op de uitademing) tegen weerstand. Niet overstrekken. Let op voorspanning TA: niet het bekken wegdraaien.
Extra: Wegduwen op uitademing (onbewuste stabilisatie door TA op krachtige uitademing). Of op commando: adem uit, span aan! Of: adem uit, duw weg!
Criteria: Let op compensatie van bekkenbodem: adem vastzetten, buikdrukverhoging, voeten en benen naar binnen willen draaien. Desnoods bekkenbodem licht aanspannen bij duwen.

Figuur 5.60
Neck press (schouder- en rugspieren).

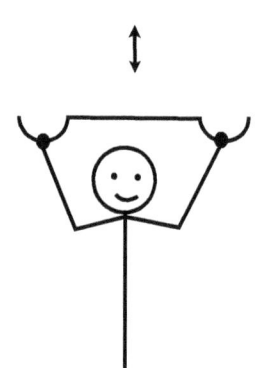

NECK PRESS

Uitvoering: Sta of zit actief rechtop: knieën op heupbreedte, voeten plat op de grond, iets naar buiten gedraaid. Houd in beide handen de stang vast. Druk de stang (liefst op een uitademing) omhoog, met het zwaartepunt iets voor het lichaam.
Extra: Duwen op uitademing (onbewuste stabilisatie door TA op krachtige uitademing). Of op commando: adem uit, span aan! Of: adem uit, duw weg!
Criteria: Let op compensatie van bekkenbodem: adem vastzetten, buikdrukverhoging, benen naar binnen willen draaien. Eventueel: bekkenbodem licht aanspannen op uitademing – los.

EASY RIDER

Figuur 5.61
Easy rider (rug- en rompspieren).

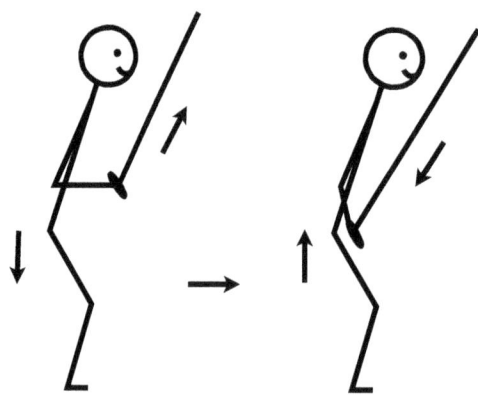

Uitvoering: Sta actief in lichte squat-houding: rechtop, voeten recht op heupbreedte, ontspannen schouders. Houd in beide handen de stang vast. Laat de stang rustig vieren en maak een bukbeweging met de billen naar achteren in squat (alsof je wilt gaan zitten). Daarna: opkomen (liefst op een uitademing) en gelijktijdig de stang omlaag trekken naar de bovenbenen.
Extra: Opkomen uit buk op de uitademing (onbewuste stabilisatie door TA op krachtige uitademing). Of op commando: adem uit, span aan! Of: adem uit, duw weg! Bukken op de inademing.
Criteria: Let op compensatie van bekkenbodem: adem vastzetten, buikdrukverhoging, benen naar binnen willen draaien.

SEATED BENCH PRESS

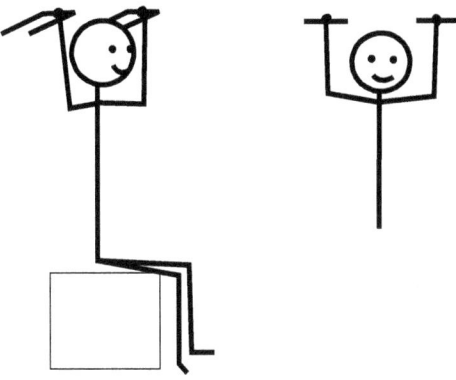

Figuur 5.62
Seated bench press
(borstspieren).

Uitvoering: Zit actief rechtop: knieën op heupbreedte, voeten plat op de grond, iets naar buiten gedraaid. Houd in beide handen een handvat vast: bovenarmen onder de schouderlijn. Druk de handvatten symmetrisch (liefst op een uitademing) omlaag, ellebogen niet strekken. Daarna: omhoog tot de ellebogen op schouderhoogte zijn.
Extra: Wegdrukken op uitademing (onbewuste stabilisatie door TA op krachtige uitademing). Of op commando: adem uit, span aan! Of: adem uit, duw weg!
Criteria: Let op compensatie van bekkenbodem: adem vastzetten, buikdrukverhoging, benen naar binnen willen draaien. Eventueel: bekkenbodem licht aanspannen op uitademing – los.

Krachtoefeningen

Voor de krachtoefeningen bij BekkenbodemFit worden met name de volgende spiergroepen getraind, vanwege de stabiliserende en coördinerende functie voor bekken en lage rug:
- m. quadriceps;
- m. gluteus;
- mm. adductores;
- m. deltoideus;
- m. triceps;
- m. rhomboideus;
- m. obliquus externus;
- m. rectus abdominis;
- hamstrings;
- m. gluteus maximus;
- mm. abductores;
- m. trapezius;
- mm. pectorales;
- m. transversus abdominis;
- m. obliquus internus.

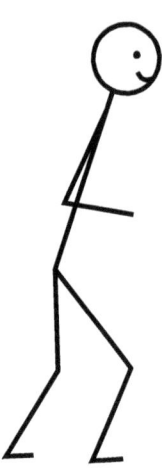

Figuur 5.63
Oefenen: met name m. quadriceps, hamstrings, mm. glutei.

LUNGES (BEENSPIEREN)

Uitvoering: Sta actief rechtop: knieën op heupbreedte, voeten plat, ontspannen schouders. Breng één voet naar voren en breng de knie van het achterste been omlaag (minimaal tot op 15 cm van de vloer). Zet nu de voorste voet (liefst op een uitademing) weer naar achteren: opdrukken vanuit de hiel. Let op: van het voorste (leidende) been dienen de hiel, enkel, bovenbeen en heup op één lijn te blijven, anders ontstaat overbelasting van knie of lage rug.
Extra: Opkomen met voorste voet op de uitademing (onbewuste stabilisatie door TA op krachtige uitademing). Of op commando: adem uit, span aan! Of: adem uit, zet af!
Anders: Materiaalgebruik: dumbells, stokken, knotsen in de handen.
Criteria: Let op compensatie van bekkenbodem: adem vastzetten, buikdrukverhoging, benen naar binnen willen draaien.

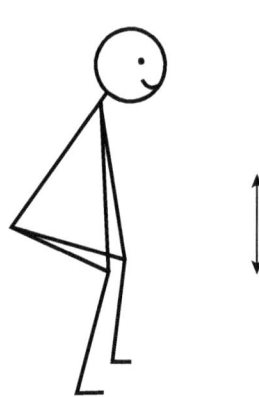

Figuur 5.64
Oefenen: met name m. quadriceps, hamstrings, mm. glutei.

KNIEBUIGINGEN

Uitvoering: Sta actief in squat-houding: rechtop, voeten plat op heupbreedte en iets naar buiten gedraaid, ontspannen schouders. Plaats de handen op de knieën of bovenbenen, de hielen houden voortdurend contact met de vloer. Buk tot zithoogte (hurken), de bovenbenen komen evenwijdig aan de vloer, de schouders blijven vóór het midden van de bovenbenen. Kom (liefst op een uitademing) weer omhoog.
Extra: Dalen op inademing, opkomen op uitademing. Bij klachten: let op aanspannen TA bij dalen, loslaten na opkomen. Commando: adem uit, span aan!
Anders: Met gestrekte armen of met materiaalgebruik: dicht bij het lichaam of op de schouders (ellebogen naar buiten).
Materialen: Dumbells, stokken, halters, knotsen.
Criteria: Let op compensatie van bekkenbodem: adem vastzetten, buikdrukverhoging, benen naar binnen willen draaien. Eventueel: bekkenbodem licht aanspannen op uitademing – los.

Figuur 5.65
Oefenen:
met name
m. quadriceps,
hamstrings.

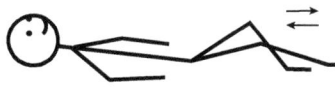

BEENSTREKKEN

Uitvoering: Ruglig: gebogen knieën op heupbreedte, voeten plat, ontspannen schouders. Armen langs het lichaam, handen met de handpalmen op de mat, hoofd op een kussentje. Gewicht verdelen: stabiliseren. Strek rustig één been: glijd met de voet over de mat, knie mag niet overstrekken. Terug.
Extra: Wegstrekken op de uitademing (onbewuste stabilisatie door TA op krachtige uitademing). Of op commando: adem uit, span aan! Of: adem uit, duw weg! Bij klachten: ook op de uitademing been terugtrekken.
Anders: Zelfde uitgangshouding, nu één been iets heffen (liefst op uitademing): 1 mm, 1 cm of iets hoger. Bij rug-bekkenklachten: oefenen in gesteunde ruglig; steun op de ellebogen, onderarmen plat op de mat.
Criteria: Bij stabilisatieklachten is dit een zware oefening die vaak wordt gecompenseerd vanuit de bekkenbodem of door middel van buikdrukverhoging. Let op adem vastzetten, benen naar binnen willen draaien.

Figuur 5.66
Oefenen:
met name
mm. glutei
maximi,
hamstrings.

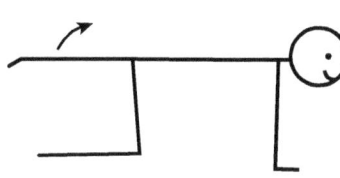

HAMSTRING CURLS

Uitvoering: Handen- en knieënstand: knieën op heupbreedte, voeten iets naar binnen gedraaid, handen onder de schouders. Gewicht verdelen: stabiliseren. Strek één been naar achteren tot evenwijdig aan het vloeroppervlak, daarna flexie onderbeen (hak naar de bil brengen).
Extra: Eerst: let op aanspannen TA bij been strekken vanuit basishouding. Commando: adem uit, strek uit! Daarna pas onderbeen buigen op uitademing en strekken op inademing.
Anders: Enkelgewichten. Bij rug-bekkenklachten: sta actief rechtop op ongeveer 60 cm voor een muur of stoelleuning voor steun van de handen (niet leunen), daarna gewicht verdelen (stabiliseren) en van één been de hak naar de bil bewegen (rug en onderbeen blijft recht).
Materialen: Enkelgewichten. Muur of stoel.
Criteria: Bij stabilisatieklachten is dit een zware oefening die vaak wordt gecompenseerd vanuit de bekkenbodem of door middel van buikdrukverhoging. Let op adem vastzetten, benen naar binnen willen draaien.

Figuur 5.67
Oefenen:
met name
adductoren
bovenbeen.

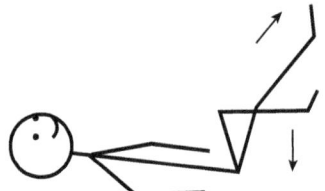

HEFOEFENINGEN BINNENKANT BOVENBEEN

Uitvoering: Ruglig met opgetrokken knieën (één voor één heffen) op heuphoogte, iets naar buiten gedraaid. Ontspannen schouders, armen langs het lichaam, handen met de handpalmen op de mat, hoofd op een kussentje. Stabiliseren. Benen symmetrisch naar opzij bewegen (V-vorm), even vasthouden en terug. Let op: gewicht boven het bekken houden, doorademen.
Extra: Opzij bewegen op de uitademing (onbewuste stabilisatie door TA op krachtige uitademing). Of op commando: adem uit, span aan! Of: adem uit, naar buiten! Bij klachten: ook op de uitademing been terug bewegen.
Anders: Kussentje onder de billen (verlichten).
Criteria: Bij stabilisatieklachten is dit een zware oefening die vaak wordt gecompenseerd vanuit de bekkenbodem of door middel van buikdrukverhoging. Let op adem vastzetten, benen naar binnen willen draaien.

Figuur 5.68
Oefenen:
met name
abductoren
bovenbeen.

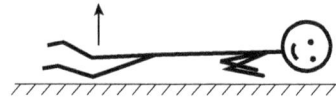

HEFOEFENINGEN BUITENKANT BOVENBEEN

Uitvoering: Zijlig: benen gebogen in de knie en heup, iets naar voren gekanteld (stabiele zijligging). Hoofd ondersteund door onderste hand, bovenste hand steunt op de mat. Stabiliseren. Bovenste been (liefst op uitademing) iets heffen (1 mm, 1 cm of hoger tot heuphoogte), laten zakken tot iets hoger dan startpositie. Let op: bekken blijft recht! Bekken niet wegdraaien naar achteren.
Extra: Been heffen op de uitademing (onbewuste stabilisatie door TA op krachtige uitademing). Of op commando: adem uit, span aan! Of: adem uit, til op!
Anders: Enkelgewichten. Bij rug-bekkenklachten: sta actief rechtop op ongeveer 60 cm voor een muur of stoelleuning voor steun van de handen (niet leunen), daarna gewicht verdelen (stabiliseren) en één been iets zijwaarts tillen met licht gebogen knie. Let op: bekken blijft recht, niet meedraaien naar achteren.
Criteria: Bij stabilisatieklachten is dit een zware oefening die vaak wordt gecompenseerd vanuit de bekkenbodem of door middel van buikdrukverhoging. Let op adem vastzetten, benen naar binnen willen draaien.

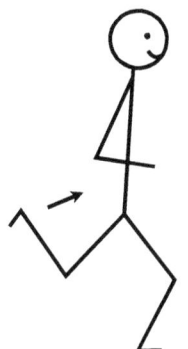

Figuur 5.69
Oefenen:
met name
mm. glutei.

HEFOEFENINGEN: BILSPIEREN

Uitvoering: Sta actief rechtop op ongeveer 60 cm voor een muur, leun met de handen ertegenaan. Gewicht verdelen: stabiliseren. Til één voet gebogen op (flexie) en beweeg de hak naar de bil: stoppen als de heup weg wil draaien naar buiten. Bij laten dalen voet: met tenen de grond aantikken en opnieuw.
Extra: Voet bewegen op de uitademing (onbewuste stabilisatie door TA op krachtige uitademing). Of op commando: adem uit, span aan! Of: adem uit, til op!
Anders: Enkelgewichten. Kruiphouding: handen- en knieënstand met de knieën recht onder de heupen en de handen onder de schouders. Gewicht verdelen: stabiliseren. Strek één been naar achteren met de voet gestrekt (flexie), daarna laten zakken en met de tenen de grond aanraken en opnieuw.
Criteria: Bij stabilisatieklachten is dit een zware oefening die vaak wordt gecompenseerd vanuit de bekkenbodem of door middel van buikdrukverhoging. Let op adem vastzetten, benen naar binnen willen draaien.

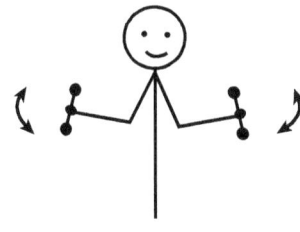

Figuur 5.70
Oefenen:
met name
m. deltoideus.

ZIJWAARTSE HEFOEFENINGEN (SCHOUDERS)

Uitvoering: Sta actief rechtop: knieën op heupbreedte, voeten plat, ontspannen schouders. Houd in iedere hand een dumbell, met de handen tegen de voorkant van de bovenbenen, de handpalmen naar elkaar toe en de ellebogen licht gebogen. Strek de armen (liefst op een uitademing) zijwaarts weg met de bovenkant van de armen omhoog, tot maximaal op schouderhoogte (gewichten evenwijdig aan het vloeroppervlak). Ellebogen niet op slot zetten of overstrekken.
Extra: Armen heffen op de uitademing (onbewuste stabilisatie door TA op krachtige uitademing). Of op commando: adem uit, span aan! Of: adem uit, til op!
Materialen: Dumbells.
Criteria: Let op polsen, rug recht houden en op compensatie van bekkenbodem: adem vastzetten, buikdrukverhoging, benen naar binnen willen draaien. Eventueel: bekkenbodem licht aanspannen op uitademing – los.

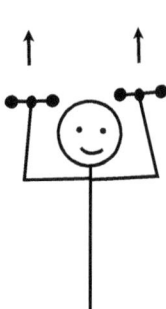

Figuur 5.71
Oefenen:
met name
m. deltoideus,
m. trapezius,
m. triceps.

HALTERDRUKKEN

Uitvoering: Sta of zit actief rechtop: knieën op heupbreedte, voeten plat, ontspannen schouders. Houd in iedere hand een dumbell: bovenarmen op schouderhoogte, onderarmen wijzen naar boven, handpalmen naar voren gericht en de polsen recht. Strek gelijktijdig (liefst op een uitademing) de ellebogen boven het hoofd tot bijna recht. Niet overstrekken.
Extra: Armen heffen op de uitademing (onbewuste stabilisatie door TA op krachtige uitademing). Of op commando: adem uit, span aan! Of: adem uit, til op!
Anders: Alternerend, verzwaren met materiaal.
Materialen: Dumbells.
Criteria: Let op polsen, rug recht houden en op compensatie van bekkenbodem: adem vastzetten, buikdrukverhoging, benen naar binnen willen draaien. Eventueel: bekkenbodem licht aanspannen op uitademing – los.

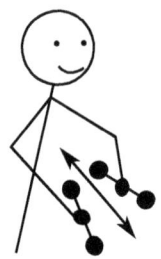

Figuur 5.72
Oefenen:
met name
m. trapezius,
m deltoideus,
m. triceps.

RECHTOPSTAAND ROEIEN

Uitvoering: Sta of zit actief rechtop: knieën op heupbreedte, voeten plat, ontspannen schouders. Houd in iedere hand een dumbell en plaats de handen dicht bij elkaar op borsthoogte, ellebogen gebogen. Strek (liefst op een uitademing) de armen gelijktijdig tot bijna recht, de armen blijven echter op borsthoogte. Ellebogen niet op slot zetten of overstrekken, polsen blijven recht.
Extra: Armen strekken op de uitademing (onbewuste stabilisatie door TA op krachtige uitademing). Of op commando: adem uit, span aan! Of: adem uit, til op!
Materialen: Dumbells.
Criteria: Let op compensatie van bekkenbodem: adem vastzetten, buikdrukverhoging, benen naar binnen willen draaien. Eventueel: bekkenbodem licht aanspannen op uitademing – los.

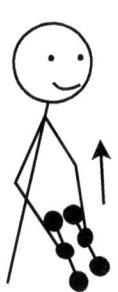

Figuur 5.73
Oefenen:
met name
m. deltoideus,
m. pectoralis.

VOORWAARTSE HEFOEFENINGEN

Uitvoering: Sta actief rechtop: knieën op heupbreedte, voeten plat, ontspannen schouders. Houd in iedere hand een dumbell, met de handpalmen naar de voorkant van de bovenbenen en rechte polsen. Til (liefst op een uitademing) de dumbells gelijktijdig op tot op maximaal schouderhoogte en weer rustig laten zakken. Ellebogen niet op slot zetten of overstrekken.
Extra: Optillen armen op de uitademing (onbewuste stabilisatie door TA op krachtige uitademing). Of op commando: adem uit, span aan! Of: adem uit, til op!
Materialen: Dumbells.
Criteria: Let op compensatie van bekkenbodem: adem vastzetten, buikdrukverhoging, benen naar binnen willen draaien. Eventueel: bekkenbodem licht aanspannen op uitademing – los.

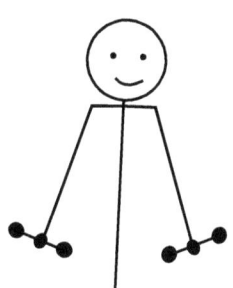

Figuur 5.74
Oefenen:
met name
m. trapezius,
m. rhomboideus.

RUG: SCHOUDERS OPHALEN

Uitvoering: Sta actief rechtop: knieën op heupbreedte, voeten plat, ontspannen schouders. Houd in iedere hand een dumbell (pronatiestand handen), met de armen ontspannen langs het lichaam. Til rustig (liefst op een uitademing) de schouders op. Houd de armen langs het lichaam, even vasthouden en weer zakken. Doorademen.
Extra: Schouders optillen op de uitademing (onbewuste stabilisatie door TA op krachtige uitademing). Of op commando: adem uit, span aan! Of: adem uit, til op!
Materialen: Dumbells.
Criteria: Let op compensatie van bekkenbodem: adem vastzetten, buikdrukverhoging, benen naar binnen willen draaien.

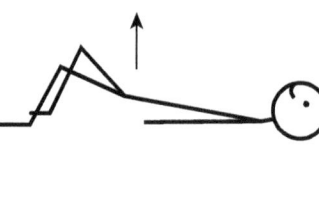

Figuur 5.75
Oefenen:
met name
m. transversus
abdominus,
stabilisatoren lage
rug en bekken.

BRUGGETJE: SYMMETRISCH

Uitvoering: Ruglig, gebogen knieën op heupbreedte en voeten plat op de vloer, iets naar buiten gedraaid. Armen gestrekt naast het lichaam. Lage buik licht intrekken (liefst op de uitademing), daarna rustig de billen optillen (bruggetje maken). Dooradmen. De benen blijven licht uit elkaar, afzet armen mag (aanspannen rugspieren). Op het hoogste punt even vasthouden (5 sec.), de schouderbladen blijven op de vloer. Rustig laten zakken. Dooradmen, ontspannen, herhalen.

Extra: Let op onbewuste stabilisatie: billen optillen op uitademing. Bewuste stabilisatie: span de TA aan (kan ook op uitademing), daarna pas optillen. Commando: adem uit, span aan! Of: adem uit, til op!
Criteria: Het bruggetje wordt vaak (ook in fysiotherapiepraktijken!) uitgevoerd met veel compensatie van bekkenbodem en buikdrukverhoging: adem vastzetten, benen naar binnen gedraaid, aanspannen bekkenbodem. Let hierop! Tevens: het bekken blijft recht, niet naar één kant weg laten zakken (dan is de oefening te zwaar).

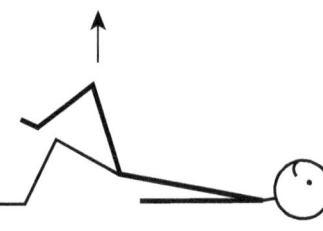

Figuur 5.76
Oefenen:
met name
m. transversus
abdominus,
stabilisatoren lage
rug en bekken.

BRUGGETJE: ASYMMETRISCH

Uitvoering: Eerst stabiliseren en bruggetje maken: ruglig, gebogen knieën op heupbreedte en voeten plat op de vloer, iets naar buiten gedraaid. Armen gestrekt naast het lichaam. Lage buik licht intrekken (liefst op de uitademing), daarna rustig de billen optillen (bruggetje maken). Dooradmen. De benen blijven licht uit elkaar, afzet armen mag (aanspannen rugspieren).
Daarna: Bekken stabiel houden, gewicht verdelen en één voet rustig iets (1 cm) heffen, daarna weer recht en rustig omlaag. Dooradmen, ontspannen, herhalen. Idem voor andere been.
Extra: Let op onbewuste stabilisatie: billen optillen op uitademing. Bewuste stabilisatie: span de TA aan (kan ook op uitademing), daarna pas optillen. Commando: adem uit, span aan! Of: adem uit, til op!
Criteria: Het bruggetje wordt (ook in fysiotherapiepraktijken!) vaak uitgevoerd met veel compensatie van bekkenbodem en buikdrukverhoging: adem vastzetten, benen naar binnen gedraaid, aanspannen bekkenbodem. Let hierop! Tevens: het bekken blijft recht, niet naar één kant weg laten zakken (dan is de oefening te zwaar).

Figuur 5.77
Oefenen:
met name
m. obliquus
externus.

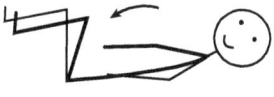

SCHUINE CRUNCHES

Uitvoering: Ruglig: gebogen knieën op heupbreedte, voeten plat en iets naar buiten gedraaid, ontspannen schouders. Plaats enkel op andere knie (heterolateraal). Kom met hoofd en schouders (liefst op de uitademing) schuin op, naar de kant van het opgetilde been.
Extra: Let op onbewuste stabilisatie: hoofd optillen op uitademing. Bewuste stabilisatie: span de TA aan (kan ook op uitademing), daarna pas optillen. Commando: adem uit, span aan! Of: adem uit, til op! Kom direct schuin op: afrollen over onderste schouder.
Anders: Verlichten: ruglig, gebogen knieën op heupbreedte, voeten plat en iets naar buiten gedraaid, ontspannen schouders. Hoofd en één schouder schuin iets heffen (liefst op uitademing) en met de homolaterale hand de knie van het heterolaterale been aanraken. Draai vanuit het middel, het bekken blijft recht.
Criteria: Let op compensatie van bekkenbodem en buikdrukverhoging: adem vastzetten, benen naar binnen draaien, aanspannen bekkenbodem.

Figuur 5.78
Oefenen:
met name
m. rectus
abdominus,
m. obliquus
externus.

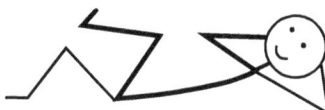

FIETSEN: SCHUINE CRUNCHES

Uitvoering: Ruglig: gebogen knieën op heupbreedte, voeten plat en iets naar buiten gedraaid. Schouders ontspannen onder het hoofd. Trek alternerend één knie (liefst op een uitademing) naar de borst en beweeg gelijktijdig de andere (heterolaterale) schouder naar de opgetrokken knie. De knieën en schouders raken de mat niet, de buik (TA) blijft licht aangespannen.
Extra: Let op onbewuste stabilisatie: buigbeweging maken op uitademing / bewuste stabilisatie: span de TA aan (kan ook op uitademing), daarna pas bewegen. Commando: adem uit, span aan! Of: adem uit, buig naar voren!
Criteria: Let op compensatie van bekkenbodem en buikdrukverhoging: adem vastzetten, aanspannen bekkenbodem.

6 Oefenen: bekkenbodem

BekkenbodemFit-oefeningen kunnen geïntegreerd worden binnen de individuele oefentherapie. De nadruk ligt op stabilisatie- en coördinatieoefeningen voor lage rug en bekken en altijd in relatie met bekkenbodem, ademhaling en buikdrukregulatie. Tevens wordt gelet op compensatiemechanismen en ontspanning. In dit hoofdstuk wordt ingegaan op oefeningen, meer gericht op de bekkenbodem, maar met aandacht voor alle genoemde punten.

Bij het oefenen voor algehele conditie en fitheid voor lage rug en bekken worden automatisch ook de bekkenbodemspieren meegetraind. Daarnaast is het belangrijk om de bekkenbodem bewust aan te spannen en los te laten tijdens of na een zware oefening. Overtrainen kan leiden tot een overactieve bekkenbodem, met daarbij behorende klachten! Daarnaast kan een bekkenbodemdisfunctie ontstaan wanneer met name de m. transversus abdominus (TA) een veranderd aanspanningspatroon laat zien.
Op zichzelf staande bekkenbodemoefeningen zijn het meest bewezen effectief bij specifieke bekkenbodemdisfuncties. Hierin is de geregistreerd bekkenfysiotherapeut gespecialiseerd.

6.1 Bewust worden bekkenbodem

De bekkenbodem neemt op de cortex (motorische homunculus) in verhouding slechts een klein gebiedje in. Oefenen met de bekkenbodem heeft daarbij als nadeel dat je geen direct zicht hebt op je eigen 'onderkantje' (vagina, anus). Daarom is duidelijke uitleg waar de bekkenbodem zich bevindt, hoe deze aanvoelt en wat je ermee kunt doen belangrijk voor de beeldvorming in onze hersenen. Bij goede bekkenbodemtraining wordt daarom eerst gewerkt aan de beeldvorming ('waar zit het en wat doet het?') door gebruik te maken van diverse zintuigen:
– gehoorzin (verbale uitleg);
– gezichtsvermogen (platenmap, beeldmateriaal);
– tastzin (voelen, oefenen).

Verbaal: uitleg

Bij BekkenbodemFit kan de cursist informatie, inzicht en bewustwording gegeven worden over:
– anatomie en functie van de bekkenbodem;
  • openen en sluiten (mictie, defecatie, seksueel, baren);
  • ondersteunen lage buikorganen (blaas, darmen, baarmoeder of prostaat);
  • opvangen buikdruk;
  • stabiliteit bekken;
  • welbevinden, seksualiteit;

- mogelijke disfuncties van de bekkenbodem;
  - onderactiviteit: te weinig aangespannen zijn, verzwakt;
  - overactiviteit: te gespannen zijn, verkrampt;
  - coördinatiestoornis: niet correct functioneren qua kracht, snelheid, tijdstip (timing) of spiergroep, bij contractie en/of relaxatie;
- mogelijke klachten van de bekkenbodem;
  - urologisch: urineverlies, verstoord aandranggevoel, urineweginfectie;
  - gynaecologisch: verzakkingsklachten;
  - colorectaal: obstipatie (moeilijke stoelgang), fecesverlies;
  - seksueel: dyspareunie (pijn bij vrijen);
  - stabiliteit bekken: stabiliteitsverandering;
- mogelijke persoonlijke risicofactoren voor de bekkenbodem;
- de bekkenbodem in relatie tot de ademhaling;
- de bekkenbodem in relatie tot buikdrukregulatie;
- de adviezen ten aanzien van het toiletgedrag, til- en persgedrag;
- adviezen ten aanzien van belasting-belastbaarheid;
- aanvullende competenties van de geregistreerd bekkenfysiotherapeut bij ernstige disfuncties van de bekkenbodem.

Visueel: beeldmateriaal

Voor de uitleg over de bekkenbodem kan gebruik worden gemaakt van:
- folders van de NVFB (zie www.nvfb.nl), bijvoorbeeld: toiletgedrag, bekkenbodem, obstipatie, bekkenfysiotherapie (voordeel: niet alle informatie hoeft zelf verteld te worden door de therapeut);
- dvd van de NVFB (zie www.nvfb.nl): herkenbare film (10 minuten) over bekkenbodemdisfuncties als patiëntenvoorlichting;
- plaatmateriaal van bekken en bekkenbodem: medische atlas, platenmap, naslagwerk;
- fantoom (mannelijk/vrouwelijk);
- eigen voorlichtingsmateriaal.

Tastzin: voelen, oefenen

Bekkenbodembewustzijn kan beter uitgelokt worden door de bekkenbodem te laten aanraken en daardoor de tastzin te prikkelen in dit visueel onbekendere gebied van ons lichaam:
- verschil voelen hard-zacht: zit op harde stoel, zit op grote bal of zacht opgeblazen ballon;
- verschil voelen voor-achter: direct (zelf) of indirect (via stoelzitting, ballon) aanraken van de voorkant (vagina/plasbuis) of achterkant (anus);
- verschil voelen kou-warmte: opgewarmde kersenpitzak of coldpack.

Of door op verschillende manieren te oefenen:
- verschil voelen aanspanning-ontspanning;
- verschil voelen aanspanning-ontspanning in lig: buiklig, zijlig of ruglig (benen recht of opgetrokken);
- verschil voelen aanspanning-ontspanning in andere houdingen: lig-, zit- of kruiphouding, stand.

Zie deel 2, hoofdstuk 2 en 3.

6.2
Verbeteren algehele conditie en fitheid

Ook bij aerobicsoefeningen kan de bekkenbodem apart mee geoefend worden. Dit kan alleen als de cursisten al goed hun bekkenbodem kunnen voelen en bewust aanspannen en loslaten. Lukt dit niet, dan zijn deze oefeningen niet zinvol. Lukt dit wel: houd een relatief lage BPM aan en geef goede aanwijzingen.

Aerobics voor de bekkenbodem

Tabel 6.1 Commando's en uitvoering van aerobics voor de bekkenbodem.		
commando	uitvoering	BPM
aan – los	bekkenbodem één tel aanspannen, één tel ontspannen	2 beats
	twee tellen aanspannen, twee tellen ontspannen	4 beats
vast	PEF-it vasthouden: aanspannen bekkenbodem voor- en achterkant tot signaal 'rust'	
lift in 2	bekkenbodem in twee gelijke stappen aanspannen, twee tellen aangespannen houden	4 beats
	daarna in twee gelijke stappen ontspannen, twee tellen ontspannen blijven	4 beats
lift in 3	bekkenbodem in drie gelijke stappen aanspannen en één tel vasthouden	4 beats
	daarna in drie gelijke stappen ontspannen en één tel ontspannen blijven	4 beats
span voor	voorzijde bekkenbodem (vagina/plasbuis) aanspannen-ontspannen idem variatie lift	
span achter	achterzijde bekkenbodem (anus) aanspannen-ontspannen idem variatie lift	
kantel	bekken kantelen: voorover-achterover (bolle en holle rug maken)	
strak	bekkenbodem, buik en billen tegelijk aanspannen-ontspannen	
rits in – los	intrekken van de navel ('ritsje')	
bil aan – los	billen aanspannen-ontspannen	

6.3
Bekkenbodemoefeningen

Bekkenbodemspieren moeten getraind worden op duurkracht, snelkracht, coördinatie en relaxatie. Vaak worden de bekkenbodemspieren tijdens oefeningen in hun totaliteit getraind, maar er kunnen ook accenten gelegd worden op:
– bewuster aanspannen voorkant bekkenbodem (vagina en/of plasbuisgebied):
  • m. transversus perinei;
  • m. sfincter urethrae externus;
– bewuster aanspannen achterkant bekkenbodem (anus):
  • m. levator ani;
  • sfincter ani externus;
– voor- en achterkant samen (totaal);
– in combinatie met de ademhaling:
  • inademen: ontspannen/loslaten (bekkenbodem daalt);
  • uitademen: aanspannen van bekkenbodem (voorkant, achterkant, totaal).

> **Let op**
> - zeg: 'loslaten' op de inademing, en 'aanspannen' op de uitademing ('buik en bodem los')
> - niet zeggen: 'intrekken' op de uitademing, dit wekt verwarring met inademen

Uitgangshouding

De bekkenbodemspieren kunnen in allerlei houdingen en bewegingen geoefend worden. Om deze oefeningen goed aan te leren, is het vaak makkelijker om te liggen (onbelast) omdat andere spiergroepen in ons bewustzijn dan min of meer uitgeschakeld zijn. Soms echter kan de bekkenbodem beter gevoeld worden als er enige druk op staat, zoals in een zittende of staande positie (belast) of kruiphouding (half belast). Uiteindelijk is het de bedoeling dat de bekkenbodemspieren in alle houdingen beheerst kunnen worden.
- Ruglig: knieën op heupbreedte, kussentje onder de knieën, voeten iets naar buiten, handen op de lage buik of juist naast het lichaam.
- Ruglig: gebogen benen (uit elkaar), knieën 90°, voeten plat (iets in exorotatie), armen op de lage buik of naast het lichaam:
  - eventueel Dyna Band om de knieën: zo kunnen de benen (adductoren) en dus de bekkenbodem beter ontspannen en is de bekkenbodem beter te voelen bij een aanspanning;
  - of met een kussen/rolletje onder de knieën.
- Buiklig met benen losjes naast elkaar:
  - voeten op een rolletje (knieën lichte flexie);
  - voeten iets naar buiten gedraaid.
- Zijlig: let op stabiele zijligging (knieën gebogen):
  - bovenste arm en been iets meer naar voren gedraaid naar de onderste;
  - kussen onder het hoofd;
  - eventueel kussen tussen de knieën.
- Zit: rug en billen goed gesteund op een stoel (rug en billen ontspannen):
  - benen wat uit elkaar (heupbreedte), voeten iets naar buiten gedraaid (exorotatie);
  - billen ontspannen: 'breed zitten' in plaats van 'smal zitten', door eerst op de handen te gaan zitten en deze langzaam naar opzij weg te trekken ('billen naar opzij trekken');
  - omgekeerd zitten (armen leunen op rugleuning).

Oefenen bekkenbodemspierfuncties

De bekkenbodem wordt getraind op alle spierfuncties: duurkracht, snelkracht, coördinatie en relaxatie. Bij BekkenbodemFit worden bekkenbodemoefeningen gedaan, bedoeld voor vrouwen en mannen zonder ernstige bekkenbodemdisfunctie. Mocht dit het geval zijn, dan biedt gespecialiseerde bekkenfysiotherapie veelal een meerwaarde. Binnen de bekkenfysiotherapie zijn, na diagnostisch onderzoek, specifieke oefeningen en behandeltechnieken bekend, gebaseerd op wetenschappelijk onderzoek naar veelvoorkomende bekkenbodemdisfuncties zoals stressurine-incontinentie. Deze vallen echter niet binnen het concept van BekkenbodemFit.

DUURKACHT

Duurkracht (voorheen: 'slow twitch') of het trainen van het uithoudingsvermogen is de basis voor alle spieroefeningen en wordt als eerste getraind. Hierbij wordt rustig aangespannen en dit wordt enige tijd vastgehouden, zonder een toe- of afname van de spierspanning. Hierna moet bewust worden losgelaten en teruggekeerd naar de basisspierspanning. Bij specifieke bekkenbodemdisfuncties kan het belangrijk zijn meer de nadruk op duurkracht te leggen. Dit moet echter eerst gediagnosticeerd worden!

Bij het trainen van de duurkracht gelden de volgende criteria:
- belasting: licht aanspannen (50% 1RM) gedurende 8-15 seconden;
- herhaling: 15-25 keer (één serie);
- hersteltijd na één serie: 30-45 seconden;
- serie 3 keer herhalen.

SNELKRACHT

Snelkracht (voorheen: 'fast twitch') is het kort en snel aanspannen van spieren, wat ondanks enkele keren herhalen geen toe- of afname mag laten zien van de basisspierspanning na relaxatie. Bij specifieke bekkenbodemdisfuncties kan het belangrijk zijn meer de nadruk op snelkracht te leggen. Dit moet echter eerst gediagnosticeerd worden!

Bij het trainen van de snelkracht gelden de volgende criteria:
- belasting: stevig aanspannen (80-90% 1RM) gedurende 1-2 seconden;
- herhaling: 5-10 keer (één serie);
- hersteltijd na één serie: 1-2 minuten;
- serie 3 keer herhalen.

COÖRDINATIE BEKKENBODEM

Coördinatie of timing is een correct gecombineerde aanspanning én weer ontspanning qua kracht, snelheid, tijdstip of spiergroep. Dit kan pas als de basisspierfuncties duurkracht en snelkracht zijn getraind. Bij coördinatieoefeningen wordt wisselend getraind op belasting, herhaling en hersteltijd.

De bekendste coördinatieoefening voor de bekkenbodem is de 'lift': het in stapjes aanspannen en weer ontspannen van de bekkenbodemspieren. Vaak echter wordt deze te snel, te krachtig of te uitgebreid (naar 4-5 niveaus!) getraind. Belangrijk is een goede opbouw en daarbij letten op de volgende criteria:
- uitgangshouding: lig of zit; ontspannen, billen slap;
- criteria: letten op compensatiemechanismen (contractie buik- en bilspieren, adem vastzetten);
- rustspanning: niveau 0;
- licht aanspannen: niveau 1 (halve kracht);
- krachtiger aanspannen: niveau 2 (tot maximale aanspanning zonder compensatiemechanismen);
- iets loslaten naar niveau 1 (moeilijk!);
- loslaten naar niveau 0 (let op: goed terug naar de basisontspanning!);
- variaties:
  - 0 – 1 – 2 – 1 – 2 – 0 (moeilijkheid: coördinatie verschillende niveaus);
  - 0 – 1 – 2 – 0 (moeilijkheid: van contractie naar relaxatie);
  - 0 – 2 – 1 – 0 (moeilijkheid: van krachtige contractie naar nog lichte contractie zonder loslaten);
  - 0 – 1 – 2 – 3 – 2 – 1 – 0 en variaties hierop (moeilijkheid: verfijnen coördinatie).

RELAXATIE BEKKENBODEM

Relaxatie is noodzakelijk zowel voor als na een contractie. Onvoldoende relaxatie kan leiden tot een veranderde basisspierspanning, wat invloed heeft op een minder effectieve spierfunctie.

Letten op relaxatie:
- ontspannen billen, buik, ademhaling;
- doorademen na een oefening: ontspannen inademen, buik loslaten, schouders slap;
- bekkenbodem voelen dalen/ontspannen;
- billen loslaten/ontspannen;
- benen losjes naar buiten laten vallen, geen aanspanning en zeker niet naar adductie/endorotatie.

Letten op compensatiemechanismen:
- doorademen tijdens een oefening;
- geen buikpers of vastzetten ademhaling;
- billen slap laten, benen wat naar buiten (abductie heupen), geen voeten naar binnen (endorotatie);
- of: expres de cursisten juist wel eens in adductie/endorotatie en met adem vastzetten een bekkenbodemoefening laten doen: ervaar het verschil in contractie-relaxatie.

Oefenen bekkenbodem en ademhaling

Bekkenbodem en ademhaling zijn nauw met elkaar verweven, maar kunnen ook los van elkaar worden geoefend: bijvoorbeeld door de bekkenbodem licht aangespannen te houden en door te blijven ademen. Daarnaast lukt het niet iedere cursist om zich bewust op beide te richten. In het begin lukt het soms niet omdat er simpelweg te veel aandachtspunten zijn (na enige tijd moet dit wel lukken), maar soms ook omdat de cursist ervan in de war raakt ('let op te snel ademen') of zo bezig is met de ademhaling dat de bekkenbodem erbij inschiet. In dat geval is het beter om de bekkenbodemoefeningen los te koppelen van een bewuste ademhaling. Hier kan later uiteraard wel op teruggekomen worden.

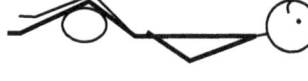

Figuur 6.1 Ontspannen uitgangshouding symmetrisch in ruglig en zit.

OEFENEN BEKKENBODEM ZONDER BEWUSTE ADEMHALING

- Lig of zit ontspannen.
- Eerst beginnen met een stukje Jacobson en Mitchell:
  • span de billen eens aan en los;
  • span de benen eens aan en los (buigen, strekken, optillen e.d.);
  • span de bekkenbodem eens aan en los (windje ophouden, plas binnenhouden).
- Let op: licht aanspannen van de bekkenbodem ('halve kracht'), waarna letten op weer goed loslaten. Pas vanuit ontspanning kun je immers weer goed aanspannen, anders bouwt de spanning zich op, wat bij overtraining zelfs kan leiden tot overactiviteit.

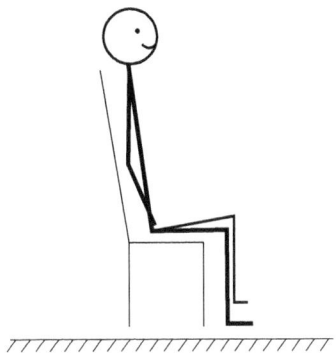

- In zit: tijdens aanspannen en loslaten accent leggen op voorkant, achterkant en zijkant:
  - naar voren zitten: iets holle rug (plashouding);
  - naar achteren zitten: iets bolle rug (houding voor ontlasten);
  - in het midden zitten;
  - meer op linker-/rechterbil zitten of benen over elkaar (links/rechts);
  - aanspannen en loslaten: waar voel je het nu? meer voor (plasbuis, vagina) of meer achter (anus)?;
  - bij verminderd of geen gevoel van de voorkant, achterkant of zijkant van de bekkenbodem: coördinatief oefenen.

Uitvoering: Ruglig: hoofd ondersteund, gezicht (mond, ogen, voorhoofd) ontspannen, schouders ontspannen, handen laag op de (onder)buik, kussentje onder de knieën, benen en voeten iets naar buiten gedraaid. Asymmetrsich: zijlig.

Uitvoering: Zit: knieën niet tegen elkaar geklemd, voeten iets naar buiten, schouders laag, handen op de lage buik, hoofd gesteund. Asymmetrisch: benen over elkaar, steun op één bil.

Extra: Let op ontspannen ademhaling: meebewegen lage buik.

OEFENEN BEKKENBODEM MET BEWUSTE ADEMHALING

- Lig of zit ontspannen.
- Eerst beginnen met een stukje Jacobson en Mitchell:
  - span de billen eens aan en los;
  - span de benen eens aan en los (buigen, strekken, optillen e.d.);
  - span de bekkenbodem eens subtiel aan en los (windje ophouden, plas binnenhouden).
- Zucht rustig door, wacht tot er een ontspannen buikademhaling is.
- Voel de buikbeweging tijdens de ademhaling:
  - inademen: buik bolt vanzelf op;
  - uitademen: buik daalt vanzelf.
- Word je bewust van het feit dat niet alleen de buik wordt weggeduwd bij de inademing, maar ook de onderkant (bekkenbodem):
  - inademen: bekkenbodem daalt (lichte toename van druk op je onderkant);
  - uitademen: bekkenbodem veert omhoog.
- Probeer maar mee te doen met de ademhaling:
  - inademen: ontspannen, niets doen, loslaten, laten opbollen;
  - uitademen: licht mee aanspannen van de bekkenbodem (totaal, vagina, anus);
  - uitademen: licht mee aanspannen van de lage buik;
  - uitademen: licht mee aanspannen van de bekkenbodem en lage buik samen.
- Variatie aanspannen bekkenbodem en buik op de uitademing (hoest- en tilttechniek):
  - op een uitademing rustig uitblazen;
  - op een uitademing steviger blazen ('pufje');
  - op een uitademing klein kuchje;
  - tijdens hoesten of niezen (is ook een uitademing);

- tijdens tillen: voorwerp vastpakken en inademen, dan uitademen en bekkenbodem aanspannen (en vast houden), waarna optillen volgt, buik spant vanzelf licht mee aan;
- tijdens het optillen van je peutertje: hardop tot drie tellen; op de derde tel (uitademing) span je zelf de bekkenbodem aan en laat je je peuter wat mee omhoog springen.

6.4 Oefenen bekkenbodem, stabilisatie, ademhaling

Oefenmateriaal: Bobath-bal

Oefenen op een Bobath-bal of grote bal heeft als voordeel dat de bekkenbodemspieren, al dan niet bewust, worden ingeschakeld. Door het lichte opbollen van de bal wordt tevens het perineum ondersteund, wat een prettig, ontlastend gevoel kan geven bij een gevoel van 'uitzakken' van de bekkenbodem (verzakkingsgevoel, of tijdens of na de zwangerschap). Daarnaast is gebruikmaking van een bal uitermate geschikt voor stabiliserende en coördinerende oefeningen voor bekken, bekkenbodem en lage rug:
- buikademhaling;
- ontspannen bekkenbodem;
- stabiliseren;
- stabiliseren en mobiliseren;
- schuine buikspieren;
- bevorderen veneuze afvoer;
- abductoren;
- armspieren;
- stabiliseren buik en rugspieren.

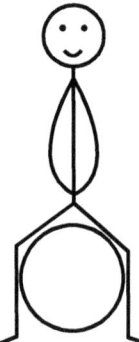

Figuur 6.2 Ontspannen zit op Bobath-bal.

BUIKADEMHALING EN ONTSPANNEN BEKKENBODEM

Uitvoering: Zit actief, maar ontspannen rechtop: benen gespreid, voeten plat op de grond en iets naar buiten gedraaid, schouders ontspannen. Handen op de onderbuik. Adem rustig door, voel hoe de ademhaling naar beneden gaat. Op de inademing: buik en bekkenbodem bollen wat op (buik zet uit, bodem daalt). Voel de bekkenbodem ontspannen. Op de uitademing: buik en bekkenbodem veren ontspannen terug.
Anders: Lok een goede buikademhaling uit door eerst actief te wippen op de bal ('skippyballen'), waardoor een hoge ademhaling ontstaat. Daarna stoppen en voelen wat de buik en bekkenbodem doen.
Criteria: Let op doorademen, benen niet naar binnen klemmen.

Figuur 6.3
Stabiliseren in zit op Bobath-bal.

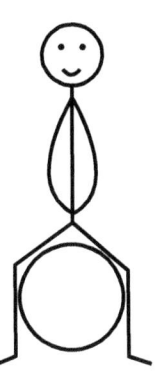

STABILISEREN IN ZIT

Uitvoering: Zit actief, maar ontspannen rechtop: benen gespreid, voeten plat op de grond en iets naar buiten gedraaid, schouders ontspannen. Handen op de onderbuik. Adem rustig door.
Extra: Het zitten op een grote bal geeft steun aan de bekkenbodem en 'omvat' de bekkenkom. Dit is met name bij bekken(bodem)pijn een prettige en ontspannen uitgangshouding om te ontspannen of stabilisatie uit te lokken.
Anders: Beweeg een klein beetje (1 mm) naar links, naar rechts, naar voren, naar achteren en veer wat op. Voel wat er gebeurt. Spant de lage buik aan? De bekkenbodem? Zet je de adem vast? Klem je je benen naar binnen? Laat los en ontspan, doe dit opnieuw en voel.
Criteria: Let op dooradmen, benen niet naar binnen klemmen. Opbouw: 1 mm – 1 cm – verder.

Figuur 6.4
Geknield voor Bobath-bal.

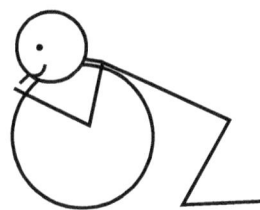

STABILISEREN GEKNIELD

Uitvoering: Kniel voor de bal: armen en hoofd over de bal heen, ontspannen schouders, knieën uit elkaar, voeten naar binnen gedraaid. Maak je lage rug rustig wat hol-bol. Adem rustig in bij het hol maken van de rug (buik bolt op), adem rustig uit bij het bol maken van de rug (buik veert terug).
Extra: Let op dooradmen en ontspannen bewegen van schouders, lage rug en bekken. Voel wat er gebeurt in plaats van dit te beredeneren.
Anders: Beweeg de bal mee naar voren-achteren op de ademhaling, draai kleine rondjes met de bal, adem mee met de beweging.
Criteria: Let op dooradmen, benen niet naar binnen klemmen.

Figuur 6.5
Beweeg in zit op Bobath-bal.

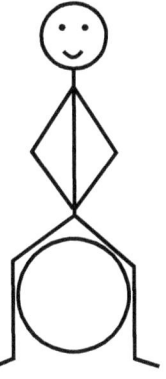

STABILISEREN EN MOBILISEREN

Uitvoering: Zit actief, maar ontspannen rechtop: benen gespreid, voeten plat op de grond en iets naar buiten gedraaid, schouders ontspannen. Handen in de zij of laag in de rug: voel wat de rugspieren doen. Beweeg rustig iets naar links, naar rechts, naar voren, naar achteren, veer wat op. Voel wat er gebeurt. Spant de lage rug aan? De buik? De bekkenbodem? Zet je de adem vast? Klem je je benen naar binnen? Laat los en ontspan, doe dit opnieuw en voel.
Extra: Uitlokken bewegingen en daarvan bewust worden.
Anders: Kan ook door balansverstoring: docent staat achter cursist en duwt héél licht naar voren, achteren, zijwaarts (links, rechts). Tegenhouden beweging: voel wat je aanspant. Wat gebeurt er?
Criteria: Let op relaxatie na iedere balansverstoring! Let op dooradmen, benen niet naar binnen klemmen.

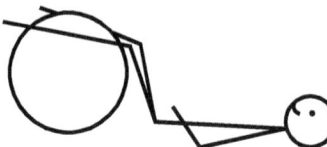

*Figuur 6.6
Lig met benen
over Bobath-bal.*

SCHUINE BUIKSPIEREN

Uitvoering: Lig ontspannen met beide onderbenen over de Bobath-bal (knieën wijder dan de voeten). Laat bewust het hoofd, de schouders en armen ontspannen. Beweeg de bal heel rustig iets naar links, naar rechts, steeds verder en weer terug. Dit lokt aanspanning uit van de stabilisatoren van het bekken: dwarse buikspieren (TA) en schuine buikspieren. Idem op ademhaling: inademen en bal wegdraaien, uitademen en bal terugdraaien.
Extra: Laat de onderrug en het bekken plat liggen.
Anders: Beweeg de bal heel rustig iets naar links en naar rechts. Voel wat er gebeurt. Spant de lage rug aan? De buik? De bekkenbodem? Zet je de adem vast? Klem je je benen naar binnen? Laat los en ontspan, doe dit opnieuw en voel.
Criteria: Let op doorademen, benen niet naar binnen klemmen. Opbouw: 1 mm – 1 cm – verder.

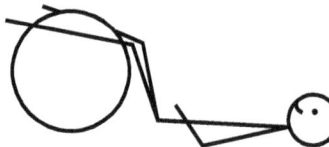

*Figuur 6.7
Bewegen voeten
over Bobath-bal.*

VENEUZE AFVOER BEVORDEREND

Uitvoering: Lig ontspannen met beide benen hoog over de Bobath-bal. Laat bewust het hoofd, de schouders en armen ontspannen: handen op de onderbuik. Beweeg de voeten rustig tijdens een ontspannen buikademhaling: naar voren, naar achteren, naar links, naar rechts en rondjes draaien. Ontspan ondanks balansverstoring.
Extra: Laat de onderrug en het bekken plat liggen.
Criteria: Let op doorademen, benen niet naar binnen klemmen.

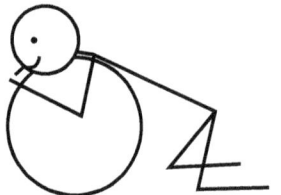

*Figuur 6.8
Half geknield
voor Bobath-bal,
asymmetrisch
bewegen.*

ABDUCTOREN

Uitvoering: Kniel voor de bal: steun op de bal met ontspannen schouders, knieën uit elkaar, voeten naar binnen gedraaid. Verdeel gewicht: stabiliseer. Hef één knie (liefst op een uitademing) iets naar zijwaarts op, zet weer rustig neer. Houd de bal stil en stabiel.
Extra: Let op doorademen en ontspannen bewegen van het been. Voel wat er gebeurt. Hoe stabiliseer je? Wat span je aan? Wanneer je je meer ontspant, gaat het juist beter!
Criteria: Let op doorademen, benen niet naar binnen klemmen. Opbouw: 1 mm – 1 cm – verder.

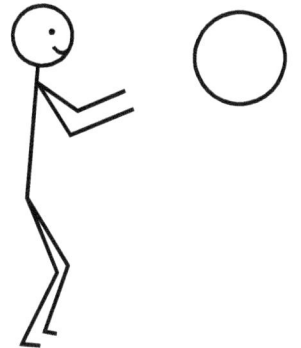

Figuur 6.9
Sta met Bobath-bal.

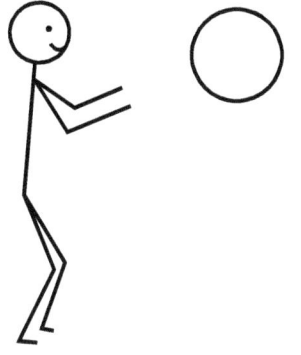

Figuur 6.10
Buiklig met de benen op de Bobath-bal.

ARMSPIEREN: SPIERVERSTERKEND, CONDITIONEEL

Uitvoering: Sta actief rechtop: voeten op heupbreedte, iets naar buiten gedraaid. Schouders ontspannen. Gooi een bal rustig (liefst op een uitademing) tegen een muur of naar een andere cursist toe. Voel wat er gebeurt. Span je je dwarse buikspieren aan? Je bekkenbodem? Adem je uit of zet je de adem juist vast?
Criteria: Let op dooradementen, benen niet naar binnen klemmen.

BUIK- EN RUGSPIEREN STABILISEREN

Uitvoering: Handen- en knieënstand, nu met de onderbenen over de Bobath-bal. De buik ligt vrij en de handen steunen plat op de grond. Beweeg rustig met de bal naar voren, naar achteren, naar links, naar rechts en draai rondjes. Hoe stabiliseer je? Wat span je aan?
Extra: Let op dooradementen en ontspannen bewegen van schouders, lage rug en bekken. Voel wat er gebeurt in plaats van dit te beredeneren.
Criteria: Rug mag niet hol worden. Let op dooradementen, benen niet naar binnen klemmen. Opbouw: 1 mm – 1 cm – verder.

7 Oefenen: buikdrukregulatie

Bekken*bodem*Fit-oefeningen kunnen geïntegreerd worden binnen de individuele oefentherapie. De nadruk ligt op stabilisatie- en coördinatieoefeningen voor lage rug en bekken en altijd in relatie met bekkenbodem, ademhaling en buikdrukregulatie. Tevens wordt gelet op compensatiemechanismen en ontspanning. In dit hoofdstuk wordt ingegaan op oefeningen voor buikdrukregulatie, met aandacht voor alle genoemde punten.

7.1 Kennis relatie bekkenbodem en buikdrukregulatie

Bij Bekken*bodem*Fit kan de cursist informatie, kennis en bewustwording worden gegeven over:
- mogelijke disfuncties van de bekkenbodem:
  - onderactiviteit: te weinig aangespannen zijn, verzwakt;
  - overactiviteit: te gespannen zijn, verkrampt;
  - coördinatiestoornis: niet correct functioneren qua kracht, snelheid, tijdstip (timing) of spiergroep, bij contractie en/of relaxatie;
- de bekkenbodem in relatie tot de ademhaling;
- de bekkenbodem in relatie tot buikdrukregulatie;
- de mogelijke persoonlijke risicofactoren voor buikdrukverhoging;
- mogelijke bekkenbodemklachten bij langdurige buikdrukverhoging:
  - urologisch: urineverlies (stress-, urge-incontinentie), veelvuldige urineweginfecties (blaasontsteking);
  - gynaecologisch: verzakkingsklachten (prolaps);
  - colorectaal: obstipatie (moeilijke stoelgang), fecesverlies;
  - seksueel: dyspareunie (pijn bij vrijen);
  - stabiliteit bekken: stabiliteitsverandering;
- de adviezen ten aanzien van het toiletgedrag, til- en persgedrag;
- de adviezen ten aanzien van belasting-belastbaarheid;
- aanvullende competenties van de geregistreerd bekkenfysiotherapeut bij ernstige disfuncties van de bekkenbodem.

Voor de uitleg kan gebruik worden gemaakt van:
- folders van de NVFB (voordeel: niet alle informatie hoeft zelf verteld te worden door de therapeut): bijvoorbeeld: toiletgedrag, bekkenbodem, obstipatie, bekkenfysiotherapie;
- dvd van de NVFB (www.nvfb.nl): herkenbare film (10 minuten) over bekkenbodemdisfuncties als patiëntenvoorlichting;
- plaatmateriaal van bekken en bekkenbodem: medische atlas, platenmap, naslagwerk;
- fantoom (mannelijk/vrouwelijk);
- eigen voorlichtingsmateriaal.

Zie deel 2, hoofdstuk 2 en 3.

7.2
Verbeteren algehele conditie en fitheid

Het niet goed functioneren van bekkenbodemspieren komt vaak samen voor met een slechte doorbloeding in de benen of met klachten over een zwaar gevoel onder in de buik (verzakkingsklacht). Wanneer de bekkenbodemspieren minder goed functioneren, beïnvloedt dit de doorbloeding in het kleine bekken en kan de buikdruk verhoogd worden. Dit leidt veelal tot veneuze stuwing, wat klachten kan veroorzaken of in stand houden (zoals spataderen). Met veneuze pompoefeningen wordt de doorbloeding in het kleine bekken, het bekkenbodemgebied en de benen aangezet en verbeterd.

Veneuze pompoefeningen

Met specifieke oefeningen kan de doorbloeding in het bekkenbodemgebied worden verbeterd en de veneuze afvoer worden bevorderd. De intrapelviene druk en mogelijke stuwing in de onderbuik worden hiermee verlaagd. Vaak is de doorbloedingsverbetering vrij direct merkbaar, doordat er een tinteling of een warmtegevoel in de benen of het buikgebied ontstaat of doordat benen en onderlichaam minder 'zwaar' lijken aan te voelen.

Veneuze pompoefeningen zijn in Denemarken ontwikkeld binnen de urologie. Fysiotherapeut Birthe Bonde uit Kopenhagen heeft ze verder vervolmaakt en de Nederlandse bekkenfysiotherapeut Fetske Hogen Esch heeft ze voor de NVFB in een folder uitgewerkt.

Uitvoering

- Advies: doe de volgende tien oefeningen dagelijks, bij voorkeur 's middags en 's avonds of naar behoeven.
- Uitgangshouding: ruglig met gebogen benen, voeten plat, benen ontspannen wat uit elkaar.
- Begin in ruglig op matjes.

OEFENING 1

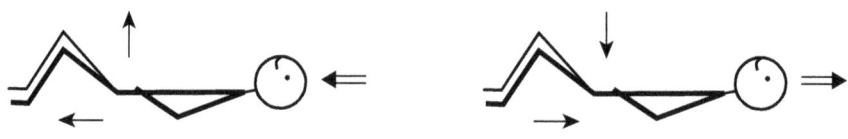

Figuur 7.1 Veneuze pompoefening 1: lage buikademhaling in ruglig (inademen) (links) en b (uitademen) (rechts).

Uitvoering: Adem vijf keer rustig in en uit (lage buikademhaling).
Inademen: de buik bolt wat op en de bekkenbodem daalt.
Uitademen: de buik zakt weer plat en de bekkenbodem veert terug omhoog.
Trainen: Buik en bekkenbodem bewust ontspannen op de inademing.
Buik- en bekkenbodemspieren licht mee aanspannen op de uitademing.
3-5 keer herhalen.

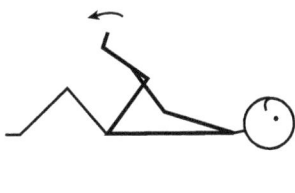

Figuur 7.2
Veneuze pomp-
oefening 2: tegen-
druk geven op
rechterkuitspier:
plantairflexie
voet.

OEFENING 2

Uitvoering: Til het rechterbeen op en omvat de onderkant van het onderbeen met beide handen. Beweeg de rechtervoet 5 keer op en neer: geef tegendruk op de kuitspier, van caudaal (vlak boven de enkel) naar craniaal (tot vlak onder de knieholte).
Voet beweegt omlaag: druk gelijktijdig met de handen licht tegen de kuitspier aan.
Voet beweegt omhoog: laat de druk los en verplaats de handen naar hoger op de kuit.
Trainen: 10-15 keer herhalen.

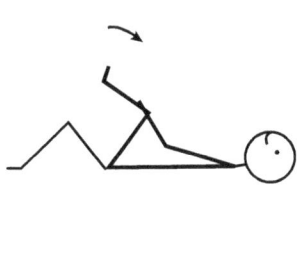

Figuur 7.3
Veneuze pomp-
oefening 3: tegen-
druk geven op
rechterscheenbeen
(ter hoogte van
m. tibialis ante-
rior): dorsaalflexie
voet.

OEFENING 3

Uitvoering: Idem als vorige, omvat nu de bovenkant van het onderbeen. Beweeg de rechtervoet 5 keer op en neer: geef tegendruk op het scheenbeen, van caudaal (vlak boven de enkel) naar craniaal (tot vlak onder de knie).
Voet beweegt omhoog: druk gelijktijdig met de handen licht tegen de spieren op het scheenbeen.
Voet beweegt omlaag: laat de druk los en verplaats de handen naar craniaal.
Trainen: 10-15 keer herhalen.

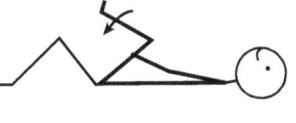

Figuur 7.4
Veneuze pomp-
oefening 4: tegen-
druk geven op
onderkant rechter-
bovenbeen: flexie
knie.

OEFENING 4

Uitvoering: Til het rechterbeen op en omvat de onderkant van het bovenbeen met beide handen. Buig en strek de rechterknie 5 keer, druk op de achterkant van het bovenbeen, van caudaal (vlak boven de knieholte) tot craniaal (tot aan de bil).
Knie buigt: druk gelijktijdig met de handen licht tegen de achterkant van het bovenbeen aan, te beginnen net boven de knieholte.
Knie strekt: laat de druk los en verplaats de handen naar craniaal.
Trainen: 10-15 keer herhalen.

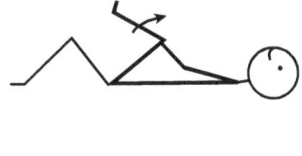

Figuur 7.5
Veneuze pomp-
oefening 5: tegen-
druk geven op
bovenkant rechter
bovenbeen: exten-
sie knie.

OEFENING 5

Uitvoering: Idem als vorige, omvat nu de bovenkant van het bovenbeen. Buig en strek de rechterknie 5 keer, druk op de voorkant van het bovenbeen, van caudaal (vlak boven de knie) tot craniaal (tot aan de lies).
Knie strekt: druk gelijktijdig met de handen licht tegen de voorkant van het bovenbeen aan, te beginnen net boven de knie.
Knie buigt: laat de druk los en verplaats de handen naar craniaal.
Trainen: 10-15 keer herhalen.

Oefeningen 2-5 herhalen voor het linkerbeen!

Figuur 7.6
Veneuze pomp-
oefening 6: los-
schudden voeten
en benen.

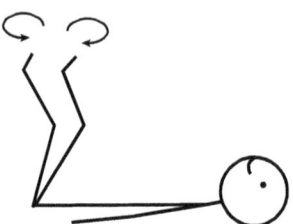

OEFENING 6

Uitvoering: Ruglig: beide benen in de lucht.
Benen en voeten losschudden.
Bij klachten: Rechterbeen schudden en het linker-
been gebogen laten staan.
Linkerbeen schudden en het rechterbeen gebogen
laten staan.

OEFENING 7

Figuur 7.7
Veneuze pomp-
oefening 7:
bruggetje maken
(rechts) en bekken
losschudden
(links).

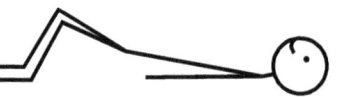 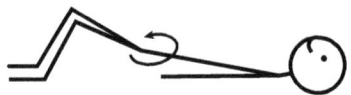

Uitvoering: Ruglig: bekken kantelen en optillen (a).
Terug zetten en opnieuw: 6 keer herhalen.
Extra: Nogmaals bekken optillen en losschudden (b) of rondjes draaien ('buikdansen'
in lig). Niet bij veel klachten van lage rug of bekkenpijn.

OEFENING 8

Figuur 7.8
Veneuze pomp-
oefening 8: been
buigen (links) en
strekken (rechts)
in ruglig: flexie
heup.

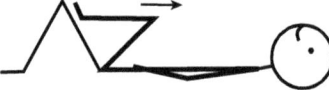 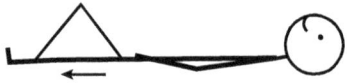

Uitvoering: Ruglig, gebogen benen, voeten plat, hoofd op kussentje.
Rechterbeen buigen naar de borst, daarna gestrekt neerleggen.
6 keer herhalen.
Bij klachten: Rechterbeen buigen naar de borst, daarna met een licht gebogen knie
neerleggen.
Daarna deze oefening 6 keer herhalen met het linkerbeen.

OEFENING 9

Figuur 7.9
Veneuze pomp-
oefening 9: been
buigen (links) en
strekken (rechts)
in kruiphouding:
extensie heup.

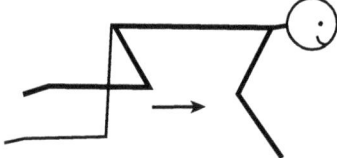 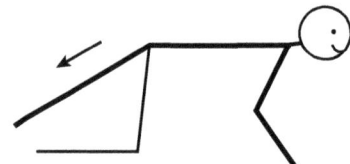

Uitvoering: Handen- en knieënstand: handen onder schouders, knieën onder heupen.
Rechterbeen buigen naar de borst, daarna been strekken tot de tenen de mat raken.
6 keer herhalen.
Bij klachten: Rechterbeen buigen naar de borst, daarna met een licht gebogen knie
wegstrekken.
Daarna deze oefening 6 keer herhalen met het linkerbeen.

Figuur 7.10
Veneuze pomp-
oefening 10: lage
buikademhaling
in puppyhouding.

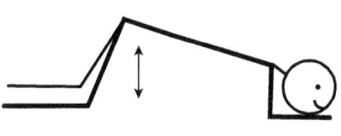

OEFENING 10

Uitvoering: Handen- en knieënstand, daarna door-
zakken tot puppyhouding: onderarmen plat, ellebogen naar buiten gedraaid, hoofd op de handen,
knieën onder de heupen.
Trek de navel in en laat deze in één keer los.
6 keer herhalen.
Na afloop: Blijf nog even in deze houding liggen en
adem rustig in en uit (lage buikademhaling).

7.3
Buikdrukregulatie

Bij (zwaar) tillen neemt de druk in de buikholte toe. Vaak wordt hierbij ook de adem
vastgezet, waardoor de buikdrukverhoging nog meer toeneemt. Ook geregeld
krachtig persen (chronisch persen, obstipatie) kan voor een frequente buikpers zorgen, waarbij de bekkenbodem (te) zwaar belast wordt. Onvoldoende opvangen van
frequente drukverhoging in combinatie met het niet adequaat aanspannen van de
bekkenbodem kan tot bekken(bodem)klachten leiden, zoals stressurine-incontinentie of verzakkingsklachten. Ook kan er een inefficiënte stabilisatie van bekken en lage
rug plaatsvinden, wat van invloed kan zijn bij bekkenpijnklachten. Belangrijkste
voorzorgsmaatregel is het voorkomen van te zwaar belasten en letten op een goede
buikdrukregulatie!

Een verkeerde buikdrukverhoging kan ontstaan door:
- buikpers: veelvuldig adem vastzetten bij tillen of persen;
- continu de bekkenbodemspieren aangespannen houden (cosmetisch, bij pijn, ter
  compensatie);
- zwaarder belasten dan de bekkenbodem aankan;
- bekken(bodem)disfuncties: bekkenpijn, veranderde stabilisatie of bekkenbodemklachten.

Opvangen buikdruk: ademhalingstechniek

Een goede ademhalingstechniek draagt bij aan een adequate buikdrukregulatie en
heeft een relatie met het helpen voorkomen of verminderen van bekken(bodem)-
klachten. Bij het aanleren van een goede ademhalingstechniek wordt uitgegaan van
een ontspannen, fysiologische ademhaling:
- inademen:
  • middenrif daalt door de zich vullende longen;
  • hierdoor bolt de lage buik wat naar buiten;
  • de bekkenbodem daalt licht naar caudaal;
- uitademen:
  • reflectoire contractie van middenrif zorgt voor terugvering naar craniaal;
  • de licht gebolde lage buik wordt wat afgevlakt;
  • de bekkenbodem veert weer licht terug naar craniaal.

Figuur 7.11
Toename buikdruk bij inademen (links), afname buikdruk bij uitademen (rechts).

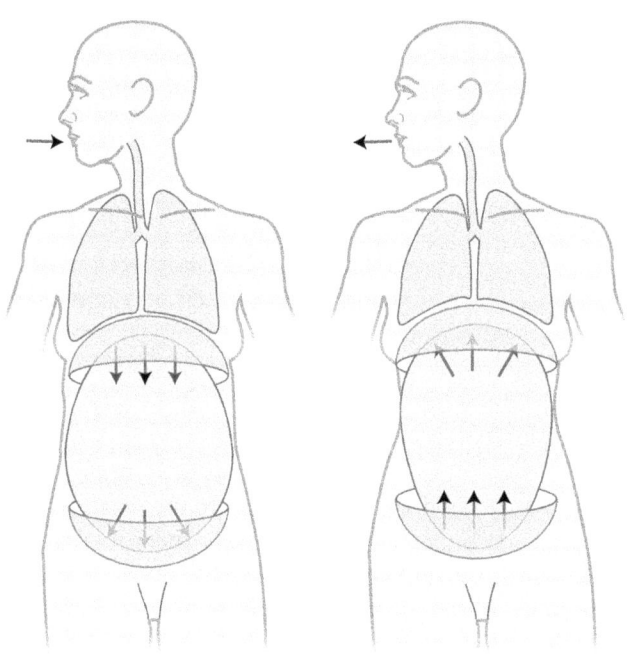

AANLEREN OPVANGEN BUIKDRUK

Mogelijke volgorde bij het aanleren van buikdrukregulatie:
- bewust worden ademhaling;
- bewust worden verschil buik- en borstademhaling ('lage' en 'hoge ademhaling');
- bewust inademen en voelen ontspannen van lage buik en bekkenbodem:
  - lage buik bolt op;
  - bekkenbodem daalt;
- bewust accentueren ontspannen op de inademing:
  - lage buik ontspannen laten opbollen op inademing, geen buikpers creëren!;
  - bekkenbodem ontspannen laten dalen op inademing, niet persen!;
- bewust uitademen en voelen terugveren van lage buik en bekkenbodem:
  - lage buik zakt weer plat;
  - bekkenbodem veert omhoog;
- bewust accentueren aanspannen op de uitademing:
  - lage buik licht mee aanspannen op uitademing;
  - bekkenbodem licht mee aanspannen op uitademing;
- bekkenbodem en lage buik bewust aanspannen (op uitademing) tijdens een buikdrukverhoging:
  - ontspannen uitademen;
  - rustig uitblazen;
  - krachtiger blazen;
  - kort blazen (pufje);
  - beheerst kort hoesten (kuchje).

Verlichten of verzwaren door:
- alleen letten op lage buik ontspannen-aanspannen:
  - zonder te letten op de ademhaling;
  - met gebruik van de ademhaling;
- alleen letten op bekkenbodem ontspannen-aanspannen:
  - zonder te letten op de ademhaling;
  - met gebruik van de ademhaling;
- alleen letten op bekkenbodem en lage buik ontspannen-aanspannen:

- zonder te letten op de ademhaling;
- uiteindelijk alles gecombineerd: met gebruik van de ademhaling;
- herhalingsfrequentie;
- houdingen: in lig (zijlig, ruglig, buiklig), in kruiphouding, in zit (hard, zacht), in stand.

Bij de geregistreerd bekkenfysiotherapeut kan door specifieke bekkenbodemoefeningen de individuele spierfunctie van de bekkenbodem verbeterd worden, met ondersteuning van uitwendige palpatie of inwendige diagnostiek (intravaginale of -rectale palpatie, myofeedback) en behandeling (functionele elektrostimulatie, ballontherapie).

OPVANGEN BUIKDRUK BIJ HOESTEN, NIEZEN

Bij krachtig uitademen (hoesten, niezen) hoort het middenrif eveneens passief naar craniaal gedrukt te worden door reflextoire aanspanning van de bekkenbodem en de buikspieren. Wanneer dit verstoord is, kan een buikpers ontstaan, waarbij middenrif, lage buik en bekkenbodem worden opgebold naar caudaal en de bekkenbodem zwaarder wordt belast.

Hoesten en niezen zijn *uitademingen* en dus wordt getraind op een craniaal gerichte beweging van de bekkenbodem. De bekkenbodemspieren moeten aangespannen worden op of vlak voor het daadwerkelijk moment van hoesten of niezen. Bij dit opnieuw aanleren van een juiste buikdrukopvang bij hoesten en niezen, wordt niet alleen getraind op kracht (snelkracht), maar ook op uithoudingsvermogen (duurkracht) en coördinatie: tijdstip en snelheid (timing) en het aanspannen van de juiste spiergroep (voorkant bekkenbodem, plasbuisgebied), waarna weer relaxatie moet volgen.

Opvangen buikdruk bij niezen en hoesten:
- eerst oefenen buikdrukregulatie: aanleren opvangen buikdruk (zie hiervoor);
- niezen, onderverdeeld in 'ha' en 'tsjoe':
  - op de 'ha' moet ontspannen ingeademd worden (en nog niet aangespannen!);
  - op de 'tsjoe' wordt uitgeademd en moeten de bekkenbodem en lage buik aangespannen worden;
- hoesten:
  - probeer eerst in te ademen en de bekkenbodem nog ontspannen te houden;
  - daarna de bekkenbodem en lage buik aanspannen en hoesten (uitademing).

Dit kan soms vergemakkelijkt worden door eerst een lichte voorspanning te creëren (al een klein beetje aanspannen van de bekkenbodem) en daarna verder krachtiger aan te spannen bij de daadwerkelijke buikdrukverhoging. Vaak oefenen van deze techniek leidt tot een automatisme, waardoor de reflextoire contractie van lage buik en bekkenbodem bij krachtig uitademen (hoesten, niezen) hernieuwd kan worden.

Opvangen buikdruk: tiltechniek

Bij tillen is het belangrijk om gebruik te maken van de squat-oefening, waarbij minder druk komt te staan op zowel lage rug en bekken als lage buik en bekkenbodem.

Bij het aanleren van een correcte tiltechniek wordt gelet op buikdrukregulatie door dóór te ademen en de bekkenbodem aan te spannen:
- pak het te tillen voorwerp eerst alleen maar vast en adem ontspannen in:
  • buik en bekkenbodem zijn ontspannen (naar caudaal);
- adem uit en span de bekkenbodem rustig aan:
  • bekkenbodem contraheert naar craniaal, houd aangespannen;
- til het te tillen voorwerp op, waarbij geprobeerd wordt de adem niet vast te zetten:
  • til liefst op de uitademing (blazen, pufje);
  • of adem door: laat de lucht ontsnappen (openhouden stemspleet).

Bij het optillen van een kind:
- tel hardop tot drie (1-2-3);
- laat het kind pas meespringen/meegeven bij de derde tel; span op de derde tel (uitademing) de bekkenbodem bewust aan!

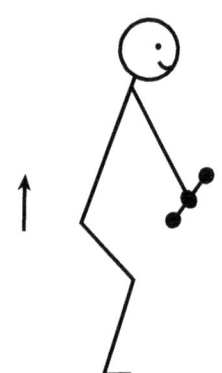

Figuur 7.12
Tiltechniek (met squat-beweging).

TILTECHNIEK

Bukken: Sta actief rechtop: voeten iets naar buiten gedraaid, recht op heupbreedte, knieën niet op slot, ontspannen schouders.
Stap 1: buk met een squat-beweging (met rechte rug vooroverbukken vanuit de heupen en knieën, blijf met de schouders boven de knieën en voeten). Houd het gewicht op de hielen. Blijf in deze licht gebukte houding staan, dan:
Tillen: Stap 2: pak het te tillen voorwerp vast (maar nog niet optillen).
Stap 3: span de bekkenbodem aan en houd aangespannen.
Stap 4: til op, en kom omhoog (liefst op een uitblazen of doorademen).
Oefenen: Buk, pak, knijp, til (stap 1-2-3-4).
Extra: Til het te tillen voorwerp zo dicht mogelijk bij de romp (dicht bij zwaartepunt lichaam).
Anders: Voorwerp vastpakken op de inademing en opkomen op de uitademing, of opkomen op de derde tel: 1-2-3! (uitlokken uitademing).
Criteria: Let op compensatie van bekkenbodem: adem vastzetten, buikdrukverhoging, voeten naar binnen gedraaid.

Gebruik maken van buikdruk: perstechniek

Een goede perstechniek is niet alleen belangrijk bij bevallen, maar ook als er sprake is van (moeizaam) ontlasten, zoals bij het hebben van harde feces of obstipatie. Hierbij is het effectief om eveneens gebruik te maken van de ademhalingstechniek, nu echter juist omgekeerd: er wordt gebruikgemaakt van de reflectoir caudaal gerichte daling van de bekkenbodem bij een ontspannen inademing, wat ook toegepast kan worden bij inwendig onderzoek of bij vrijen. Dit wordt specifiek aangeleerd bij NVFB-ZwangerFit® of, als er bekkenbodemklachten zoals veelvuldige obstipatie zijn ontstaan, door de geregistreerd bekkenfysiotherapeut. Belangrijker is echter om bekkenbodemklachten te voorkomen!

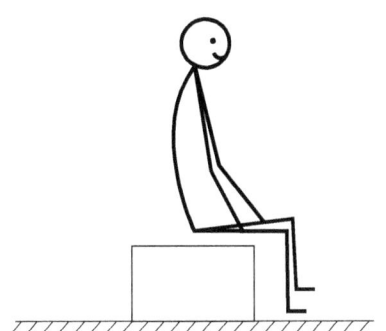

Figuur 7.13
Toilethouding voor ontlasten.

PERSTECHNIEK

Veel mensen met een moeizame stoelgang (obstipatie) hebben de neiging om hard te persen met ingehouden adem, wat een forse buikdrukverhoging tot gevolg heeft en kan leiden tot paradoxaal persgedrag: aanspannen terwijl ontspanning vereist is. Dit kan leiden tot het ontstaan van aambeien, slechte lediging, buikpijn of anuspijn. Ook langdurig negeren van aandrang of veelvuldig persen om snel klaar te willen zijn, kan dit veroorzaken. Voorkomen van paradoxaal persgedrag, bewuste relaxatie en correct gebruik van buikdrukregulatie bij het persen, kunnen deze klachten helpen voorkomen.

Bij een correcte perstechniek hoor je niet te *persen*, maar zacht *mee te drukken* met een ontspannen bekkenbodem bij ontlasten:
- ontspannen zitten op de wc:
  - schouders boven de heupen, rug bol (bekken achterover gekanteld);
  - voeten gesteund, heupen 90°, benen ontspannen;
- rustig 10 keer dooradmen: buikademhaling:
  - inademen: buik en bekkenbodem bewust ontspannen;
  - uitademen: buik en bekkenbodem bewust lichtjes aanspannen;
- bij voldoende darmreflex:
  - ontspannen inademen: buik bolt op, bekkenbodem daalt;
  - rustig vastzetten adem: houd de bekkenbodem laag en de anus ontspannen;
  - bouw de druk naar caudaal (anus) op door rustig mee te drukken met de darmreflex.

Zie deel 2, hoofdstuk 2.

Bij de geregistreerd bekkenfysiotherapeut kan door specifieke bekkenbodemoefeningen de individuele spierfunctie van de bekkenbodem verbeterd worden, met ondersteuning van uitwendige palpatie of inwendige diagnostiek (intravaginale of -rectale palpatie, myofeedback) en behandeling (functionele elektrostimulatie, ballontherapie).

8 Oefenen: ademhaling en ontspanning

BekkenbodemFit-oefeningen kunnen geïntegreerd worden binnen de individuele oefentherapie. De nadruk ligt op stabilisatie- en coördinatieoefeningen voor lage rug en bekken en altijd in relatie met bekkenbodem, ademhaling en buikdrukregulatie. Tevens wordt gelet op compensatiemechanismen en ontspanning. In dit hoofdstuk wordt ingegaan op ademhalings- en ontspanningsoefeningen, maar met aandacht voor alle genoemde punten.

8.1 Kennis belang ademhaling en ontspanning

Het is belangrijk de cursist aan te geven wat het belang is van een goede, ontspannen ademhaling en wat de relatie is met buikdrukverhoging en bekken(bodem)disfuncties.

Bij BekkenbodemFit kan de cursist informatie, inzicht en kennis gegeven worden over:
- het belang van bewuste aan- en ontspanning in het dagelijks leven;
- de verschillende manieren van ademhaling:
  - hoog-laag;
  - borst, flank, buik;
- de verschillende manieren van ontspannen:
  - ontspannen door aandacht;
  - ontspannen door aanspannen en ontspannen (methode Jacobson, Laura Mitchell);
  - ontspannen door concentratie (autogene training volgens methode Schultz);
  - ontspannen door visualiseren;
  - ontspannen met behulp van ademhaling;
- een ontspannen ademhaling en de invloed van de ademhaling op het functioneren;
- de relatie tussen adem vastzetten, buikdrukverhoging en bekken(bodem)disfuncties;
- verschijnselen van hyperventilatie;
- ademhaling kunnen voelen en zo nodig bijsturen;
- de adviezen ten aanzien van belasting-belastbaarheid;
- aanvullende competenties van de geregistreerd bekkenfysiotherapeut bij ernstige disfuncties van de bekkenbodem.

Voor uitleg over ademhaling en ontspanning kan gebruik worden gemaakt van:
- folders van de NVFB, zie www.nvfb.nl (voordeel: niet alle informatie hoeft zelf verteld te worden door de therapeut), bijvoorbeeld: NVFB-ZwangerFit®, bekkenfysiotherapie;
- folders van de Nederlandse vereniging voor Fysiotherapie volgens de Psychosomotiek (NVFP), (zie www.nvfp.nl): uitleg psychosomatische klachten;
- dvd van de NVFB: herkenbare film (10 minuten) over bekken(bodem)disfuncties als patiëntenvoorlichting;

- plaatmateriaal van de bekkenbodem in relatie tot ademhaling: medische atlas, platenmap, naslagwerk;
- eigen voorlichtingsmateriaal.

Zie deel 2, hoofdstuk 4.

8.2 Ontspanningsoefeningen

Ontspannen volgens methode Jacobson (progressieve relaxatie)

Bij progressieve spierontspanning volgens Jacobson wordt de cursist geleerd om zelf bewust tot ontspanning te komen. Dit door zich bewust te worden van het gevoel van spanning en ontspanning van de spieren via het cultiveren van het spiergevoel. Door het wezenlijke principe van de methode toe te passen, wordt de gevoeligheid voor lichamelijke spanningen bevorderd. Hierdoor leert men spierspanning waar te nemen en door adequaat te reageren weer los te laten: bewuste ontspanning. Het actief observeren van de foutief verhoogde spiertonus en het waarnemen van de verschillen tussen spanning en ontspanning, verhogen het concentratievermogen en lichaamsbesef.

> **Methode Jacobson**
> - ontspanning van spiergroepen door concentratie en oefening
> - doel: ware rust door verdwijnen residuspanning (zoals onregelmatige ademhaling, pols, reflexen, dromen)
> - progressief, voortschrijdend, steeds meer en gemakkelijker kunnen ontspannen
>
> *Door middel van:*
> - rustige ruimte, ruglig, niets mag knellen, armen en benen niet gekruist, zacht praten;
> - cultiveren spiergevoel: bewust worden van spanning, herkennen en kunnen ontspannen;
> - oefenen aanspannen en ontspannen: armen, benen, romp, schouders, gezicht;
> - controle via observatie, passief bewegen, palpatie;
> - negatief effect als er overactiviteit optreedt zoals defense musculair.

Ontspannen volgens methode Laura Mitchell (reciproke inhibitie, simple relaxation)

De basisgedachte achter Mitchells methode is dat stress altijd in een herkenbaar patroon het lichaam beheerst (aanvals- of vechthouding: schouders opgetrokken, gezicht gefronst, romp en armen gebogen, vuisten gebald). Door de antagonistische spiergroepen te laten aanspannen en vervolgens te ontspannen, kunnen de spieren uit het stresspatroon via de reciproke inhibitie ontspannen. Tijdens het oefenen wordt op normale toon gesproken, de therapeut zit niet op één plaats, maar loopt al pratend rond. Het woord 'ontspanning' wordt niet gebruikt; ontspanning is immers het eindproduct.

De opbouw van de ontspanning is altijd gelijk:
1 beweeg en voel;
2 stop;
3 voel.

Variaties ter verzwaring:
- liggende houding – zittende houding;
- rustige omgeving – storende invloeden;
- lang oefenen (10-15 minuten) – kort oefenen (2 minuten);
- passieve ademobservatie – bewuste ademcontrole;
- strak schema – wisselende volgorde.

Methode Laura Mitchell
- reciproke inhibitie: aanspannen antagonisten van de 'vechtspieren', waardoor de bedoelde spieren juist ontspannen gaan worden
- normale ruimte, gewoon hardop praten
- accent ligt niet op de ontspanning, maar ontspanning is het resultaat
- opdrachten altijd hetzelfde en gemakkelijk ('simple relaxation')
- rustige omgeving, aangename temperatuur en ventilatie (geen tocht)
- goede onderlaag en zo nodig veel kussens
- makkelijke kleding, geen knellende banden, geen grote sieraden
- aangename houding

Door middel van:
- beweeg en voel – stop – voel;
- opdracht: beweeg de antagonist en voel wat dit doet – stop, houd dit gevoel vast en voel – laat los en voel (het verschil); bijvoorbeeld:
- verzwaring door variatie.

Ontspannen volgens methode Schultz (autogene training)

Autogene training is een ontspanningstechniek waarbij men door middel van passieve concentratie op het lichaam zowel een lichamelijke ontspanning, vermindering van storende vegetatieve verschijnselen als geestelijke rust en kalmering bereikt. Autogene training omvat basisontspanningsoefeningen en vormt een geheel afgeronde methode (in tegenstelling tot autogene meditatie; deze wordt alleen toegepast door hiervoor opgeleide psychotherapeuten). De door autogene training opgewekte toestand van diepe ontspanning kan benut worden om innerlijke zekerheid en vertrouwen in eigen kunnen op te bouwen. Dit door zogenoemde voornemings- of oefenformules: 'Ik kan het aan.'

De zes basisoefeningen van autogene training zijn:
1 zwaartebeleving:
   - oefenformule: 'armen of benen zijn zwaar';
   - door volledige ontspanning van de spieren met passieve concentratie wordt het gewicht van de ledematen ervaren;
2 warmtebeleving:
   - oefenformule: 'armen of benen zijn warm';
   - door ontspanning van de spieren volgt automatisch een verwijding van de bloedvaten, wat gepaard gaat met een gevoel van warmte;
3 ademoefening:
   - oefenformule: 'mijn ademhaling is rustig en ontspannen';

> **Methode volgens Schultz (autogene training)**
> - nadat een juiste houding is gevonden stelt men zich in op rust, waarbij men geluiden en gedachten probeert uit te schakelen door deze onbelangrijk te vinden
> - gebruik van voornemings- of oefenformules: 'Ik ben rustig, de rust komt vanzelf'
> - passieve concentratie (zelfhypnose) door lichamelijke ontspanning en geestelijke rust
> - onderscheid in autogene training of basisontspanning ('Unterstufe' of onderbouw) en psychotherapeutische autogene meditatie ('Oberstufe' of bovenbouw)
> - veel trainen (15 minuten, 2-3 keer per dag)
> - conditioneringsproces, creëren perioden van vegetatieve rust in het algemeen dagelijks leven
>
> *Door middel van:*
> - rustige, koele, donkere omgeving (geen prikkels), niets knellend, armen en benen niet gekruist;
> - makkelijk zitten of liggen, ogen gesloten;
> - voornamelijk groepsgewijs;
> - gemoedsstemming door het psychisch concentreren: 'Ik ben helemaal rustig';
> - herhaling van deze zin tussen andere zinnen door;
> - gebruik maken van de zes basisoefeningen van autogene training: beleving van zwaarte, warmte, adem, buik, hart en hoofd (hierna volgt de opheffingsformule ter terugname).

- de ademoefening heeft als doel het bewust maken van het ademproces, het beïnvloeden en reguleren van de ademhaling en het fixeren van de aandacht op de buikademhaling ter ontspanning van lichaam en geest.
4 Buikbeleving:
  - oefenformule: 'de buik of de zonnevlecht is (stromend) warm';
  - tijdens spanningen worden de motorische en secretiefuncties van het spijsverteringskanaal geremd of juist aangezet; na uitleg waar de plexus solaris (zonnevlecht) zich bevindt, kunnen door ontspanning de buikorganen weer geactiveerd worden (warmte, borrelen darmen);
5 Hartbeleving:
  - oefenformule: 'mijn hart klopt of is rustig';
  - de hartoefening is bedoeld om in positieve zin met het hart bezig te zijn;
6 Hoofdbeleving:
  - oefenformule: 'mijn voorhoofd is (aangenaam) koel';
  - bij autogene training blijft het hoofd helder en vrij en wordt bewust een aangename koelte opgewekt in het voorhoofd ter verbetering en versterking van het concentratievermogen;
  - tot besluit: 'ik ben (en blijf) rustig'.

Waarna terugname: de spieren spannen en ontspannen door vuisten te maken en de handen te strekken, de armen te buigen en te strekken en uitgebreid uitrekken, daarna bewust diep in- en uitademen, de ogen openen en langzaam terugkomen tot zit of rechterop gaan zitten.

8.3
Ademhalings- en ontspanningsoefeningen

Ontspanning door inspanning

Door gericht enige tijd intensief te bewegen, wordt de doorbloeding geactiveerd, de hartslag verhoogd en de ademhaling versneld. Wanneer hierna gestopt wordt met bewegen, herstelt het lichaam zich vrijwel direct door de ademhaling te gaan reguleren en de verhoogde ademfrequentie te laten dalen. Zo ontstaat een fysiologisch opgewekte diepe buikademhaling, waardoor ontspanning optreedt. De activiteit moet kortdurend zijn (vijf minuten) en direct gevolgd worden door stopzetting van de activiteit, dus niet langzaam afbouwen. Men moet zich bewust gaan worden van de eigen hijgende, hoge ademhaling die zich gaat verdiepen naar een diepe buikademhaling.

> **Ontspanningsoefening door inspanning**
> - staand: marcheren, springen, stampen, grote arm- en rompbewegingen e.d.
> - zit: voeten stampen, handen klappen, armbewegingen, Dyna Band trekken – los e.d.
> - lig: benen buigen – strekken, 'fietsen', armbewegingen, bruggetjes maken e.d.
> - sport: tijd nemen voor coolingdown, zoals uitlopen met een diepe buikademhaling

Na een stevige fysieke inspanning (trainen) moet dan ook een coolingdown volgen, met aandacht voor een ademhalingsregulatie!

Ontspanning door aandacht

Richt bewust de aandacht op je raak- en steunvlakken met de ondergrond. Voel je hele lichaam liggen, laat je lijf leunen, steunen op de ondergrond. Hoe meer je ontspant, hoe breder je ligt en hoe groter de raak- en steunvlakken. Leg één hand op je borstbeen en één hand op je buik en voel alleen maar wat de ademhaling doet. Beweegt je buik meer of juist je borst? Laat de adem rustig gaan in jouw tempo op jouw manier. Voel met aandacht wat je lichaam doet.

> **Ontspanningsoefening door aandacht**
> Ga liggen op een matje (kan ook in zit; pas de oefening hierop aan) en zucht eens diep door. Probeer rustig en ontspannen te ademen, zonder na te denken hoe. Zak in gedachten weg in je lijf en probeer te voelen met welk deel van je lichaam je contact maakt met de mat:
> - Voel welk deel van je handen de mat raken.
> - Voel welk deel van je armen de mat raken.
> - Voel hoe je schouders op de mat liggen.
> - Voel je hakken, je voeten steunen.
> - Voel je onderbenen, je kuiten en je knieën.
> - Voel je bovenbenen.
> - Voel je billen, je heupen.
> - Voel je onderrug, voel je bovenrug.
> - Voel je hoofd liggen.

Eventueel doorgaan met: hoe adem je nu?
- Leg een hand op je borst: voel je je borst meebewegen met de ademhaling?
- Leg een hand op je buik: voel je je buik meebewegen met de ademhaling?
- Hoe beweegt je borst/buik mee op de inademing?
- Hoe beweegt je borst/buik mee op de uitademing?
- Wat duurt er langer: je inademing of je uitademing?
- Is er een pauzemoment tussen je inademing en uitademing?
- Voel wat je lichaam doet.

Rotatieoefeningen
- In kruiphouding (handen- en knieënstand) het bekken rustig ronddraaien. Rustig in- en uitademen. Dit lokt een buikflankademhaling uit en leidt tot ontspanning.
- Dit principe wordt ook gebruikt bij de 'weeëndans' (zwangerschapscursus of -yoga).

Ontspanning door aanspannen en ontspannen

Vaak worden de methoden van Jacobson en Mitchell gecombineerd om goed het verschil te voelen tussen aanspanning en ontspanning. Het doel is steeds minder spanning te gebruiken, zodat je ook gedurende de dag gaat voelen dat je de hele tijd met te veel spanning in je spieren zit, staat en beweegt. Bij steeds aanspannen (verkrampt zijn) heeft het lichaam zich zodanig aangepast dat het niet meer signaleert dat je bijvoorbeeld met te gespannen schouders loopt of te veel spanning in je buik of je bekkenbodem hebt.

Doel van deze gecombineerde oefening:
- Het verschil leren voelen tussen spierspanning en spierontspanning door afwisselend aanspannen en loslaten, waarbij geprobeerd wordt het verschil te voelen (Jacobson).
- Een contractie van een spiergroep geeft reciproke ontspanning van de antagonisten van deze spiergroep (Mitchell).
- Er is een opbouw van kleinere naar grotere spiergroepen, tot en met het hele lichaam.

Ontspanningsoefening door aanspannen, voelen, ontspannen (vrij naar Jacobson, Mitchell)

Lig (of zit) ontspannen in een voor jou zo ontspannen mogelijke uitgangshouding.
- Beweeg: buig je vingers van je rechterhand, knijp je hand tot een vuist, pols naar binnen gedraaid. Houd de spanning enkele seconden vast.
- Voel: spanning in je vingers, hand, pols.
- Beweeg: strek je vingers van je rechterhand, strek je hand en buig je pols naar achteren.
- Voel: spanning in je vingers, hand, pols.
- Stop: laat deze spanning los.
- Voel: het verschil.
- Ontspannen: niet te veel gebogen en niet te veel gestrekt, middenpositie.

Dit doe je daarna eveneens voor:
- elleboog: buigen, strekken, stop, voel verschil;
- schouder: hoog optrekken, omlaag duwen, stop, voel verschil;
- daarna met links;
- nek: draai naar rechts, draai naar links, stop, voel verschil;
- tenen, voet (rechts): buigen, optrekken, stop, voel verschil;
- enkel: naar links, naar rechts, stop, voel verschil;
- knie: buig strak, overstrek, stop, voel verschil;
- heup: buig, strek, draai naar links, draai naar rechts, stop, voel verschil;
- daarna met links;
- hoofd: maak een onderkin, druk je hoofd rechts achterover in de mat, stop, voel verschil;
- mond: wijd open, strak dichtklemmen, stop, voel verschil;
- ogen: wijd opensperren, stijf dichtknijpen, stop, voel verschil.

Na afloop vragen: hoe lig (zit) je nu? Is dit anders dan toen je begon? Voel je dat je nu ontspannen ligt? Hoe lag je daarnet? Was dat dus wel zo ontspannen? Merk je het verschil?

Ontspanning door concentratie

Door je te concentreren op je lichaam of op delen van je lichaam, kun je leren ontspannen (autogene training volgens Schultz). Bij deze methode voel je een zwaar gevoel in armen en benen. Pas als je echt je benen en armen als zwaar ervaart, zijn alle spieren ontspannen. Wat je bij het 'zwaar zijn' ervaart, is het werkelijke gewicht van armen en benen als de spierspanning wegvalt. Dit geeft totale ontspanning en meer ruimte voor een goede doorbloeding, wat wordt ervaren als een gevoel van toenemende warmte in de armen en benen. Ook de buik kan warm gaan aanvoelen door verbeterde doorbloeding en ontspanning.

Ontspanningsoefening door concentratie (vrij naar Schultz)
Voel hoe je ligt of hoe je zit.
Voel de raakvlakken met de mat of met de stoel.
Concentreer je erop dat je hele lijf rustig is, zo rustig mogelijk voor dit moment. Alles is rustig.
Concentreer je op je beide armen en voel dat de beide armen zwaar zijn:
- een aangenaam loom, zwaar gevoel in beide armen;
- de armen voelen zwaar;
- laat alles los, laat alles vallen, liggen, leunen en steunen;concentreer je op de zin: 'Beide armen zijn zwaar.' (Beschrijf nooit een proces; zeg niet: 'Het *wordt* zwaar', want dat houdt actie in, maar: 'Het *voelt* zwaar.')

Concentreer je op je benen en voel dat beide benen zwaar zijn:
- een aangenaam loom, zwaar gevoel in beide benen;
- laat los, laat liggen; je hoeft niets meer te doen;
- beide benen voelen loom en zwaar aan;
- de armen en de benen zijn zwaar;Concentreer je op je armen en voel dat beide armen warm zijn:
- een aangename prettige warmte;
- wacht rustig af waar je de warmte of tintelingen voelt;
- warmte komt vanzelf, blijf je concentreren op een warm gevoel in beide armen.

Concentreer je op je benen en voel dat beide benen warm zijn:
- een aangename prettige warmte;
- wacht rustig af waar je warmte of tintelingen voelt;
- blijf je concentreren en voel;Concentreer je op je buik en voel dat je buik warm is, warm en ontspannen:
- voel de adembeweging in je buik en voel de warmte;
- voel met elke uitademing meer warmte in je buik;
- de buik voelt warm;
- je buik is warm en ontspannen;Concentreer je op je voorhoofd en voel dat het voorhoofd koel is:
- koel, helder en ontspannen;
- het voorhoofd is koel, fris en helder;
- voel dat je armen en benen zwaar en warm zijn;
- voel dat je buik warm en ontspannen is;
- blijf nog heel even liggen of zitten en geniet nog even na.Bij opstaan: eerst uitrekken, doorzuchten, beweeg rustig je armen en benen en kom dan pas tot zit of stand.

Ontspanning door visualiseren

Visualiseren kan relatief snel het spanningsniveau helpen dalen. Begin met rustig liggen (of zitten) en laag door te ademen en denk aan iets wat ontspannend is (aandacht afleiden via een 'plaatje'). Wacht daarna rustig af welk beeld er boven komt. Ervaar wat je voelt en hoe het voelt. Kun je iets aan je plaatje veranderen om meer rust of ontspanning te voelen? Als dit plaatje voor jou effectief is om tot rust te komen, probeer je dit 'op te slaan in je gedachten', om het zo op een volgend moment als je tot rust wilt komen weer in je gedachten tevoorschijn te halen.

ACTIEF

Ontspanningsoefening door zelfvisualisatie (actief)
Vul het gevisualiseerde plaatje verder in door de volgende vragen te stellen:
- Hoort er geluid bij? Welk geluid? Of is er juist stilte?
- Geeft het rust als je het geluid versterkt?
- Geeft het rust als je het geluid afzwakt?
- Bij welk geluid voel je de meeste ontspanning?
- Welke kleuren horen erbij? Of is het zwart-wit?
- Wat gebeurt er als je de kleuren sterker, feller maakt?
- Wat gebeurt er als je de kleuren minder intens maakt?
- Welke kleuren zijn het meest ontspannend?
- Kun je het beeld verschuiven?
- Wat gebeurt er als je het beeld dichterbij haalt?
- Wat gebeurt er als je het beeld verder wegzet?
- Welk beeld is het meest ontspannen?
- Zit er beweging in jouw plaatje?
- Wat gebeurt er als je het rustiger laat bewegen (slow motion)?
- Wat gebeurt er als je het sneller laat bewegen?
- Wat gebeurt er als alles stilstaat?
- Welke geur hoort bij jouw plaatje?
- Wat gebeurt er als je de geur sterker maakt?

- Wat gebeurt er als je de geur afzwakt?
- Welke geur voelt het meest ontspannen?

PASSIEF

Visualiseren kan ook door een ander worden opgeroepen. Deze vertelt een verhaal op rustige, ontspannen toon en bouwt een 'plaatje' op voor de cursisten. De bedoeling is dat het verhaal wordt gevolgd (hersenen blijven actief), terwijl het lichaam steeds meer ontspant. De verteller maakt bewust gebruik van de eigen stem: intonaties, ritme en rustpauzes na iedere komma of zin.

Ontspanningsoefening door passieve visualisatie

'Stel je voor… je beweegt je richting een groot badhuis. De grote deuren gaan voor je open en je komt vanzelf in een prachtige hoge middenruimte. Voor je ligt een Romeins bad: omgeven door een grote zuilengalerij, verborgen in een warme nevel, ligt het warme water kalm en vredig op je te wachten. Niemand is aanwezig, het is stil om je heen. Langzaam nader je het bad, het wateroppervlak is verborgen onder een zachte nevel. Je staat met blote voeten aan de rand van brede treden die omlaag leiden, het uitnodigende water in. Je laat je badjas van je schouders glijden en staat bloot, onbespied en volkomen veilig in de warme dampen.

Je zet één voor één je voeten op de bovenste stenen tree: je voeten komen in het warme water. Behaaglijk rek en strek je je tenen. De volgende tree: het water omvat je kuiten als een warme welkomstdeken en je voelt hoe je onderbenen zich ontspannen. Weer een tree: je knieën komen in het water. Weer een tree: je staat met je bovenbenen in de warmte. Je voelt hoe ontspannen dit is en wilt graag verder. Rustig volgt de volgende tree: je billen komen nog net boven de waterlijn uit. Je laat je billen zakken op het wateroppervlak, dit wordt gesteund door de opwaartse druk. Laat je billen maar los, ontspan. Na weer een stap komen je billen en bekkenbodemgebied onder water: je voelt de warmte die je omvat. Je billen, bekkenbodem en lage buik kunnen zich ontspannen, laat maar los. Na weer een stap komen je buik en rug in het water: je voelt de weldadige warmte omhoog kruipen. Na weer een stap komen je borst(en) en schouderbladen onder water: ontspan. Je armen drijven langs je lichaam, in rust. Weer een stap: je schouders zijn onder water, ontspan.

Je staat in het midden van het bassin, in de warmte, in de nevel. Met alleen de grote zuilengalerij om je heen. Alles is vredig. Met gesloten ogen laat je je rustig achterover vallen: je drijft op het water, op je rug, in het midden van het bassin. Het water is vredig, het omvat je lichaam met warmte en ontspanning. Je benen zijn los van de grond en drijven horizontaal in het water. Je armen drijven ontspannen naast je lichaam. Je hoofd strekt zich behaaglijk naar achteren en voelt zich gesteund door de warme opwaartse druk: laat je nekspieren maar los, ontspan. Je oren liggen iets onder water, je bent alleen in alle rust, drijvend op dit warme wateroppervlak, drijvend in de serene rust die als een deken over het badhuis ligt.

Je ligt ontspannen achterover, dobberend op het water, in het midden van het bassin. Je adem is diep en rustig. En je voelt hoe je bij iedere inademing zwaarder lijkt te worden, hoe je bij iedere inademing iets verder weg lijkt te zakken in het

warme water. Op iedere inademing vul je jezelf met zuurstof, met positieve energie, met ontspanning. Ontspan.
En bij iedere uitademing voel je hoe je iets omhoog lijkt te veren, hoe je lichaam wat lichter wordt en iets hoger in het water opkomt. Op iedere uitademing blaas je afvalstoffen uit, negatieve energie, angst of onzekerheid: blaas maar weg. Ontspan.
Niets doet ertoe, behalve jij, dobberend op dit warme water, in dit stille bassin, tussen de zuilen die als wachters om je heen oprijzen: niets kan je deren. Bij iedere inademing voel je je wegzakken, omarmd door warmte. Bij iedere uitademing veer je iets omhoog, ontspannen, en zak je weer weg.

Langzaam ga je weer opkomen: je komt met je hoofd weer boven water. Rustig doe je een stap op de onderste trede: je schouders komen boven water. Houd ze ontspannen. Weer een stap: je borst(en) en schouderbladen komen op het water te liggen, ontspan. Weer een trede: je lage rug en buik komen uit het water in de warme nevel. Weer een stap: je billen rusten op het wateroppervlak. Houd ze ontspannen. Je bekkenbodem blijft ontspannen. Daarna komen je bovenbenen uit het water: je voelt de zwaarte van je lichaam toenemen, maar blijft ontspannen. Weer een trede: je onderbenen zijn uit het water. Alleen je enkels en voeten rusten nog in de warmte. Je beweegt je tenen nog een keer behaaglijk in het warme water: nog even de warmte voelen, de ontspanning, en dit gevoel vasthouden. Je zet de laatste stap: je staat weer op de rand van het bassin, je badjas glijdt als vanzelf weer om je schouders. Je ademt nog een keer diep in, voelt de warmte en ontspanning door je lichaam stromen en weet: dit gevoel houd ik vast. Rustig beweeg je tussen de zuilen door, naar de uitgang, waar de drukte weer op je wacht. Maar je weet: ik houd dit gevoel van ontspannen zijn vast en kan het weer oproepen als het nodig is.

Adem een paar keer diep door, zucht eens diep. Voel je lichaam weer alerter worden. Blijf nog even liggen met gesloten ogen, daarna rustig je handen bewegen, je schouders, je benen uitstrekken en je ogen openen.'

Ontspanning met behulp van de ademhaling

Uitlokken buikflankademhaling en ontspanning kun je als volgt doen:
- *In kruiphouding (handen- en knieënstand)*: rustig rondjes draaien met het bekken. In- en uitademen op het ritme van je bewegingen.
- *Op je knieën*: leunend voor een stoel of iets dergelijks, steunend op de armen, bekken draait rondjes.
- *Staand*: steunend op een tafel of iets dergelijks, rondjes draaien met het bekken.
- *In lig*: ga liggen in ruglig of stabiele zijligging, of ga zitten als liggen pijnlijk of moeilijk is. Ga na hoe het met je is gesteld: voel je je opgejaagd, warm, koud, onrustig, gespannen of wat dan ook? Adem een paar keer diep door en probeer te ontspannen. Hoe liggen je benen? Gespannen of slap? Gesloten of open? Hoe liggen je armen en handen? Verkrampt? Je handen tot een vuist gebald of juist slap? Beweeg je tenen en je vingers ('piano spelen'), rol je benen en armen wat naar links en rechts, en vind een middenpositie waarin je lichaam zich kan ontspannen. Let op je gezicht: je mond ontspannen, losjes dicht of losjes open. Je ogen ontspannen, losjes dicht of losjes open.

Ga met je aandacht naar je ademhaling toe:
- Adem naar je buik: navel, flanken, bekkenbodem en billen.
- Adem naar je rechterbeen: vanuit buik naar lies, heup, bovenbeen, knie, onderbeen, enkel, voet, tenen.
- Idem linkerbeen.
- Adem naar je borst: schouders, bovenarm, elleboog, onderarm, pols, hand, vingers.
- Rechterarm, linkerarm.
- Adem naar je gezicht: vanuit de nek en hals naar gezicht, wangen, voorhoofd.
- Inademen: adem positieve gedachten in, warmte, vertrouwen.
- Uitademen: adem afvalstoffen uit, spanning, angst.

Ontspanningsoefening door bewuste ademhaling
- Adem rustig in en uit. Voel het ritme van je ademhaling. Is je ademhaling vloeiend? Adem eens diep door en voel hoe je ademhaling rustiger wordt. Voel hoe je buik meebeweegt met je ademhaling. Voel hoe je buik opbolt en weer inzakt. Voel wanneer dit gebeurt. Als je inademt vult je buik zich en bolt wat op, als je uitademt zakt je buik weer wat in.
- Voel hoe je buik zich vult met warmte, bij iedere inademing. Je buik bolt op, de organen krijgen ruimte, raken goed doorbloed. Je bloedvaten en zenuwbanen komen vrij te liggen. Alles krijgt meer ruimte. Je voelt je darmen misschien wat rommelen, alles krijgt ruimte en wordt beter doorbloed. Je buik wordt hierdoor ook warmer. Voel bij iedere inademing je buik warmer worden, hoe de warmte omlaag zakt vanaf je navel, verder naar je onderbuik, je flanken, je bekkenbodem. Houd dit gevoel van warmte vast in je gedachten. Adem naar je billen.
- Concentreer je op je rechterbeen. Voel hoe de warmte bij iedere inademing verder zakt vanuit je buik langs je lies, je bil, je heup, naar je bovenbeen. Langs je knie, naar je onderbeen. Langs je enkel, naar je voet, je tenen. Houd dit gevoel vast in je gedachten.
- Concentreer je op je linkerbeen. Voel hoe de warmte bij iedere inademing verder zakt vanuit je buik langs je lies, je bil, je heup, naar je bovenbeen. Langs je knie, naar je onderbeen. Langs je enkel, naar je voet, je tenen. Houd dit gevoel vast in je gedachten.
- Heel je onderlijf blijft in rust, ontspannen. Je buik, bekkenbodem en billen zijn warm en ontspannen, je benen en voeten voelen zwaar en warm. Houd dit gevoel vast in je gedachten.
- Ga in gedachten naar je borst. Voel hoe bij iedere inademing niet alleen warmte stroomt naar je buik en benen, maar ook naar je borstholte, en naar je schouders.
- Concentreer je op je rechterarm. Voel hoe de warmte bij iedere inademing vanuit je borstholte stroomt naar je rechterschouder, je bovenarm, je elleboog, onderarm, hand en vingers. Voel hoe ze warm worden. Houd dit gevoel vast in je gedachten.
- Concentreer je op je linkerarm. Voel hoe de warmte bij iedere inademing vanuit je borstholte stroomt naar je linkerschouder, je bovenarm, je elleboog, onderarm, hand en vingers. Voel hoe ze warm worden. Houd dit gevoel vast in je gedachten.
- Ga in gedachten naar je hoofd. Voel hoe bij iedere inademing warmte stroomt naar je hals, je nek. Omhoog naar je wangen, voorhoofd en achterhoofd. Voel hoe je gezicht zich ontspant, niet verkrampt, maar losjes geniet van de doorbloeding en warmte.

- Voel hoe je lichaam in rust is, ontspannen, meebewegend op het ritme van je ademhaling.
- Voel hoe je bij iedere inademing lucht inademt, ruimte, zuurstof. Probeer je voor te stellen dat je bij iedere inademing positieve energie inademt. Je ademt vertrouwen in, wilskracht en geloof in jezelf, in je lichaam. Met iedere uitademing blaas je afvalstoffen weg, blaas je negatieve energie weg. Angst, spanning, onzekerheid, blaas het maar weg.
- Niets deert je nog, het enige wat telt ben jij, op dit moment, meebewegend op het ritme van je ademhaling, op het ritme van je buik, het ritme van je lichaam. Adem rustig diep door en voel hoe je hele lijf positieve energie opneemt bij de inademing, voel het tot in je buik, je benen, je armen aan toe. Adem veel vertrouwen in en geloof in jezelf. En adem heel bewust met de uitademing negatieve energie uit, eventuele spanning of zorgen, laat het van je af glijden. Houd dit gevoel van ontspannen zijn vast in je gedachten en roep het weer op als je het nodig hebt.
- Zucht een paar keer diep door, maak een vuist en laat weer los, beweeg je voeten, rek je wat uit en kom langzaamaan wat overeind.

In deel 2, hoofdstuk 4 staat meer uitleg over de relatie ademhaling-ontspanning.

8.4
Informatie

Meer informatie over bekken(bodem)klachten:
www.bekkenbodemonline.nl
Geeft een deskundig antwoord op alle vragen over bekkenbodemklachten.
www.kngf.nl
Koninklijke Nederlandse Vereniging voor Fysiotherapie: onder Register vindt u een fysiotherapeut (algemeen, bekken-, manueel) in uw regio.
www.nvfb.nl
Nederlandse Vereniging voor Fysiotherapie bij Bekkenproblematiek en pre en postpartum gezondheidszorg: alles over bekkenfysiotherapie en NVFB-ZwangerFit®.
www.tigraheerenveen
Stabiliteitstrainingscentrum lage rug en bekken.
www.yvlo.nl
Adresgegevens van NVFB-ZwangerFit® docenten in Nederland.

REFERENTIES

Bant H, Boer R, Lieshout R van, Opheij M, Jong T de. Spierversterken. Faculteit Gezondheid, Gedrag en Maatschappij van Hogeschool van Arnhem en Nijmegen. Utrecht: Lemma bv, 2002.

Bø K, Berghmans B, Mørkved S, Kampen M van. Evidence-based physical therapy for the pelvic floor. Bridging Science and Clinical Practice. Elsevier Ltd., 2007.

Borghuis ME. Training van de bekkenbodemspieren en van de blaas. Malden, 1994.

Brenner IK, Wolfe LA, Monga M, McGrath MJ. Physical conditioning effects on fetal heart rate responses to graded maternal exercise. Med Sci Sports Exerc. 1999;31:792-9.

Carpenter MW, Sady SP, Hoegsberg B, Sady MA, Haydon B, Cullinane EM, et al. Fetal heart rate response to maternal exertion. JAMA. 1988;259:3006-9.

De Oliveira C, Lopes MA, Longo e Pereira C, Zugaib M. Effects of pelvic floor muscle training during pregnancy. Clinics. 2007;62:439-46.

Derks L, Hollander J. Essenties van NLP. Meppel/Groningen: Servire, 1997.

Dixhoorn JJ van. Ontspanningsinstructie; principes en oefeningen. Maarssen: Elsevier/Bunge,1998.

Doorn MB van, Lotgering FK, Struijk PC, Pool J, Wallenburg HC. Maternal and fetal cardiovascular responses to strenuous bicycle exercise. Am J Obstet Gynaecol. 1992;166:854-9.

Gestel JLM van, Hoeksema-Bakker CMC. Trainingsleer en inspanningsfysiologie voor de paramedicus. Houten/Zaventem: Bohn Stafleu Van Loghum, 1997.

Goodsell A. Your personal trainer. 2e druk. Speciale uitgave, p. 76-149, 150-83. Houten: Unieboek, 1997.

Groothedde R. Nascholingscursus zwangerfit. YVLO, 2001.

Groothedde R. Zwangerschapsaerobics. YVLO, 2004.

Groot J, Hogen Esch F. Buikmassage en buikdrukregulatie. Rotterdam: Erasmus MC, 4 februari 2005.

Heenan AP, Wolfe LA, Davies GA, McGrath MJ. Effects of human pregnancy on fluid regulation responses to short-term exercise. J Appl Physiol. 2003;95:2321-7.

Hentzepeter-van Ravensberg HD. ZwangerFit. Begeleiding van de actieve vrouw tijdens en na haar zwangerschap. Naslagwerk voor fysiotherapeuten volgens NVFB-ZwangerFit®. Houten: Bohn Stafleu van Loghum, 2008.

Herbig R. De adem, bron van ontspanning en vitaliteit. Haarlem: De Toorts, 2004.

Hogen Esch FHA, Lay SE. Structuur van aerobic op maat. Module V. Breda, 1999.

Janke J. The effect of relaxation therapy on preterm labor outcomes. J Obstet Gynaecol Neonatal Nurs. 1999;28:255-63.

Jonasson A, Larsson B, Pschera H. Testing and training of the pelvic floor muscles after childbirth. Acta Obstet Gynaecol Scand. 1989;68:301-4.

Katwijk A van. Autogene training binnen de individuele gezondheidszorg. 's-Gravenhage: Vuga, 1981.

Kramer MS. Aerobic exercise for women during pregnancy. Cochrane Database Syst Rev. 2002; CD000180.

Larsson L, Lindqvist PG. Low-impact exercise during pregnancy – a study of safety. Acta Obstet Gynaecol Scand. 2005;84:34-8.

Leffelaar. Cursusmap psychosomatiek. Amsterdam: Leffelaar, 1995.

Lotgering FK, Spinnewijn WE, Struijk PC, Boomsma F, Wallenburg HC. Respiratory and metabolic responses to endurance cycle exercise in pregnant and postpartum women. Int J Sports Med. 1998;19:193-8.

Luyten I, Lammerts P. Dynarobic. Trainen met de Dyna-band. Rijswijk: Elmar, 1997.

McAuley SE, Jensen D, McGrath MJ, Wolfe LA. Effects of human pregnancy and aerobic conditioning on alveolar gas exchange during exercise. Can J Physiol Pharmacol. 2005;83:625-33.

McPhail A, Davies GA, Victory R, Wolfe LA. Maximal exercise testing in late gestation: fetal responses. Obstet Gynecol. 2000;96:565-70.

Miller JM. Criteria for therapeutic use of pelvic floor muscle training in women. J Wound Ostomy Continence Nurs. 2002;29:301-11.

Module Bewegingstherapie Praktijk mobiliseren eerste jaar. Enschede, 1994.

Module Bewegingstherapie Praktijk ontspanning eerste en tweede jaar. Enschede, 1994.

Mørkved S, Bø K. Effect of postpartum pelvic floor muscle training in prevention and treatment of urinary incontinence: a one-year follow up. J Obstet Gynaecol. 2000;107:1022-8.

Mørkved S, Salvesen KA, Schei B, Lydersen S, Bø K. Does group training during pregnancy prevent lumbopelvic pain? A randomized clinical trial. Acta Obstet Gynaecol Scand. 2007;86:276-82.

Noten K. Fitness bij zwangerschap. Utrecht: AW Bruna Uitgevers BV, 2004.

NVFP; Nederlandse Vereniging voor Fysiotherapie volgens de Psychosomotiek, cd nr. 10.

"O'Dell KK, Morse AN, Crawford SL, Howard A. Vaginal pressure during lifting, floor exercises, jogging, and use of hydraulic exercise machines. Int Urogynecol J Pelvic Floor Dysfunct. 2007; 18(12):1481-9.

Roberts M. Fitness-coach voor het leven. Lifetime, 2002.

Sampselle CM, Miller JM, Mims BL, Delancey JO, Ashton-Miller JA, Antonakos CL. Effect of pelvic muscle exercise on transient incontinence during pregnancy and after birth. Obstet Gynecol. 1998;91:406-12.

Santos IA, Stein R, Fuchs SC, Duncan BB, Ribeiro JP, Kroeff LR, et al. Aerobic exercise and submaximal functional capacity in overweight pregnant women: a randomized trial. Obstet Gynecol. 2005;106:243-9.

Snyder JL. Aerobic exercise during pregnancy. J Am Board Fam Pract. 1990;3:50-3.

Stevenson L. Exercise in pregnancy. Part 1: Update on pathophysiology. Can Fam Physician. 1997; 43:97-104.

Stuge B, Veierod MB, Laerum E, Vollestad N. The efficacy of a treatment program focusing on specific stabilizing exercises for pelvic girdle pain after pregnancy; a two year follow up of a randomized clinical trial. Spine. 2004 May 15;29(10):E197-203.

Teitz CC, Hu SS, Arendt EA. The female athlete: evaluation and treatment of sports-related problems. J Am Acad Orthop Surg. 1997;5:87-96.

Wolfe LA, Hall P, Webb KA, Goodman L, Monga M, McGrath MJ. Prescription of aerobic exercise during pregnancy. Sports Med. 1989;8:273-301.

Register

abductieoefening		–, hamstrings (liggend)	155
–, onbelast, asymmetrisch	162	–, hamstrings (staand)	155
–, onbelast, symmetrisch	161	–, quadriceps (staand)	155
abductoren	210	–, quadriceps (zijlig)	154
ademhaling		Brügger I	164
–, bewuste	206	Brügger II	164
–, en buikdrukregulatie	109	bruggetje	
–, geremde	96	–, asymmetrisch	198
ademhalingsoefeningen	158	–, belast, asymmetrisch	163
aerobics	129	–, belast, symmetrisch	163
–, voor de bekkenbodem	203	–, symmetrisch	198
arm en been heffen	169	buik- en rugspieren	211
arm extension	173	buikademhaling	93, 107, 158, 208
armen		buikdruk	
–, rekoefening onderarm	151	–, ademhalingstechniek	217
–, rekoefening triceps	151	–, bij hoesten, niezen	219
armspieren	211	–, perstechniek	220
autogene training	112	–, tiltechniek	219
back press, bruggetje maken	168	buikdrukregulatie	91, 217
back press and leg lift	168	cardiovasculair uithoudingsvermogen	129
balans belasting-belastbaarheid	109	chest press	174
beats per minute (BPM)	125	contra-indicaties, relatieve	123
been, abductie	172	coolingdown	141
beenhefoefening, half belast, asymmetrisch	162	coördinatieoefeningen	138
beenstrekken	193	coördinatiestoornis	140
bekken	51	criteria	
–, spiergroepen	53	–, voor de cursist	121, 122
bekkenbodem		–, voor de docent	122
–, ademhaling	206	crosstrainer	187
–, coördinatie	205	crunch	169
–, innervatie	72	donkey kick	166
–, relaxatie	206	double step touch	174
bekkenbodemtrechter	71	down press	174
bekkenfysiotherapeut	22, 63, 85	drukgevoel, buik	83
bekkenfysiotherapie, ontstaan van	20	dumbell bench press	183
bekkengordel	51	dumbell extension	183
bekkenkantelen	166	dumbell row	184
BekkenbodemFit, randvoorwaarden	34	dumbell shrug	184
BekkenbodemFit-docent	33	dumbell squat	188
bekkenpijn	55	duurkacht	204
belasting en belastbaarheid	106	dwarse buikspieren	170
bewustwording	201	easy rider	190
bicep curl alternating	182	elbow flow	175
biceps curl	173	elleboog	
billen en heupen, rekoefening bilspieren	153	–, extensie	144
Bobath-bal	208	–, flexie	144
borst	153	–, pro- en supinatie	144
–, staande rekoefening	152	enkel	
borstademhaling	93, 107, 158	–, dorsaalflexie	149
bovenbenen		–, plantairflexie	149
–, adductoren (zittende rekoefening)	154	fietsen, schuine crunches	199
		fitness	182

fitnessapparatuur	185	military press	183
flankademhaling	107, 158	Mitchell, methode van	111, 157
fly and adduct	170	mobiliserende bewegingen	133
forward dumbell raise	184	muziek	123
front lat pull down	188	neck press	190
front raise	176	Nederlandse Vereniging van Fysiotherapie bij Bekkenproblematiek en pre- en postpartum gezondheidszorg (NVFB)	22
gluteal press	170		
gluteal raise	166		
hals, rekoefening	150		
halterdrukken	196	NVFB-ZwangerFit®	24, 85
hamstring curl	165, 175	oblique crunch	169
hamstring curls	193	oefenen	
hefoefeningen		–, met muziek	124
–, bilspieren	195	–, op muziek	124
–, binnenkant bovenbeen	194	–, rug	171
–, buitenkant bovenbeen	194	–, schouders	171
–, voorwaarts	197	oefenmateriaal	
–, zijwaarts (schouders)	195	–, Dyna Band	172
heilgymnastiek	19	–, Dyna Band, in tweetallen	180
heup		–, mat	182
–, abductie	147	–, stok	171
–, anteversie	146	onderactiviteit	139
–, combinatiebewegingen	148	ontspannen	
–, endorotatie	147	–, door aandacht	113
–, exorotatie	147	–, door aanspannen en ontspannen	114
historie	19	–, door concentratie	114
hoesten, niezen	96	–, door inspanning	113
hometrainer	187	–, door visualiseren	114
hyperventilatie	108	–, met behulp van ademhaling	114
ICS, zie International Continence Society	74	–, methode Jacobson	224
		–, methode Laura Mitchell	224
		–, methode Schultz (autogene training)	225
incline flys	188		
intake	37	ontspanning	
intakeformulier, voorbeeld	43	–, door aandacht	227
International Continence Society (ICS)	74	–, door aanspannen en ontspannen	228
Jacobson, methode van	111, 157	–, door concentratie	229
kneeling leg raise	177	–, door inspanning	227
knie		–, door visualiseren	230
–, extensie	148	–, met behulp van de ademhaling	232
–, flexie	148	ontspanningsoefeningen	110, 157
kniebuigingen	192	overactiviteit	139
Koninklijk Nederlands Genootschap voor Fysiotherapie (KNGF)	20	persen	96
		perstechniek	99
kortademigheid	107	pols, dorsaalflexie	144
krachtoefeningen	191	progressieve relaxatie	111
krachttraining	135	puppyhouding	167
kuitspieren		push-up	182
–, bovenste kuitspieren	156	rechtopstaand roeien	196
–, onderste kuitspieren	156	reciproke inhibitie, 'simple relaxation'	112
lat pull down	176	rekoefeningen	133
lat pull down voor	189	relaxatie	140
lateral leg lift	165	reverse fly	170, 178, 185
leg extension	177	roeimachine	187
leg press	190	rug	
lenigheidsoefeningen	149	–, knielende rekoefening	152
lies	154	–, schouders ophalen	197
–, staande rekoefening	153	–, staande rekoefening 1	151
ligament	52	–, staande rekoefening 2	152
loopband	187	rug- en bekkengebied, klachten	60
lunge	165	schaambeen	52
lunges	171	schouder	
lunges (beenspieren)	192	–, abductie	143
methode Jacobson	111	–, anteversie	142
methode Laura Mitchell	112	–, combinatiebewegingen	143
methode volgens Schultz	112	–, exo- en endorotatie	143

–, retroversie	143	stressurine-incontinentie	82
schouders		tellen	132
–, rekoefening boven het hoofd	150	tillen	95
–, voorwaarts arm rekken	150	tiltechniek	81, 97, 172
–, zijwaarts arm rekken	150	toe taps	167
schuine buikspieren	210	toiletgedrag en -gewoonten	81
–, staande rekoefening	156	toilethouding	99
–, zittende rekoefening	157	training, autogene	157
schuine crunches	199	trampoline	189
Schultz, autogene training volgens	111	triceps extension	179
seated bench press	191	triceps kick back	185
seated rowing	189	uitleg	
side leg raise	175	–, tastzin	202
side raise	177	–, verbaal	201
SI-gewricht	52	–, visueel	202
snelkracht	205	upright row	179
spierketens, te trainen	159	veneuze afvoer	210
squat	172, 178	veneuze pompoefeningen	214
squat-oefening	164	warming-up	127
stabilisatie heupen	165	–, fysiologische effecten	127
stabiliseren		wervelkolom	
–, en mobiliseren	209	–, bekkenkantelen	146
–, geknield	209	–, extensie	145
–, in zit	209	–, flexie	145
stabiliseren en spierversterken	172	–, lateroflexie	146
stabiliteit		–, rotaties	145
–, bekken	53		
–, passieve	54		

GPSR Compliance
The European Union's (EU) General Product Safety Regulation (GPSR) is a set of rules that requires consumer products to be safe and our obligations to ensure this.

If you have any concerns about our products, you can contact us on

ProductSafety@springernature.com

In case Publisher is established outside the EU, the EU authorized representative is:

Springer Nature Customer Service Center GmbH
Europaplatz 3
69115 Heidelberg, Germany